全国普通高等医学院校护理学专业规划教材

护理学导论

供护理学（专科起点升本科）及相关专业使用

主　编　郭　宏　王振丽

中国协和医科大学出版社
北　京

内容提要

本教材是“全国普通高等医学院校护理学专业规划教材”之一，系根据本套教材的编写指导思想和原则要求，结合专业培养目标编写而成。内容涵盖了护理学的基本概念与发展、医疗卫生保健政策与体系、健康与疾病、文化与护理、护理学相关理论和学说、护理理论及模式、护理程序、科学思维方法与临床护理决策、健康教育、护理实践中的伦理与法律及护理人员的职业生涯规划共十一章内容。此外，本教材还增加了教学课件、思维导图、能力测试等数字资源，丰富了教材内容，增强了线上和线下教学的联动性，以提升学生学习的主动性和积极性。

本教材主要供护理学专业（专科起点升本科）使用，还可作为护理相关专业教师及护理相关职业从业人员使用的参考书。

图书在版编目（CIP）数据

护理学导论 / 郭宏，王振丽主编. --北京：中国协和医科大学出版社，2024.10
全国普通高等医学院校护理学专业规划教材
ISBN 978-7-5679-2394-2

Ⅰ. ①护…　Ⅱ. ①郭…②王…　Ⅲ. ①护理学－医学院校－教材　Ⅳ. ①R47

中国国家版本馆CIP数据核字（2024）第092223号

主　　编　郭　宏　王振丽
策划编辑　沈紫薇
责任编辑　陈　佩　姚佳悦
封面设计　邱晓俐
责任校对　张　麓
责任印制　黄艳霞
出版发行　**中国协和医科大学出版社**
（北京市东城区东单三条9号　邮编100730　电话010-65260431）
网　　址　www.pumcp.com
印　　刷　三河市龙大印装有限公司
开　　本　889mm×1194mm　1/16
印　　张　17.5
字　　数　440千字
版　　次　2024年10月第1版
印　　次　2024年10月第1次印刷
定　　价　64.00元

全国普通高等医学院校护理学专业规划教材
建设指导委员会

周谊霞（贵州中医药大学）
郑琳琳（辽东学院）
孟红英（江苏大学）
赵　冰（沈阳医学院）
赵丽萍（中南大学）
姜兆权（锦州医科大学）
韩　琳（兰州大学）
裘秀月（浙江中医药大学）
臧　爽（中国医科大学）

全国普通高等医学院校护理学专业规划教材
评审委员会

编者名单

主　编　郭　宏　王振丽

副主编　马　丽　王彦茹　谷芳秋　夏慧玲

编　者（按姓氏笔画排序）

马　丽（辽宁何氏医学院）

王　雨（云南中医药大学）

王彦茹（浙江中医药大学）

王振丽（新疆科技学院）

卢桂芳（浙江中医药大学附属第二医院）

任素芬（锦州医科大学）

李熙照（中南大学湘雅二医院）

何　月（沈阳医学院）

谷芳秋（锦州医科大学）

张丽娟（辽宁中医药大学）

夏慧玲（新疆医科大学）

郭　宏（沈阳医学院）

谢　欢（佳木斯大学附属第三医院）

潘汝池（沈阳医学院）

编写秘书　潘汝池（沈阳医学院）

出版说明

党的二十大报告提出，“推进健康中国建设”“把保障人民健康放在优先发展的战略位置”。在这一发展战略下，护理工作的范畴从个体向群体，从医院向家庭、社区、健康服务机构扩展，促进健康、预防疾病、协助康复、康养照护已成为护理专业实践的目标。专业实践领域的扩展和社会需求的源动力，驱动了人才培养的提速。20多年来，高等护理教育的规模迅速扩大，为了不断满足基层医疗卫生机构对高水平、高素质应用型人才的需求，我国大幅提升了护理学专业专升本招生规模。人才培养规模的快速提升，使得依托高质量、有权威的教材对教学活动进行规范，成为现阶段护理学专业专升本教育最为现实的需求。

教材是体现教学内容和方法的载体，在人才培养中起着至关重要的作用。加快推进护理学专业专升本教材体系建设，全面提升教材建设水平，是推动护理学专业建设、护理教育高质量发展的重要基础，是进一步深化护理教育教学改革、提高人才培养质量的重要环节。

为打造适应时代要求的精品教材，中国协和医科大学出版社联合全国40多所医学院校和医疗单位，开创性地组织了本套全国普通高等医学院校护理学专业规划教材（专科起点升本科）的编写工作。来自全国医学院校和医疗单位的300余名从事护理教育教学的教师、学者和临床一线护理工作者、管理者，秉承着护理学专业教材应体现终身教育的理念，在教材建设中对标一流，结合相关国家政策、行业标准，同时，立足当前国内护理学发展实际，紧密结合并充分体现当今护理事业及相关产业发展水平，融合思政内容，进行探索研究，悉心编撰。

本套教材涵盖护理学专业专升本课程共计24门，定位清晰、特色鲜明，具有如下特点。

一、全国首套成体系的护理学专业专升本教材

本套教材作为全国首套针对普通高等医学院校护理学专业（专科起点升本科）的规划教材，坚持“系统思维，明理致用”的编写理念，结合护理学专业专升本人才培养目标定位，找准教材重点、亮点和突破点，特色鲜明。

二、与时俱进，紧紧围绕需求导向

经过长期发展，高等护理学专业教材建设形成了鲜明的专业特色和质量品牌，在教材编写过程中，我们努力做到既遵循教学规律，又适应行业对人才的要求，主动对标健康中国战略需求，突出时代性与先进性，充分满足社会发展对护理学专业人才素质与能力的要求。

三、坚持立德树人，融入课程思政

把立德树人贯穿于教材编写的全过程、全方面，发挥中医药文化育人的优势，指导学生树立正确的世界观、人生观、价值观。

四、突出“三基五性”，注重内容严谨准确

遵循教材编写的“三基五性”原则。三基，即基本知识、基本理论、基本技能；五性，即思想性、科学性、先进性、启发性和实用性。教材编写充分考虑学科间的交叉与融合，注重理论与实践的结合，突出护理学专业专升本特点。

五、加强数字化建设，丰富拓展教材内容

发挥信息化技术的优势，数字赋能教材，以适应现代教育的需求。在纸质教材的基础上，强化数字化教材开发建设，融入更多实用的数字化教学素材，如教学课件、简述题、案例题及自测题等，丰富拓展教材内容。

在编写过程中，我们得到了教材建设指导委员会和教材评审委员会的大力支持和指导帮助，各位编者充分地展现了认真负责的精神，不辞辛劳，在宏大的护理学专业体系中梳理关键知识点，以帮助学生更快、更好地掌握护理学专业核心知识，在此，出版社深表谢忱！教材编写力求概念准确、内容新颖完整、理论联系实际，尽管力臻完善，但难免有不足与疏漏之处，请广大读者批评指正，使教材日臻完善。

前言

《护理学导论》是“全国普通高等医学院校护理学专业规划教材”之一，是在《“健康中国2030”规划纲要》背景下，根据全国普通高等医学教育护理学专业培养目标和职业能力要求，按照本套教材的编写指导思想和原则，结合护理学导论教学大纲编写而成。编写定位是为了满足护理学专业（专科起点升本科）学生对护理学科和专业的深入认知需求。

护理学导论是护理学专业一门重要的专业基础课程，旨在引导学生理解护理学的基本概念及其发展趋势，领悟护理学基本理论的内涵，树立科学的护理观，掌握护理学的方法论，为后续学生护理学专业课的学习和专业实践奠定扎实的理论基础，同时，也为提升学生的基本专业素养，培养学生临床思维和创新性思维奠定良好的基础。

本教材的编写体现了最新的教育教学理念和教学改革思路，以岗位胜任力为导向，注重适用性和创新性，为培养满足健康中国需求的应用型护理人才提供教学载体。教材在承载知识媒介同时，注重学生人文素质的培养，在学习目标中加入素质目标，体现课程思政元素；主体内容以案例导入，培养学生评判性思维；知识拓展作为教材延展内容，有利于学生理解护理学科的发展趋势；课后小结以思维导图形式呈现，助力完善学生对本学科知识体系的构建；思考题促进学生对学习效果进行过程性评价，培养学生的自主学习能力。本教材同时配有数字资源，包括多媒体课件、思考题及解析等，给予学生丰富的课外学习资源，激发学生的学习兴趣，提升学生主动学习的能力。

本教材以护理学的核心内容和特色为主线，全面系统地介绍了护理学的基本概念、理论体系、护理实践的方法论，以及职业道德、法律等方面的知识。教材涵盖了护理学专业（专科起点升本科）学生应掌握的基本理论、基本知识和基本方法，教材体现独立性的同时，又注重体现护理学的学科交叉性和实践性，与护理学其他专业课内容相互衔接，为其他课程的学习提供理论基础和方法。

本教材的出版是编写团队精诚合作的结果。编写团队由来自全国12所医学院校及附属医院具备丰富教学经验的优秀教师组成，团队成员以严谨求实、认真负责的科学态度为教材的编写付出了大量的时间和精力，在此向各位编者表达真诚的感谢。

期望本教材能够成为广大护理学专业学生和教师们教育教学中的优质知识载体。如有不足之处，希望各位护理专家、学者和师生不吝指正，我们会砥砺前行，继续努力，不断打造精品教材。

编　者

2024年5月

目录

第一章　护理学的基本概念与发展

教学课件

学习目标

1. 素质目标

理解南丁格尔对护理学发展的贡献。

2. 知识目标

（1）解释护理学概念的3个演变过程及每个过程的特征。

（2）叙述护理学专业的特征，近、现代护理发展的各个重要阶段，比较每个阶段护理发展的主要特点。

（3）阐述护理专业的工作范畴。

3. 能力目标

从护理专业发展的角度，说明未来国内外护理发展的主要问题和发展目标。

护理学作为一门综合性应用科学，其研究范围广泛，不仅涵盖了自然科学和社会人文科学的知识，还深入探讨了预防保健、治疗疾病和恢复健康的全过程。护理学是建立在多个学科之上的，包括生物学、解剖学、生理学、病理学、药理学等自然科学知识，以及心理学、社会学、伦理学等社会人文科学知识，随着医学科学和社会的发展，护理学的研究内容、范围和工作任务也在不断地深入和发展。

案例

【案例导入】

小马是今年考入护理学专业的新生，她父母在医院工作，听从父母安排选择了护理学专业。在她的以往的印象中，护理工作就是每天给患者打针、发药、进行生活照护等。但经过入学专业教育后，特别是听了老师讲述的护理的发展和演变、现代护理创始人南丁格尔的事迹等，小马对护理学的概念及护理职业都有了清晰的认识。

【请思考】

1．什么是护理学？护理的概念演变过程是什么？

2．护理专业的创始人是谁？她对护理学有哪些贡献？

【案例分析】

第一节 护理学的相关概念与知识体系

护理学的研究对象、任务、目标是护理学科建设的基础，也是推动护理学学科发展的核心动力。这些要素不仅反映了护理学作为一门学科的独特性，还体现了护理学在不同历史阶段对社会和医学发展趋势的响应和适应。

一、护理的概念

护理（nursing），作为一个职业和专业领域，其起源深远且具有丰富的文化内涵，源于拉丁文的“*nutricius*”，涵盖了保护、养育、供给营养和照顾等多重含义。从原始社会开始，人类就意识到了照顾和保护的必要性。这种照顾方式逐渐扩展，不仅应用于儿童，还涵盖了老年人、患者，以及需要特殊照顾的群体。

护理的概念随着护理学及护理专业的不断发展、社会需求及环境变化而逐渐发展与完善。在过去150余年发展历史中，护理概念的形成经历了以下三个阶段的演变。

（一）以疾病为中心阶段（19世纪60年代至20世纪40年代）

在此阶段，护理工作的确受到了很大的局限，主要体现在以下几个方面。

1. **健康观念** 人们普遍认为没有疾病就是健康，这种观念忽视了心理、社会和环境等因素对健康的影响。

2. **医疗与护理的关系** 医疗活动主要以治疗疾病为目的，护理从属于医疗，护士被视为医师的助手。护士的工作主要是执行医嘱和进行各项护理技术操作，缺乏主动性和独立性。

3. **护理工作的内容** 护理工作的中心任务是治疗和护理住院患者，主要工作场所是医院。护士需要遵循一套较为规范的疾病护理及护理技术常规，但这些常规往往缺乏理论支持和科学体系。

4. **护理理论与实践** 虽然护理实践中已经形成了一套较为规范的疾病护理及护理技术常规，但尚未形成专门的护理理论及科学体系。

南丁格尔在1859年提出的“护理是让患者处于接受自然作用的最佳环境”的观点，代表了这一阶段护理学界对护理概念的认识。这一观点推动了护理从“以疾病为中心”向“以患者为中心”的转变。

（二）以患者为中心阶段（20世纪40年代至70年代）

在第二次世界大战后，人们对健康和疾病的认识发生了显著的转变，开始重视社会、心理因素及生活方式对健康与疾病的影响，美国护理学界展开了对新的护理概念的讨论，同时世界卫生组织（World Health Organization，WHO）在1948年提出了新的健康观，即“健康不仅是没有躯体疾病，还要有完整的生理、心理状态和良好的社会适应能力”。这一观念使得护理工作不再局限于治疗疾病，而是更加注重预防疾病、促进健康和提高患者的生活质量。1955年，美国学者莉迪亚·海尔（Lydia Hall）首次提出了“护理程序”的概念，这为护理工作提供了科学的工作方法。随着护理高等教育的发展，护理开始逐渐建立自己的学科理论框架与知识体系。护理不再仅仅被视为医疗的附属品，而是开始注重对人的整体护理。护理吸收了其他学科的相关理论形成了自己独特的知识体系。然而，在此阶段，护理工作的主要服务对象仍然是住院患者，护士的主要工作场所仍然是医院。尽管护理已经开始注重整体护理和人的完整性，但尚未涉及群体保健和全民健康。

（三）以人的健康为中心阶段（20世纪70年代至今）

现代医学模式的转变，特别是生物-心理-社会医学模式的提出，对护理领域产生了深远的影响。在新的医学模式下，护理工作的重心从单纯的疾病治疗转向了对人的整体关怀。护理人员需要全面了解患者的生理、心理和社会需求，提供个性化的护理服务。护理学作为一门独立的应用学科，其服务对象也从传统的患者扩展到了所有年龄段的健康人。护理的服务场所也从医院扩展到了社区、家庭及各种机构。这种变化使得护理工作的范围更加广泛，但也为护理学的发展提供了更多的机遇和挑战。

在护理理论方面，研究者们从不同的角度提出了护理现象的理论和模式，不仅丰富了护理学的知识体系，也为护理实践提供了科学的指导。如玛莎·伊丽莎白·罗杰斯（Martha Elizabeth Rogers）将护理定义为，协助人们达到其最佳的健康潜能状态。这一观点强调了护理工作的目标不仅仅是治疗疾病，更重要的是促进人的全面健康和幸福。现代医学模式的转变推动了护理学的快速发展，使护理学成为一门为人类健康服务的独立的应用学科。

二、护理学的概念

护理学以自然科学和社会科学为基础，涵盖了生物学、心理学、社会学等多个领域的知识。这使得护理学在研究和实践中，能够全面、深入地理解和应对人类的健康问题。其次，护理学的研究对象广泛，包括健康人、患病的人及他们的家庭、社区等。护理学不仅关注个体的生理健康，还重视个体的心理健康和社会适应能力。通过提供全面的护理服务，护理学致力于帮助人们保持或恢复健康，预防疾病，减轻痛苦。此外，护理学具有独特的理论框架和知识体系，已经形成相应的学科特色和理论体系。例如，护理程序、护理诊断等概念和方法，为护理实践提供了科学的指导。许多学者和机构都将护理学视为一门独立的应用性学科。综上所述，护理学是一门以自然和社会科学为基础，强调人文关怀和实践的学科。通过运用专业知识和技能，护理人员能够为人们提供个性化的护理服务，帮助其实现最佳的健康状态。

三、护理学的知识体系

护理学作为医学科学领域中的一门独立学科，具有自然科学和人文社会科学的双重属性，已逐步形成了以护理学专业知识为基础，融合医学、社会学、心理学等相关学科知识的专业知识体系，具有自己独特的知识框架。

（一）西方学者对护理学知识体系的认识

西方护理学界从20世纪末到21世纪初，对护理学知识体系的组成进行探讨，其中最著名的是美国学者卡渤（Carper），认为护理学的概念及知识体系应包括以下五个方面。

1. 伦理学知识　关注护士在提供护理服务时应遵循的道德原则和行为规范。包括护士对患者权益的尊重、保密、非伤害和公正等原则。

2. 美学知识　关注护理实践中的艺术性和审美体验。涉及护士的行为举止、沟通技巧、环境营造等方面，旨在为患者提供舒适、尊重和关爱的护理体验。

3. 个人知识　是护士基于个人经验和直观理解而获得的关于服务对象健康信息的知识。包括对患者情绪状态、疼痛感受、心理需求的直觉理解。

4. 科学知识　是通过科学实验方法获取的，具有客观性和可验证性。包括对健康与疾病的观察、测量、分析、解释和预测。

5. 政治文化知识　是关注护理实践所处的社会、政治、文化背景及其对护理的影响。包括经济、政策、文化习俗、社会价值观等因素对护理服务的塑造和制约。

（二）中国学者对护理学知识体系的认识

中国学者对护理学知识体系的认识较为全面且深入，其观点不仅涵盖了护理学的基础知识，还包括了护理学的专业知识，体现了护理学的综合性和跨学科性。

1. 基础知识体系　包括自然科学、医学基础、人文及社会科学知识等。

2. 护理专业知识体系　包括护理学基础理论、临床专科护理、预防保健、公共卫生，以及护理管理、教育及科研等方面知识。

同时，一些护理专业院校为了体现“以人的健康为中心”的护理理念，与国际先进护理教育接轨，采用了综合课程模式，试行以人的生命过程或基本需要为基础设置的护理专业课程。有助于培养学生的整体护理能力，更好地满足患者的需求。

第二节　护理学的发展过程

护理学的发展经历了从原始初级的简单活动，到形成科学理论的高级活动的漫长过程。现代护理学已经发展成为一个高度专业化的领域，涵盖了多个专业领域和护理实践。

一、国外护理学的发展过程

护理学经历了漫长的历史发展时期，且每一时期都具有明显的历史特点和科学发展的印记。人类最初通过自我护理和家庭护理的方式，利用草药、饮食调理和生活照顾等手段来照顾患者。这一阶段的护理主要依赖于个人经验和家庭传统。19世纪中叶以前，护理学的发展整体上仍然处于萌芽阶段。护理工作主要依赖于个人经验和传统做法，缺乏科学理论的指导。同时，由于医疗与护理的分工不明确，护士的社会地位和待遇也相对较低。

（一）早期护理学的发展

1. 公元前的护理　公元前的护理活动，作为医学和护理发展的初期阶段，展现了人类对于疾病与健康照顾的多种尝试和认识。医学和护理在这一时期均有其独特的发展。

在埃及，人们开始对人体进行研究，应用草药、动物及矿物质制成制剂治疗疾病，同时发展出了伤口包扎、止血、催吐、灌肠等技术。这标志着医学和护理实践的开始，为后世医学和护理的发展奠定了基础。

古希腊的医学之父希波克拉底（Hippocrates）将医学引入科学发展的轨道，他提出的"体液病理学"为医学理论的发展开辟了新的道路。同时，他还强调了观察、诊断、记录等方法在医疗和护理中的重要性，为患者提供了更为科学、合理的治疗方案。此外，他提出的"患者中心论"强调了医疗和护理应"以患者为中心"，为后世医学和护理的发展树立了重要的价值观。

古罗马时期，医学和护理实践得到了进一步的发展。私人医院的创建和医师伽伦（Galenos）独特的医学体系，都为医学和护理的发展作出了重要贡献。同时，罗马人对于环境、个人卫生及保健的重视也为后世的公共卫生和护理实践提供了重要的启示。

古印度的医学和护理实践则带有神秘的宗教色彩。婆罗门教的《吠陀》（*The Vedas*）中记录了道德及医疗行为的准则，要求注意公共卫生设备、养成良好卫生习惯。而阿索卡（Asoka）统一印度后，建立的医院和医护人员培养制度，为医学和护理的发展提供了重要的组织保障。虽然由于宗教的约束，当时的护士由男性承担，但并不影响其在医学和护理实践中的重要作用。

2. 公元初期的护理（公元1—1500年）　受到了基督教会的深远影响，这一时期的护理带有强烈的宗教色彩，并主要以基督教的教义和思想来安排和组织护理活动。在这个时期，从事护理工作的人员主要是修女，她们没有接受过正规的护理训练，但出于宗教的博爱、济世宗旨，她们会认真护理患者。这些修女在基督教会的赞助下，建立了许多医院、救济院、孤儿院、老人院等慈善机构，为需要帮助的人们提供生活照料和精神安慰。公元400年左右，基督教会的菲碧（Phoebe）首先组织修女成立了护理团体从事护理工作，这一举措使得护理工作开始实现组织化、社会化。随后，一些其他的护理团体也相继成立，为患者提供了更为系统、专业的护理服务。虽然护理工作仍然缺乏科学理论的指导，但已经开始有了组织化、社会化的趋势。这为后来护理学的发展奠定了基础，也为现代护理学的形成提供了重要的历史背景。

3. 中世纪的护理　主要受到宗教和战争的影响。护理工作逐渐从家庭式的自助与互助模式转向规模化、社会化及组织化模式。在战争频发的年代，护理工作的重心转向了伤员和患者的救治，但由于缺乏科学的护理知识和技术，以及护理设备不足，护理工作仍然面临很大挑战。在修道院和医院中，护理工作主要由修女承担，但由于宗教和社会的原因，她们在护理男性患者时受到诸多限制。

4. 文艺复兴时期的护理　随着科学、文学和艺术的复兴，医学也取得了显著的进步。人体解剖学和血液循环的发现为医学的发展奠定了重要基础。然而，在这个时期，护理工作并没有得到足够的重视和发展。护理工作主要由贫困家庭的女性承担，她们缺乏专业的培训和教育，导致护理工作的质量参差不齐。尽管如此，一些慈善机构和宗教组织开始重视护理工作，为改善护理工作的局面作出了贡献。

（二）现代护理学的发展

19世纪后期，护理学的发展与科学的进步、医院数量的增加及社会对护理需求的增加密切相关。其中，弗洛伦斯·南丁格尔（Florence Nightingale）的贡献尤为突出，其开办的第一所护士学校被认为是现代护理学发展的里程碑。

1. 南丁格尔时期的护理　是护理学发展的重要里程碑，这一时期不仅奠定了护理学的基础，也为护理学的发展指明了方向。

南丁格尔出生于意大利佛罗伦萨，后迁居英国，以其坚定的信念和卓越的贡献，成为现代护理学的奠基人。当时护理工作尚未得到社会广泛认可，护理工作者普遍社会地位较低，工作环境恶劣。南丁格尔却不顾家庭和社会的压力，毅然投身于护理事业。她深知护理工作的重要性，不仅自学护理知识，还积极到国外考察、学习先进的护理理念和技术。她曾到法国、德国、希腊等国考察护理情况，深入了解各国护理工作的实际情况。这些经历使她更加坚定了自己的信念，也为她后来创立护理专业奠定了坚实的基础。1854—1856年，克里米亚战争的爆发为南丁格尔提供了展示自己才华的舞台。她带领38名优秀护士前往战场，为伤病员提供护理服务。在短短半年的时间里，她不仅使战地医院状况得到明显改善，还使伤病员的死亡率大幅下降，也让她赢得了士兵们的广泛赞誉，被誉为“提灯女神”。经过这场战争的护理实践，南丁格尔更加坚信护理是一门科学。她认为，护理工作不仅需要专业的知识和技能，还需要科学的管理和人性化的关怀。她积极推广自己的护理理念，努力改善医院环境，提高护理工作的质量。南丁格尔还创办了世界上第一所护士学校——南丁格尔护士训练学校，为护理学的发展培养了大批专业人才。她的办学理念和教学模式对后来的护理教育产生了深远的影响。南丁格尔的贡献不仅在于她的实践成就，更在于她的精神理念。她的无私奉献、人道主义精神和对护理工作的热爱，激励着一代又一代的护理工作者不断前进。

南丁格尔对护理事业发展的贡献巨大，主要体现在以下几个方面。

（1）护理学的科学化与专业化：南丁格尔首创了科学的护理专业，推动了护理学走上科学发展和正规教育的轨道。她提出的护理理念，如“护理是一门艺术，有其组织性、务实性及科学性”，奠定了现代护理学的基础。

（2）护理教育的发展：1860年，南丁格尔在伦敦圣多马医院创办了世界第一所护士学校——南丁格尔护士训练学校，采用全新的教育体制和方法培养护士，为护理学的发展输送了大批专业人才。

（3）护理实践的改革：在克里米亚战争中，南丁格尔带领的护士团队不仅使战地医院状况明显改观，而且将伤病员的死亡率由42%降到2.2%，这一成就充分展示了科学护理的实践效果。她特别强调新鲜的空气和舒适、安静的休养环境对患者恢复健康的重要性，这一观点至今仍为现代护理所重视。

（4）护理伦理的强调：南丁格尔要求护士必须平等对待每一位患者，不分信仰、种族、贫富都要给予平等的护理。这种人道主义的护理观念对现代护理实践产生了深远的影响。

（5）护理理论的丰富：南丁格尔撰写了《医院札记》（*Notes on Hospital*）和《护理札记》（*Notes on Nursing*）等著作，精辟地分析了护理工作的生物社会性和精神对身体的影响。她的护理观点被称为“护理环境学说”，为现代医院管理和临床护理实践提供重要的指导。

为表彰南丁格尔对护理事业的卓越贡献，国际护士会（International Council of Nurses，ICN）把她的诞辰日——5月12日定为国际护士节。此外还成立了南丁格尔国际护士基金会，为各国优秀护士提供继续学习的奖金，以推动护理事业的不断进步。1912年，红十字国际委员会在第九次代表大会上确定颁发南丁格尔奖，这标志着南丁格尔奖正式成为国际护士界的最高荣誉奖。自1983年参与第29届南丁格尔奖评选以来，我国已有90位优秀护理工作者获奖。在2023年9月5日举行的第49届南丁格尔奖颁奖大会上，我国有7名护理工作者荣获南丁格尔奖章，成为本届获奖人数最多的国家。这一成就不仅展示了我国护理工作者的专业素养和辛勤付出，也体现了我国护理事业在国际上的重要地位和影响力。

2. 现代护理　19世纪开始，现代护理的发展与政治、经济、文化、教育、宗教、妇女地位及人民生活水平等密切相关。

（1）完善的护理教育体制：自19世纪60年代起，欧美国家开始建立南丁格尔式护士学校，护理教育逐步走上正轨。护理教育体制不断完善，包括学士、硕士、博士等多个层次。例如，美国约翰·霍普金斯大学在1901年开设了专门护理课程，耶鲁大学在1924年首先成立护理学院，加州大学旧金山分校在1964年开设了第一个护理博士学位课程。这些举措极大地推动了护理学的专业化和科学化。

（2）专业化发展方向：随着护理教育的不断完善，护理理论的研究和探讨也日益深入。护理科研得到了越来越多的重视和投入，各种护理专业团体也逐步增多。护理学作为一门服务于人类健康的专业，得到了进一步的发展与提高。

（3）科学的护理管理体制：南丁格尔时期以后，世界各国都引用了南丁格尔管理模式，并将管理学原理和技巧应用到护理管理中。这种管理模式提出护理管理的核心是质量管理。同时，对护理管理者的要求也更加严格、具体，如美国护士协会（American Nursing Association，ANA）对护理管理者提出了具体的资格和角色要求。

（4）临床护理分科：随着医学和护理学的不断发展，现代化的治疗手段越来越多，护理专科化趋势越来越明显。除了传统的内、外、妇、儿、急诊等分科外，还出现了重症监护、职业病、社区及家庭等不同专科的护理。这使得护理工作更加专业化和精细化，能够更好地满足患者的需求。

（三）重要的护理专业组织及刊物

1. 国际护士会　是世界各国护士协会代表组织的国际护士群众团体，成立于1899年，是由全球超130个国家的护士协会组成的联合会，也是最大的国际卫生专业人员组织，其总部设在瑞士的日内瓦。

（1）国际护士会的宗旨：推动全球护理事业的发展，体现在以下几个方面。

1）推动各国的健康服务，提高护理学术标准，确保护理质量的提升。

2）改革护理教育设施，扩大护理服务范围，以满足全球日益增长的医疗需求。

3）改善护士的职业、社会及经济条件，提高护士的社会地位，增强护理行业的吸引力。

4）与相关卫生机构及组织合作，共同推动全球卫生事业的发展。

5）强调护士应尽自己公民的职责，积极参与社会公益事业。

6）发展各国护士间的国际合作及友谊，促进全球护理行业的交流与进步。

（2）国际护士会的任务：主要包括以下内容。

1）提高护理教育水平，培养合格的护理人员，以满足全球医疗体系对高素质护理人才的需求。

2）协助各国护理人员发展全国性的护理组织，加强护理行业的组织化、规范化建设。

3）充当各国护理人员的代言人，改善护士的工作环境和待遇。改善护理人员的福利状况及社会地位，提高护士的职业满意度和归属感。

国际护士会还定期举行代表大会，世界各地的数千名护士参加，交流观点、分享经验，共同推动全球护理事业的发展。同时还出版官方双月刊《国际护理综述》，以及多种职业性刊物，为护理行业的发展提供理论支持和实践指导。

2. 主要护理刊物

（1）《美国护理杂志》（*American Journal of Nursing*）：创刊于1900年，涵盖了护理学的各个方面，包括临床实践、护理教育、护理管理、护理研究等，为护理专业人员提供了丰富的学术资源和最新的研究动态。

（2）《国际护士报》（*International Nursing Report*）：于1926年出版发行。报道全球护理领域的最新动态、研究成果和临床经验，促进各国护理人员之间的交流与合作。

（3）《护理研究杂志》（*Nursing Research*）：创刊于1952年，涵盖了护理学研究的各个方面，包括基础研究、临床研究、护理教育、护理管理等领域。

（4）其他：现在主要的国际性护理刊物有《国际护理研究杂志》（*International Journal of Nursing Studies*）、《高级护理杂志》（*Journal of Advanced Nursing*）、《护理新进展杂志》（*Advanced in Nursing Science*）、《护理展望杂志》（*Nursing Outlook*）、《北美护理杂志》（*Journal of North American Nursing*），以及内、外、妇、儿、精神、心理、社区、急诊护理等专业性杂志。

二、中国护理学的发展过程

（一）古代中医与护理

古代中医与护理的发展是一个源远流长、与中华文明紧密相连的过程。从远古时期开始，人类在与大自然的斗争中逐渐发现了基本的医疗和护理方法，这些原始的医治活动孕育了朴素的护理思想。

春秋时期，我国医学发展迅速，名医扁鹊总结出“望、闻、问、切”的诊病方法，这些方法不仅用于诊断，也贯穿于护理过程中，指导护理人员如何观察病情。针灸、汤药、热敷等治疗疾病的方法被广泛应用，同时也作为护理手段，帮助患者康复。

秦汉时期，医学体系进一步完善，《黄帝内经》不仅详细阐述了人体的生理和病理现象、治疗和护理原则，还提出了许多关于饮食、精神因素、自然环境和气候变化与疾病关系的重要观点，是我国医学的经典之作。

东汉名医张仲景和华佗的贡献也极大地推动了医学和护理的发展。唐朝时期，医学进一步发展，孙思邈的《备急千金要方》提出了预防、隔离的观点，并首创了细葱管导尿法。这一时期的医学和护理知识日益丰富，为后世的医学发展奠定了基础。

宋元时期，专科治疗和护理知识得到了进一步的发展。儿科和产科护理的知识尤为丰富，为孕妇和新生儿的健康提供了重要的保障。此外，口腔护理的重要性也得到了重视。

明清时期，面对瘟疫的流行，医学家们更加重视护理的作用。他们不仅研究如何防治疾病，还提出了蒸汽消毒法，以及燃烧艾叶、喷洒雄黄酒等环境消毒的方法，为后世的传染病防治提供了重要的参考。

（二）中国近代护理学的发展

我国近代护理学的形成和发展受到了西方护理学的深刻影响，并在中国护理界前辈的不懈努力下，逐步形成了具有中国特色的护理体系。主要分为以下几个阶段。

1. **中国近代护理的起步** 鸦片战争后，随着西方势力的入侵，西方医学和护理理念也随之传入中国。1835年，美国传教士在广州开设了第一所西医院，并以短训班的形式培训护理人员，这标志着中国近代护理的起步。随后，美国护士麦克奇尼在上海妇孺医院推行“南丁格尔”护理制度，进一步推动了护理事业的发展。1888年，美籍护士约翰逊在福州医院创办了我国第一所护士学校，为中国护理人才的培养奠定了基础。

2. **中国早期护理学术团体的成立** 1909年，“中华护士会”在江西牯岭成立，这是中国护理界的第一个群众性学术团体。该学会的主要任务是制定护理教学计划、编译及修订教材、办理全国护士学校的注册、组织全国护理人员统一毕业会考和颁发执照等。这一团体的成立，为中国护理学的规范化、专业化发展奠定了基础。随着学会的发展，其名称也经历了多次变更，最终于1964年改为“中华护理学会”，积极推动与国际护理界的交流与合作，于1922年加入国际护士会，成为中国护理界与国际接轨的重要标志。

3. **护理教育的发展** 随着护理事业的不断发展，护理教育也逐渐得到重视。1921年，北京协和医院开办高等护理教育，学制4～5年，五年制的学生毕业时授予理学学士学位。这一举措为中国培养了一批高素质的护理人才，提高了中国护理专业的整体水平。

4. **战争时期的护理** 在战争时期，护理人员发挥了巨大的作用。他们不畏艰险、勇往直前，为伤员提供及时、有效的护理服务。毛泽东同志曾亲笔题词“护士工作有很大的政治重要性”“尊重护士，爱护护士”，充分肯定了护理人员在战争中的重要作用。

（三）中国现代护理学的发展

1. **护理教育体制日趋完善** 我国的护理教育体制自新中国成立以来经历了显著的变革和完善。新中国成立初期，护理教育被纳入中专教育体系，并制定了全国统一的教学计划和教材，标志着护理教育开始步入正轨；1961年，北京第二医学院恢复了高等护理教育，开设护理系，为护理教育的进一步发展奠定了基础；1976年后，护理教育进入恢复、整顿、加强和发展的新阶段。政府开始大力扶持护理工作和护理教育，推动其快速发展；1980年，卫生部颁发了关于中等护理教育的文件，规范了中等护理教育的培养目标，为护理教育的发展提供了指导；1983年，天津医学院率先开设了五年制护理本科专业，毕业授予学士学位，标志着高等护理教育进一步得到发展；1984年，卫生部和教育部联合召开全国高等护理专业教育座谈会，明确了高等护理教育的地位和作用，为护理教育的进一步发展指明了方向。

随后，全国越来越多的医学院校设立了护理本科专业，并开始招收护理学硕士研究生。

2003年，第二军医大学护理学系被批准为护理学博士学位授予点，开始招收护理学博士研究生，使我国的护理教育形成了从中专到博士的完整体系。自20世纪80年代以来，全国许多省、市还开展了各种形式的护理成人教育，为在职护理人员提供了进一步学习和提升的机会，促进了护理队伍整体素质的提高。

2. 护理实践活动逐渐扩展 新中国成立后，我国护理实践取得了显著的发展，特别是在基础护理和专科护理两方面。

（1）基础护理的发展：从最初仅仅满足患者的治疗需要，逐渐发展为同时满足患者的生理需要和心理需要。这一转变体现了护理实践对患者全面关怀的重视，不仅关注疾病的治疗，更关注患者的整体健康和福祉。

（2）专科护理的发展：体现在从协助医师诊治疾病，到主动收集患者的有关资料，找出健康问题，制定和实施解决健康问题的计划和方法。这一转变使得专科护理更加注重患者的主动性和参与性。护理人员通过专业的知识和技能，为患者提供个性化的护理方案，帮助患者解决健康问题。

改革开放以来，我国护理工作者积极汲取国内外先进的护理理念、先进经验，推动护理模式的转变。由传统的"以疾病为中心"的功能制护理模式，逐步转变为"以患者为中心""以人的健康为中心"的系统化整体护理模式。这一转变使得护理工作更加关注患者的整体需求和健康状况，为患者提供更加全面、个性化的护理服务。

3. 护理研究水平不断提高 随着科学技术的飞速发展，护理的研究范围得到了极大的拓宽，护理研究的水准也显著提升。高等护理教育的恢复和发展，以及多元化继续护理教育的普及，为护理人员提供了系统的科研培训，使其科研能力和学术水平不断增强。护理研究和护理科普文章的增多，护理论著、护理教材的相继出版，以及护理人员撰写论文数量和质量的提升，都标志着护理学科理论体系的不断完善和人才培养质量的提升。护理科研的开展不仅推动了护理服务质量的提高，也为护理学科的进一步发展奠定了坚实基础。中华护理学会设立的护理科技进步奖，更是极大地激发了广大护理人员投身于科研实践的热情。

4. 护理管理体制逐步健全 为规范护理行业的发展，原国家卫生部医政司设立了护理处，负责制定相关政策法规，并负责全国的护理人员管理。各省市自治区卫生厅（局）也在医政处下设专职护理干部，负责管辖范围内的护理管理。在医院层面，300张床位以上的医院设立护理部，实行护理三级管理制；300张床位以下的医院由总护士长负责，实行护理二级管理制。这样的管理体系确保了护理工作的有序进行。此外，国家还明确了护理人员的职称晋升制度，包括"主任护师""副主任护师""主管护师""护师""护士"五个级别。这一制度不仅提高了护理人员的社会地位和待遇，也激励了护理人员不断提升自己的专业水平。为与国际护理接轨，原国家卫生部还颁发了《中华人民共和国护士管理办法》，明确了护士执业和注册的相关规定。1995年6月，全国举行了首届护士执业考试，考试合格者方可获得执业证书并申请注册成为执业护士。这一举措标志着我国护士执业管理正式走上法制轨道。

5. 护理学术交流日益增多 中华护理学会自成立以来，积极组织各种专题讲座、学术研讨会等活动，促进国内护理人员的交流和学习。同时，学会还与国际护理组织建立了广泛的联系，与多个国家和地区开展了护理学术交流活动。改革开放以后，中国内地与香港、澳门地区的护理学术交流也日益活跃。这开阔了护理人员的视野，也增进了我国护理界与世界各地护理界的友谊。2000年11月，在深圳市召开的第三届亚洲护理学术大会更是我国护理界在国际舞台上的一次重要展示。通过这次大会，我国护理界不仅学习了国际先进的护理理念和技术，也向世界展示了我国护理事业的发展和成就。

（四）中国护理学术组织及刊物

1. 中华护理学会　中华护理学会（Chinese Nursing Association，CNA）作为中国护理界最具代表性的学术组织，其历史可追溯到1909年，于江西牯岭成立。在学会成立初期至1927年，学会会长一直由在华的英、美两国护士轮流担任。直至1928年，中国护士伍哲英成为首位中国籍会长，标志着中国的护理学会逐渐走向独立自主。1964年正式更名为中华护理学会，并一直沿用至今。中华护理学会共召开了多次全国护士代表大会。至1949年，全国已有13个省市成立了分会，护士总数达到32 800人，其中护士会员人数达10 114人。这些数字不仅体现了中国护理事业的蓬勃发展，也展示了中华护理学会在推动护理事业发展中的重要作用。在促进国内外护理学术交流、提高护理人员素质、争取护士合法权益、完善及健全护理教育体制、培养护理专业人才等方面，中华护理学会都发挥了至关重要作用。

2. 主要护理刊物　1954年由中华护士会创办的《护理杂志》是早期的重要刊物之一，后于1981年更名为《中华护理杂志》，至今仍是国内护理领域的权威期刊之一。除了《中华护理杂志》外，中国主要护理刊物还包括《中国实用护理杂志》《中国护理管理》《中华护理教育》《中华现代护理杂志》《护士进修杂志》《护理学杂志》《护理研究》《护理管理杂志》《国际护理学杂志》《中国医学文摘护理学分册》等10余种。涵盖了护理学的各个领域，包括临床实践、护理管理、护理教育、护理研究等，为护理人员提供了丰富的学术资源和交流平台。

第三节　护理专业的概述

护理既是一种技术性的职业（occupation），也是一门具有独特理论体系的专业（profession），这一观点得到了国内外医学界和护理学界的广泛认可。随着社会科技的发展、医疗模式的转变及人们对健康需求的提高，护理学专业不断向深度和广度发展，成为一门具有很强科学性、社会性和服务性的独立的学科和专业。

一、护理专业的特征

在20世纪50年代之前，护理往往被视为一个辅助性或技术性的职业，其主要职责是为医疗过程提供辅助支持。自20世纪50年代起，护理开始经历一个显著的专业化转变，主要体现在完善护理教育体制、提高护理科研水平、开展护理理论研究及完善专业团体功能等多个方面。

1. 以提供满足社会需要的服务为目的　护理专业的核心目的是应用专业的护理知识和技能，为服务对象提供全方位的护理服务，保障其健康和安全，并最大限度地满足其健康需求。这体现了护理专业以患者为中心，致力提高患者生活质量的宗旨。

2. 有完善的教育体制　护理教育已经形成了从基础到高级、从实践到理论的完善教育体制。目前，国内外均设有护理学学士、硕士、博士等学位项目，以满足不同层次护理人员的学习需求。这种多层次的教育体系有助于培养具备专业知识和技能的高素质护理人员。

3. 有系统、完善的理论基础　护理学以人文社会科学、自然科学及医药学为基础，构建了独特的理论体系，不仅指导着护理实践，也推动着护理科研和教育的不断发展。

4. 有良好的科研体系　护理科研是推动护理专业发展的重要动力。国内外均建立了较为完善的护理科研体系，包括科研基金、研究机构、学术期刊等。这些科研体系为护理人员提供了开展科研工作的平台，促进了护理科研的繁荣和发展。

5. 有专业自主性　护理专业具有高度的专业自主性。护理专业有自己的专业组织，如中华护理学会等，这些组织负责制定护理质量标准、开展执业考试和定职考核等工作。

二、护理专业的范畴

护理学的专业范畴涵盖了与人类健康和疾病相关的生物、心理、社会、精神及文化等各个领域。根据不同的划分方法，护理专业的范畴也有所不同。

（一）护理专业的理论范畴

1. 研究对象、任务、目标　研究对象主要是人的健康、疾病和死亡过程，同时也关注人类的生活方式、文化及医疗保健系统的组成和运作；护理学的任务主要包括促进健康、维持健康、恢复健康和减轻痛苦。这四个任务涵盖了从预防疾病到治疗康复的全过程。护理学的目标是保持和促进健康，通过教育和宣传提高人们对健康的认识和理解，培养健康的生活方式和生活习惯，以预防疾病的发生和进一步恶化。

2. 理论体系　是由各种相关的护理学理论构成，包括护理学的基本概念、范畴和目标等。这些理论旨在揭示和解释护理学的本质和规律，为护理实践提供指导和支持。

3. 与社会发展的关系　护理专业的发展与社会的需求密切相关，社会的进步和改变会直接影响护理工作的内容和方式。同时，护士们的工作直接关系到社会的健康和福利，对社会的发展和繁荣起着重要的作用。

4. 护理学分支与交叉学科的形成　随着现代科学的高度分化和广泛综合的应用，护理学与自然科学、社会科学、人文科学等多学科相互渗透，形成了许多新的综合型、边缘型的交叉学科和分支学科。这些交叉学科和分支学科不仅丰富了护理学的知识体系，也为护理实践提供了新的理论和方法。

5. 护理科学研究的深入和护理人员素质的提高　护理科学研究的内容包括促进健康、减轻痛苦，保护生命的护理规律、方法与技术等。护理科学研究是促进护理理论、知识、技术更新和推动护理学发展的主要动力。

护理人员肩负着生命的重托，职业素质直接影响到护理工作的质量和效果。因此，提高护理人员的专业素质、道德素质、心理素质等显得尤为重要。健康需求和护理伦理都要求护理人员必须具有良好的职业素质。

（二）护理专业的实践范畴

1. 根据护理功能划分　护理功能是护理人员在为服务对象提供专业护理服务的过程中所实现的各种功能。按照这些功能的自主程度，将护理功能分为以下几种。

（1）独立性护理功能（independent function）：护理人员运用自身的专业知识和技能，独立地为服务对象提供护理服务的过程。要求护理人员具备扎实的理论基础和丰富的实践经验，能够准确评估患者的健康状况，制订护理计划并实施有效的护理措施。独立性护理功能包括但不限于观察患者病情变化、制订并执行护理计划、进行健康教育、提供心理支持等。这些工作都需要护理人员具备独立思考和判断的能力。

（2）合作性护理功能（interdependent function）：强调护理人员与其他医疗团队成员之间的协作和配合。在医疗团队中，护理人员与医师、营养师、理疗师等专业人员共同工作，为患者提供全面的医疗护理服务。这种合作性护理功能要求护理人员具备良好的沟通技巧和团队协作精神，能够与其他医疗团队成员有效沟通，共同制订和执行治疗方案，确保患者得到最佳的治疗效果。

（3）依赖性护理功能（dependent function）：是护理人员根据医师的医嘱或处方，为患者实施具体的护理措施。通常是基于医师的诊断和治疗方案，护理人员需要严格按照医嘱执行。依赖性护理功能包括但不限于给药、输液、采集标本、执行特殊检查等。在执行这些护理措施时，护理人员需要保持高度的责任心和专业素养，确保操作的准确性和安全性。

在护理实践中，这三种护理功能并不是孤立的，而是相互联系、相互交叉、相互渗透的。它们共同构成了完整的护理过程，为患者提供全面、细致、专业的护理服务。

2. 根据工作的专业性质划分

（1）专业性（professional）工作：涵盖了对服务对象从生物、心理、社会、精神到文化等多个层面的全面护理。它要求护理人员具备深厚的护理学专业知识和能力，能够运用这些知识和技能来分析和解决各种复杂的护理问题。包括但不限于病情评估、护理决策制定、护理计划实施、并发症预防、紧急情况处理、健康促进、患者教育等。这些工作对于保障服务对象的安全和健康至关重要。

（2）类专业性（semi-professional）工作：是较为常规、重复性较高的护理任务。虽然需要一定的专业知识和技能，但相对于专业性工作来说，其复杂程度和难度较低。常见的类专业性护理工作包括：执行护理常规、进行日常护理操作（如测量生命体征、给药、更换敷料等）、协助患者进行日常活动等。类专业性护理人员通常需要通过专业培训和实践来掌握这些常规性的护理技能，以确保能够高效、准确地完成这些任务。

（3）非专业性（non-professional）工作：是不需要特定专业知识或技能的工作。这些工作通常较为简单，不涉及复杂的护理决策或技术操作。非专业性护理工作包括：一般性生活照顾（如帮助患者洗漱、进餐、如厕等）、陪同检查、办理出入院手续、物品发放等。

3. 根据工作的专业场所划分

（1）医院护理：主要在医院、疗养院、诊所等医疗机构内进行，着重于对患者的全面照顾和康复工作。护理人员需要提供直接和间接的护理服务，满足患者的生理和心理需求，同时评估并收集患者的健康资料，以便为治疗和护理提供依据。护理人员需要执行医嘱，落实治疗措施，以及各种独立性的护理功能，如实施护理技术操作、执行护理常规等，并记录护理活动及患者疾病变化。

（2）社区护理：主要在社区卫生服务中心、卫生所、健康中心、工厂、学校等社区场所进行，旨在提供全面的社区卫生服务。社区护理的工作重点包括预防和控制传染病的发生及蔓延，及时发现并处理社区内存在的健康问题，提高公众的自护能力和保健意识。社区护理人员还需要协助建立社区卫生服务网点，为社区居民提供医疗护理服务，并进行健康教育，普及保健常识。同时，还涉及家庭生活方式及护理、环境卫生及团体卫生、妇幼卫生、心理卫生指导等方面的工作，以提高社区居民的整体健康水平。

（3）护理教育、科研及管理：是护理工作的另一个重要领域，涉及护理人才的培养、科学研究和管理工作。护理教育机构负责培养具备扎实专业理论知识和实践能力的护理人才，为护理事业的发展提供人才保障；护理教育者需要具备扎实的专业理论知识、教育能力和语言表达能力，以确保护理教育的质量和效果。护理科研旨在推动护理学专业的不断发展和护理教育质量的提高；护理教育者需要根据自己及学生的专长开展护理科学研究。护理管理涉及护理组织、人力资源、质量控制等方面的管理工作，护理人员需要具备相关的管理知识和技能，以胜任各种组织管理工作。

三、护理专业的发展趋势

随着现代护理学的快速发展和医学模式的转变，护理领域经历了一系列重要的变革，不仅体现在服务理念、工作模式、护士角色等方面，还体现在工作领域和工作内容的扩展上。

（一）护理专业在全球的主要发展趋势

1. **护理人员角色的转变** 护理人员将继续成为初级卫生保健和健康教育的主要力量，同时与医师和其他保健人员建立更加平等的合作关系。其重要任务之一是继续为危重症患者提供高质量、高技术的护理服务。

2. **国际人才市场竞争** 随着全球化的进程，护理人员作为紧缺型人才将更多地参与国际人才市场的竞争，这要求护理人员不仅具备扎实的专业知识和技能，还需要具备跨文化交流和合作的能力。

（二）护理专业各领域的发展趋势

1. **护理教育的发展**

（1）多层次护理教育：护理教育已经纳入高等教育主流，包括学士、硕士和博士等多个层次。同时，在职护士的继续教育也通过多种渠道进行，如自学考试、函授、夜大、远程教学等，以提高护理教育的普及率和质量。

（2）课程设置体现医学模式转变：护理专业课程设置更加关注人的生命发展阶段，如设置了母婴护理、儿科护理、成人护理、老年护理等，并重视人文学科的教育，以培养学生的综合素质和人文关怀能力。

2. **护理实践的发展**

（1）专科化发展：专科护理人才培养范围不断扩大，以满足不同专科领域对护理人才的需求，如重症监护、急诊急救、器官移植等。

（2）社区护理发展：护理工作场所逐步由医院转向社区、家庭及社会团体，以满足更广泛人群的健康需求。

（3）健康教育发展：护理对象从患者扩展到健康人，护理人员将承担更多的预防保健和健康教育工作。

3. 护理管理的发展　实行护士领取执照就业和注册考试制度，确保护理人员的专业素质和服务质量。护士在医院管理方面的独立性增强，全面负责护理质量管理，并在人事、预算等方面有更大自主权。

4. 护理科研、护理理论的发展　随着护理教育层次的提高和护理临床工作者的积极参与，护理科研和护理理论取得了显著的进展，为护理实践提供了更多的理论支持和指导。

知识拓展

外国护校毕业生委员会（Commission on Graduates of Foreign Nursing Schools International，CGFNS International）是专门针对在美国本土以外接受护士教育的护士所设置的考试机构。CGFNS international在全世界38个国家和地区共设有59个考试中心，其中包括中国的香港、台湾、北京、上海、成都和广州，CGFNS International的主要功能是为在美国之外地区接受护理教育的护士主办资格鉴定考试。

注册护士（registered nurse，RN）执照是在美国从事注册护士的必考执照。在美国任何一个州或特区合法从事注册护士工作之前，必须取得该州的RN执照。要获得RN执照必须首先向该州申请参加并通过美国注册护士执照考试（National Council Licensure Examination for Registered Nurse，NCLEX-RN），简称RN考试。

第四节　护理人员的专业素质

一、护理人员的专业角色

（一）角色的含义

“角色”来源于戏剧和电影，是剧本中塑造的人物，美国学者米德将其引入社会心理学后，赋予了它全新的含义。在社会心理学中，“角色”被定义为处于一定社会地位的个体或群体，在实现与这种地位相联系的权利与义务中所表现出的符合社会期望的模式化的行为。

（二）护士角色

护士角色是护士应具有的与护理职业相适应的社会行为模式。这种行为模式随着社会的变迁而变化。其发展经历了漫长的时期，不同时期护士角色的形象、职责都有所不同。

自19世纪中叶南丁格尔首创护理专业以来，护士的形象发生了根本变化，护士作为一个受过正规护理教育、有专门知识的独立实践者，被赋予了多元化的角色功能。

1. 健康照顾者　护士是患者健康照顾的主要提供者。通过运用护理程序，护士评估患者的需求，为其提供个性化的护理，包括基本的生理需求，如营养、呼吸、排泄等，同时也关注患者的心理、社会和文化需求。护士还负责监测患者的病情变化，及时报告给医师，并执行医嘱，确保患者得到及时、有效的治疗。

2. 计划者　护士不仅是护理计划执行者，也是护理计划的制定者。根据患者的病情需要，制定个性化的护理计划、护理目标、护理措施和评价标准，以确保患者得到全面系统的护理。

3. 管理者和协调者　护士在护理工作中扮演着管理者的角色，负责组织和协调护理工作，确保工作的高效运行。同时，护士还需要与医师、其他护士、患者及其家属等进行有效的沟通，协调各方关系，以确保护理工作的顺利进行。

4. 咨询者　护士作为健康专家，为患者和家属提供健康咨询和指导，帮助其了解疾病的相关知识、治疗方法及日常生活中的注意事项。可帮助患者和家属树立正确的健康观念，提高自我保健能力，预防疾病的发生。

5. 保护者和代言人　护士有责任保护患者的权益和安全，确保患者在接受治疗和护理的过程中不受到任何伤害。

6. 教育者和研究者　护士不仅是知识的传递者，也是知识的创新者。通过参与专业护理教学工作，培养新一代的护理人才。同时，护士还需要积极开展护理研究，探索新的护理理论和技术，以推动护理学科的发展，提高护理工作的质量和效率。

二、护理人员的核心能力

能力为胜任工作的必然要素与特性，包括工作所需的知识、技能、态度、个人特质、行为等，并由此而产生对组织和个人有益的工作成果，能力可经后天的训练、开发而得到有效的提升。2003年，教育部办公厅和卫生部办公厅联合颁布的关于《三年制高等职业教育护理专业领域技能型紧缺人才培养指导方案》中，对护士核心能力的要求确实体现了对护理职业发展的深刻理解和全面规划。这一方案强调了能力本位原则，旨在通过整合知识传授、能力培养和素质提升，为护理专业的学生提供全面的教育。

（一）职业能力

职业能力是护士核心能力的重要组成部分，包括掌握规范的护理基本操作技术，对常见病、多发病病情和用药反应的观察能力，以及对急危重症患者进行应急处理和配合抢救的能力。这直接关系到护士在临床工作中能否为患者提供高质量的护理服务。

（二）人际关系能力

护士需要与患者、家属、医师和其他医疗人员建立良好的沟通和合作关系，以确保患者得到全面、连续的护理。因此，护士需要具备良好的沟通技巧和团队协作能力，以及处理冲突和解决问题的能力。

（三）促进组织有效性的能力

促进组织有效性的能力包括组织和管理护理工作的能力，以及参与护理质量控制和持续改进的能力。护士需要有效地协调资源，确保护理工作的顺利进行，并不断提高护理质量和效率。

（四）个人能力

个人能力是护士应具备的个人特质和专业特性，包括自我管理能力、学习能力、创新能力和终身学习能力等。护士需要不断学习和更新知识，以适应医学和护理学科的快速发展，同时还需要具备独立思考和解决问题的能力，以应对复杂多变的临床环境。

通过遵循能力本位原则，加强实践性教学环节，注重培养学生的职业能力、人际关系能力、促进组织有效性能力和个人能力，培养出更多具备高素质、高技能的护理人才，为医疗卫生事业的发展作出更大的贡献。

三、护理人员的基本素质

护理学科的发展依赖于护理人才的培养，而护士的素质则是衡量其能否胜任护理工作、提供高质量护理服务的关键。由于护士工作的特殊性，需要具备一系列核心素质以应对复杂的护理环境和满足患者需求。

护士素质是护士在护理工作中应该具备的基本条件和能力，这些能力主要通过后天的勤奋学习、刻苦训练和实践经验积累而获得。护士的基本素质主要包括以下两方面。

（一）思想道德素质

思想道德素质是护理工作的前提和基础。护理工作的服务对象是人，决定了护士要有崇高的思想品质，无私的奉献精神，要有对工作强烈的责任感，要有真挚的同情心，尽量满足患者特殊心理需要和生理需求，使患者身处于最佳状态。需要护士热爱护理事业，具有高度的责任心和同情心。遵守职业道德规范，尊重患者的人格和权利，保护患者的隐私。具备良好的团队合作精神，与同事、医师和其他医疗人员保持良好的合作关系。

（二）专业素质

1. **广博的知识与精湛的技术**　护士应拥有扎实的医学理论基础，包括解剖学、生理学、病理学、药理学等方面的知识，以及精湛的护理操作技术。随着医学的快速发展，护士还需不断更新自己的知识体系，掌握最新的医学动态和护理技术，以适应不断变化的医疗环境。

2. **敏锐的观察力**　护士在临床工作中需要具备敏锐的观察力，通过视、听、触、嗅等感官，收集患者治疗中的第一手资料。这些资料对于判断患者病情、预测病情变化、制订护理计划等方面都具有重要意义。护士应善于从患者的言行举止、面部表情、皮肤颜色等细微变化中，发现有价值的信息，为医师提供准确的诊断依据。

3. **独立的思维能力**　护士在工作中应具备独立的思考能力，能够根据患者的病情变化，独立思考并解决问题。护士应充分发挥自己的专业知识和技能，在病程的动态变化中发现问题，运用求异思维的方式分析问题，然后提出解决方案。同时，护士还应对医嘱进行独立思考，确保医嘱的正确执行，避免盲目执行中出现的差错和事故。

4. **准确的记忆力**　护士的工作要求准确无误，因此必须具备准确的记忆力。护士应准确记忆患者的姓名、病情、护理措施、用药情况等信息，避免混淆和错误。同时，护士还应保持对医学知识和护理技能的长期记忆，以便在需要时能够迅速、准确地应用。

5. **良好的沟通能力**　护士与患者之间的良好沟通是建立信任关系、提高治疗效果的关键。护士应善于运用语言技巧，与患者进行有效沟通，了解患者的需求和疑虑，提供有针对性的护理建议和指导。同时，护士还应与医师、同事和其他医疗人员保持良好的沟通协作关系，确保患者得到及时、有效的治疗和护理。

6. **心理护理能力** 心理护理是护理工作中不可或缺的一部分。护士应具备一定的心理护理能力，能够运用心理学知识和技巧，帮助患者缓解心理压力、减轻焦虑和恐惧情绪。护士应以微笑面对患者，给予患者心理支持和安慰，鼓励患者积极面对疾病和治疗。同时，护士还应关注患者的心理变化，及时发现并处理患者的心理问题。

综上所述，护士的专业素质对于提高护理工作的质量和效果具有重要意义。护士应不断学习和提高自己的专业素质，以更好地满足患者的需求和适应医疗环境的变化。

本章小结

思考题

1. 护理概念的演变经历了哪几个阶段？每个阶段的护理特点有哪些？
2. 试分析护理专业的发展趋势。
3. 简述护理专业的特征。

更多练习

（郭　宏）

第二章　医疗卫生保健政策与体系

教学课件

学习目标

1. 素质目标

理解全球和我国卫生保健的战略目标和健康中国战略。

2. 知识目标

（1）解释初级卫生保健、人人享有卫生保健、卫生服务体系的概念。

（2）阐述我国现阶段卫生保健服务体系的组成。

（3）阐述初级卫生保健的主要内容、21世纪人人享有卫生保健的具体目标。

3. 能力目标

结合实际情况，讲述我国卫生保健服务体系对国民健康的作用。

我国的卫生保健服务体系是一个完整的机制，它旨在为全体公民提供优质的医疗、健康教育、疾病预防等服务，以确保全民健康，并为国家发展贡献力量。它不仅是一个社会基础设施，也是一个重要的政府职能部门。护士们是医疗界的支柱，他们为拯救生命、预防疾病、缓解疼痛、提高健康水平而付出了巨大的努力。因此，护士必须了解医疗卫生的战略目标和方针政策，明确护理专业在卫生保健体系中的作用。

案例

【案例导入】

为确保每个公民都可以获得质量和可及性的医疗保健。2010年美国政府通过了奥巴马医改政策，也称为国家医疗改革法案（Affordable Care Act，ACA）。该政策的实施，使得美国的医保覆盖率大幅度提高，预防保健加强，医疗服务质量得到了提升，同时奥巴马医改政策的实施也导致了巨额的医疗支出，政府负担加重，医保成本上升和网络健康信息泄露。

【请思考】

请根据该案例，分析如何推动我国医疗保健改革，以为人民提供更好的医疗保健服务？

【案例分析】

第一节　卫生保健的战略目标

一、全球卫生保健的战略目标

（一）初级卫生保健

1977年5月第30届世界卫生大会提出，到2000年，使世界上所有的人在社会生活与经济生活两方面均达到富有成效的健康水平，即“2000年人人享有卫生保健”（health for all policy by 2000，HFA/2000）。为推动“人人享有卫生保健”这一目标，1978年，世界卫生组织（World Health Organization，WHO）和联合国儿童基金会（United Nations Children's Fund，UNICEF）在哈萨克斯坦的阿拉木图召开了国际初级卫生保健会议（简称阿拉木图会议）。会议发表的《阿拉木图宣言》中明确指出：推动初级卫生保健（primary health care，PHC）是实现“2000年人人享有卫生保健”的战略目标的关键和基本途径。所以“2000年人人享有卫生保健”和“初级卫生保健”两者之间有内在关系，前者是全球卫生战略目标，后者是实现此战略目标的基本途径和基本策略。

1. PHC的概念　PHC作为一种重要的公共卫生政策，旨在通过采用有效、科学、合理的措施，使全体居民都有机会获得最佳的、最容易承受的医疗护理。PHC不仅仅是一种政府的公共卫生政策，更是一种促进全民共同参与公共卫生体制改革的重要手段，其在促进全民健康、推动全民共同福祉、构建美好未来等方面具有重要作用。它是个人、家庭、群众与国家卫生系统接触的第一环，也是卫生保健持续进程的起始阶段。

2. PHC的内容　《阿拉木图宣言》明确规定，PHC的目标应包含四个方面和八项重点。

（1）四个方面：①健康促进。包括健康教育、保护环境、合理营养、饮用安全卫生水、改善卫生设施、开展体育锻炼、促进心理卫生、养成良好生活方式等。②预防保健。在研究社会人群健康和疾病的客观规律及它们和人群所处的内外环境、人类社会活动的相互关系的基础上，采取积极有效措施，预防各种疾病的发生、发展和流行。③合理治疗。及早发现疾病，及时提供医疗服务和有效药品，以避免疾病的发展与恶化，促使疾病早日好转、痊愈，防止带菌（虫）和向慢性发展。药物应用以“节约、有效”为原则，以免造成药物浪费，增加患者家庭经济负担和药物不良反应发生的可能性。④社区康复。对丧失了正常功能或功能上有缺陷的残疾者，通过医学、教育、职业和社会的综合措施，尽量恢复其功能，使他们重新获得生活、学习和参加社会活动的能力。

（2）八项重点：①通过开展有关当前重大疾病的健康教育，以便更好地掌握疾病的预防与控制技术；②改善食品供应和合理营养；③供应安全卫生水和基本环境卫生设施；④实行妇幼保健与计划生育；⑤传染病预防接种；⑥预防和控制地方病；⑦常见病和外伤的合理治疗；⑧提供基本药物。

除了上述八项内容以外，1981年第34届世界卫生大会又提出，为预防非传染病和增进精神健康，应采取一切可能的措施，包括改变生活方式、控制自然环境和社会心理环境；加大对于工业化进程中所产生的健康问题，如职业病、慢性病、外科手术及肿瘤的治疗力度。

（二）"21世纪人人享有卫生保健"战略

1. "21世纪人人享有卫生保健"的发展历程和内容　自WHO提出初级卫生保健是实现"2000年人人享有卫生保健"目标的关键和基本途径后，1979年11月联合国大会上通过了《阿拉木图宣言》；1980年PHC的活动得到了联合国的承认，成为20世纪末全球社会经济发展新策略的组成部分；1988年第41届世界卫生大会再次声明HFA将作为2000年以前及以后年代的一项永久性目标；1998年召开的第51届世界卫生大会上，WHO提出了"21世纪人人享有卫生保健"这一全球战略目标。其主要内容是：①重申健康是每个公民的一项基本人权，每个公民都有相同的权利、义务和责任，来获得最大可能的健康；②人类健康水平的提高和幸福，是社会经济发展的终极目标。

2. "21世纪人人享有卫生保健"的目标

（1）总目标：①提高人均期望寿命，改善生活质量。②在国家间和国家内部改善健康的公平程度。③确保卫生系统的可持续发展，以便更好地满足人们对于其服务的需求。

（2）具体目标：①至2005年，在各国和国家间确定具体的行动计划并开始实施健康公平性评估。②至2010年，消灭麻风病，阻断恰加斯病的传播；为全体居民提供终生的综合、基本、优质的卫生服务；建立适宜的卫生信息系统；建立政策研究和体制研究机制。③至2020年，确定孕产妇死亡率、婴儿死亡率、5岁以下儿童死亡率和人均期望寿命的具体目标；结核病、艾滋病，与烟草、暴力相关的疾病和残疾上升趋势得到控制；消灭麻疹、丝虫病、沙眼，以及维生素A和碘缺乏症；重点改善安全饮用水、环境卫生、营养和食品卫生及住房环境；社区制订综合健康行为促进计划并予以实施。

以上具体目标主要涉及指导政策和措施、改善生存环境、控制流行病、拯救母亲和儿童生命、消除地方病等方面（表2-1）。

"人人享有卫生保健"是一个宏伟的目标，需要政府、社会和个人的共同努力才能实现，这些目标强调了卫生保健的公平性和可持续性，通过实现这些目标，确保建立一个更加健康、公平和可持续的卫生系统，不论其经济状况、社会地位、性别、年龄、地理位置等因素，从而促进人类的发展和进步。

3. 实现"21世纪人人享有卫生保健"目标的重大行动

（1）在抗击贫困的道路上，不仅要提供贫困人口基本的生活必需品，更重要的是要建立一种有效的机制，使他们可以通过自我努力来改善自身的生活状况，从而摆脱贫困和不健康的恶性循环。

（2）在生活、工作、娱乐和学习环境中实现健康。

（3）部门间的协调、协商和互利。卫生部门应当积极参与各项活动，充分考虑各方的利益，加强协作，共同推动人类健康的发展，实现全面的统一。

表2-1 21世纪人人享有卫生保健的具体目标

年度	目标				
	指导政策和措施	改善生存环境	控制流行病	拯救母亲和儿童生命	消除地方病
到2005年	在各国和国家间确定具体的行动计划并开始实施健康公平性评估	—	—	—	—
到2010年	为全体居民提供终生的综合、基本、优质的卫生服务；建立适宜的卫生信息系统；建立政策研究和体制研究机制	—	消灭麻风病，阻断恰加斯病的传播	—	—
到2020年	社区制订综合健康行为促进计划并予以实施	重点改善安全饮用水、环境卫生、营养和食品卫生以及住房环境	结核病、艾滋病，与烟草、暴力相关的疾病和残疾上升趋势得到控制；消灭麻疹	确定孕产妇死亡率、婴儿死亡率、5岁以下儿童死亡率的具体目标	消灭丝虫病、沙眼、维生素A缺乏症和碘缺乏症

（4）将卫生列入可持续发展规划。

二、中国卫生保健的战略目标

“人人享有卫生保健”唤起了全世界对卫生保健的关注，这一战略推动着各个国家与地区制定行动纲领、规划并加以实施。根据我国基本国情和卫生工作面临的挑战，2008年全国卫生工作会议提出，“人人享有基本医疗卫生服务”是卫生工作的重大战略目标。

（一）“人人享有基本医疗卫生服务”的含义

“人人享有”的本质含义是“公平享有”，任何公民，无论年龄、性别、职业、地域、支付能力等，都享有同等权利。基本医疗卫生服务指的是与我国社会主义初级阶段经济社会发展水平相适应的，国家、社会、个人能够负担得起的，投入低、效果好的医疗卫生服务。基本医疗卫生服务既包括疾病预防控制、计划免疫、健康教育、卫生监督、妇幼保健、精神卫生、卫生应急、急救、采供血服务及食品安全、职业病防治和安全饮用水等公共卫生服务，也包括采用基本药物，使用适宜技术，按照规范诊疗程序提供的急慢性疾病的诊断、治疗和康复等医疗服务。

（二）“人人享有基本医疗卫生服务”的发展历程

“人人享有基本医疗卫生服务”发展历程可以追溯到新中国成立初期，并随着国家的发展和改革不断推进。

1. **起步阶段** 1949年，在新中国成立初期，由于经济水平和医疗资源的限制，基本医疗卫生服务主要集中在城市地区，农村和偏远地区的医疗服务相对匮乏。国家开始逐渐重视公共卫生和疾病防控工作，为基本医疗卫生服务后来的发展奠定了基础。

2. **改革开放至新一轮医药卫生体制改革（简称新医改）前** 1979年，随着改革开放的推进，中国经济快速发展，人民生活水平逐渐提高，对医疗卫生服务的需求也日益增长。在这一时期，国家开始加大医疗卫生事业的投入，逐步扩大医疗卫生服务的覆盖范围，农村地区也开始得到更多的医疗资源和服务。

3. 新医改阶段 2009年，中国启动新医改，《中共中央 国务院关于深化医药卫生体制改革的意见》明确提出“人人享有基本医疗卫生服务”的目标。新医改致力于建立覆盖城乡居民的基本医疗保障制度，提高基本医疗卫生服务水平和质量，缓解人民群众看病难、看病贵的问题。

4. 健康中国建设阶段 2016年，中国提出了“健康中国”战略，将人民健康放在优先发展的战略地位。在这一阶段注重预防为主，强调健康促进和健康管理，推动健康产业与相关领域融合发展，提高全民健康素养，努力构建维护全民健康的保障体系。

第二节 中国卫生保健服务体系

我国卫生保健服务体系经历了从计划经济时期的政府主导到市场经济时期的多元化发展。多年来，国家不断加大对卫生保健事业的投入，推动医疗卫生体制改革，加强基层医疗卫生服务建设，卫生保健服务体系不断完善。我国卫生保健服务体系包括：卫生服务体系、卫生保障体系和卫生监督与执法体系。

一、卫生服务体系

卫生服务体系（health service system）指以医疗、预防、保健为主要功能的各级各类医疗卫生服务组织机构所组成的整体，主要包括医院、基层医疗卫生机构和专业公共卫生机构等（图2-1），以及与之相关的人员、床位、信息等要素，是提供各种卫生服务的载体。

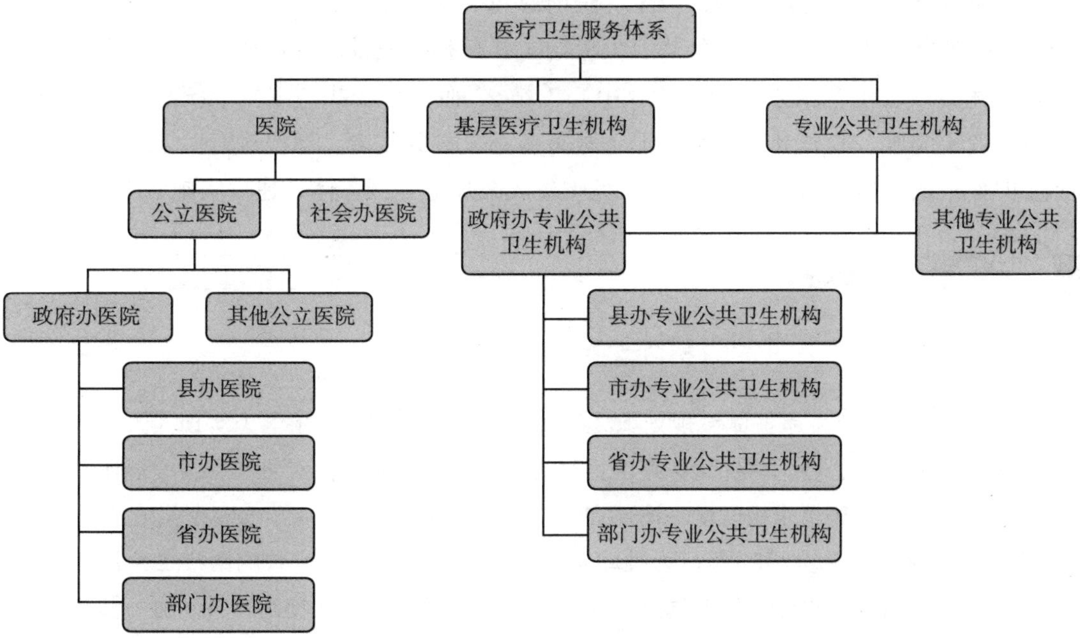

图2-1 我国医疗卫生服务体系

资料来源：全国医疗卫生服务体系规划（2015—2020年）。

（一）医院

1. 公立医院 分为政府办医院（根据功能定位，主要划分为县办医院、市办医院、省办医院、部门办医院）和其他公立医院（主要包括军队医院、国有和集体企事业单位等公办的医院）。公立医院是我国医疗服务体系的主体，应当坚持维护公益性，充分发挥其在基本医疗服务提供、急危重症和疑难病症诊疗等方面的骨干作用，承担医疗卫生机构人才培养、医学科研、医疗教学等任务，承担法定和政府指定的公共卫生服务、突发事件紧急医疗救援、援外、国防卫生动员、支农、支边和支援社区等任务。到2022年末，全国共有县级（含县级市）医院17 555所，全国县级（含县级市）医院诊疗人次13.5亿。

2. 社会办医院 是医疗卫生服务体系不可或缺的重要组成部分，是满足人民群众多层次、多元化医疗服务需求的有效途径。社会办医院可以提供基本医疗服务，与公立医院形成有序竞争；可以提供高端服务，满足非基本需求；可以提供康复、老年护理等紧缺服务，对公立医院形成补充。

（二）基层医疗卫生机构

基层医疗卫生机构的主要职责是提供预防、保健、健康教育、疾病管理，为居民建立健康档案，常见病、多发病的诊疗，以及部分疾病的康复、护理，接收医院转诊患者，向医院转诊超出自身服务能力的患者等提供基本医疗卫生服务。基层医疗卫生机构主要包括乡镇卫生院、社区卫生服务中心（站）、村卫生室、医务室、门诊部（所）和军队基层卫生机构等。到2022年末，全国共有乡镇卫生院3.4万个，村卫生室58.8万个，乡镇卫生院诊疗人次12.1亿，村卫生室诊疗人次12.8亿。设立社区卫生服务中心（站）36 448个，全国社区卫生服务中心诊疗人次6.9亿，社区卫生服务站诊疗人次1.4亿。

（三）专业公共卫生机构

专业公共卫生机构主要提供传染病、慢性非传染性疾病、职业病、地方病等疾病预防控制和健康教育、妇幼保健、精神卫生、院前急救、采供血、食品安全风险监测评估、出生缺陷防治等公共卫生服务。专业公共卫生机构主要包括疾病预防控制机构、综合监督执法机构、妇幼保健计划生育服务机构、急救中心（站）、血站等。我国卫生系统将妇幼健康、职业健康、老年健康、心理健康和精神卫生服务体系，健康教育、康复医疗、老年长期照护和安宁疗护等领域短板，纳入《“十四五”优质高效医疗卫生服务体系建设实施方案》中。

知识拓展

整合型医疗卫生服务体系

《全国医疗卫生服务体系规划纲要（2015—2020年）》指出：为实现人人享有基本医疗卫生服务，我国将优化医疗卫生资源配置，构建与国民经济和社会发展水平相适应、与居民健康需求相匹配、体系完整、分工明确、功能互补、密切协作的整合型医疗卫生服务体系。2023年，为推动全面建立中国特色优质高效的医疗卫生服务体系，为人民群众提供全方位全周期健康服务，国务院办公厅又提出《关于进一步完善医疗卫生服务体系的意见》。

未来中国整合型医疗卫生服务体系的蓝图包括两层六级：两层是医疗中心和健康管理平台，六级是医疗中心和健康管理平台分别包含三个级别。医疗中心的三个级别是国家、省级和地市级专科医疗中心，其核心功能是解决疑难重症，承担专科领域中质控、孵化、技术引领和技术创新等任务。健康管理平台由牵头医院和基层医疗卫生机构构成，三个级别包括县（区）医院、乡镇卫生院/社区卫生服务中心、村卫生室/社区卫生服务站。

二、卫生保障体系

卫生保障体系（medical care system）是一个国家或地区为了维护和提高居民的健康水平，通过一系列的政策、制度、服务和资源配置所构建的综合性健康保护机制，旨在从预防、治疗到康复全过程中，为居民提供全面、连续、高效的卫生保健服务。

（一）卫生资源配置

卫生资源是社会在提供卫生服务的过程中占用或消耗各种生产要素的总称，包括人力、物力、财力、信息和技术资源。卫生资源配置是一个国家或政府将筹集到的卫生资源公平且有效率地分配到不同的领域、地区、部门、项目、人群中去，是卫生事业发展的重要基础，也是社会公平、经济发展和民众健康的重要保障。优化卫生资源配置，可以提高服务质量和效率，促进公平与平等，满足全民健康需求，还可以优化社会效益和经济效益，对于保障人民健康权益和提升国家整体实力至关重要。因此，优化卫生资源配置是我国卫生方针的一项重要内容。为了提升公众的健康水平，政府正在努力开拓新的领域，如大数据、人工智能，并且正在加速完善现有的医疗保障体系，以便更好地收集、处理、使用各类健康信息，并利用先进的科学技术来提高公众的健康水平。

（二）卫生保障制度

医疗保障是减轻群众就医负担、增进民生福祉、维护社会和谐稳定的重大制度安排。2020年2月，国务院发布《关于深化医疗保障制度改革的实施意见》提出：到2030年，全面建成以基本医疗保险为主体，医疗救助为托底，补充医疗保险、商业健康保险、慈善捐赠、医疗互助共同发展的医疗保障体系，待遇保障公平适度，基金运行稳健持续，管理服务优化便捷，医保治理现代化水平显著提升，实现更好保障病有所医的目标。

1. 基本医疗保险体系　作为整个医疗保障体系的主体，要体现人人享有，以保障基本服务和基本需求为主。基本医疗保险体系的发展奠定了我国多层次医疗保障体系的基石，切实减轻居民负担。目前，我国已建立世界上规模最大的基本医疗保障网。

（1）城镇职工基本医疗保险：是为补偿劳动者因疾病风险遭受经济损失而建立的一项社会保险制度。通过用人单位和个人缴费（具体缴费比例由各统筹地区根据实际情况确定），建立医疗保险基金，参保人员患病就诊产生医疗费用后，由医疗保险经办机构给予一定的经济补偿，以避免或减轻劳动者因患病、治疗等承受经济风险。城镇职工基本医疗保险适用于与单位建立了劳动关系的城镇职工。2019年，国家出台的《关于全面推进生育保险和职工基本医疗保险合并实施的意见》指出：参加职工基本医疗保险的在职职工同步参加生育保险，生育保险基金并入职工基本医疗保险基金，统一征缴，统筹层次一致。

（2）城乡居民基本医疗保险：是整合城镇居民基本医疗保险和新型农村合作医疗两项制度，建立统一的城乡居民基本医疗保险制度。城乡居民基本医疗保险的参保人员是除职工基本医疗保险应参保人员以外的其他所有城乡居民。主要覆盖人群：具有城乡居民户籍，年满16周岁（不含在校学生）、非国家机关和事业单位工作人员，以及不属于城镇职工基本医疗保险制度覆盖范围的城乡居民。此外，新生儿、学生、军人等特殊群体也有相应的参保规定。该医疗保险是以政府为主导，采用以个人（家庭）缴费为主、政府资助的方式筹集资金，按照缴费标准和待遇水平相一致的原则，为城乡居民提供医疗需求的医疗保险制度，主要用于支付城乡参保的居民和农民的住院和门诊大病、门诊抢救医疗费。

2024年2月29日，国家统计局发布的《中华人民共和国2023年国民经济和社会发展统计公报》显示，2023年参加基本医疗保险人数133 387万人，其中参加城乡居民基本医疗保险人数96 293万人，参加生育保险人数24 907万人。

2. 城乡医疗救助体系　医疗救助制度，是政府和社会对符合救助条件的困难群众，经基本医保、大病保险等支付后，个人及其家庭难以承受的符合规定的自付医疗费用给予救助。城乡医疗救助基金的救助对象是城乡低保对象、农村五保供养对象，以及其他符合医疗救助条件的经济困难群众。帮助困难群众获得基本医疗服务。救助方式以住院救助为主，同时兼顾门诊救助。2008年底，我国医疗救助体系实现了城乡全覆盖。国务院办公厅转发民政部等部门《关于进一步完善医疗救助制度全面开展大病医疗救助工作意见的通知》要求：各地要在2015年底前，将城市医疗救助制度和农村医疗救助制度整合为城乡医疗救助制度。《2022年全国医疗保障事业发展统计公报》显示：2022年，全国医疗救助支出626亿元，医疗救助基金资助参加基本医疗保险8186万人，实施门诊和住院救助11 829万人。

3. 补充医疗保障体系　补充医疗保险是在单位和职工参加统一的基本医疗保险后，由单位或个人根据需求和可能原则，适当增加医疗保险项目，来提高保险保障水平的一种补充性保险，是基本医疗保险的延续。党的二十大报告对进一步推动医疗保障事业高质量发展作出了明确要求和部署，提出“促进多层次医疗保障有序衔接，完善大病保险和医疗救助制度，落实异地就医结算，建立长期护理保险制度，积极发展商业医疗保险”。

（1）鼓励商业健康保险发展：商业健康保险是以被保险人的身体为保险标的的一种保险类型，包括医疗意外保险、疾病保险、医疗保险、失能收入损失保险和长期护理保险等。国家鼓励商业保险机构提供医疗、疾病、康复、照护、生育等多领域的综合性健康保险产品和服务，逐步将医疗新技术、新药品、新器械应用纳入商业健康保险保障范围。

（2）支持医疗互助有序发展：加强医疗互助与职工基本医疗保险的衔接，依托全国统一的医疗保障信息平台，推动医疗保障与医疗互助信息共享，充分发挥医疗保险和医疗互助的协同效应。

（3）稳步建立长期护理保险制度：从职工基本医疗保险参保人群起步，重点解决重度失能人员基本护理保障需求。制定全国统一的长期护理保险失能等级评估标准，建立并完善长期护理保险需求认定、等级评定等标准体系和管理办法，明确长期护理保险基本保障项目。

截至2022年底，我国经营商业健康保险的保险公司共有156家，在售产品超过7000个，覆盖人数超过7亿人，实现原保险保费收入8942.3亿元，赔付支出3649.6亿元，为参保人积累了1.6万亿元的长期健康险风险准备金。

三、卫生监督与执法体系

卫生监督体系（health supervision system）是公共卫生体系的重要组成部分，是执行国家卫生法律法规，维护公共卫生秩序和医疗服务秩序，保护人民群众健康，促进经济社会协调发展的重要保证。其建设包括加强卫生监督机构和队伍的建设、明确卫生监督的任务和职责、健全卫生监督工作的运行机制和完善卫生监督工作的保障措施。卫生监督执法，指县级以上地方卫生健康行政部门及其委托的卫生健康监督机构依据相关法律、法规、规章对医疗机构及其医疗卫生人员开展诊疗活动情况进行监督检查，并依法查处违法违规行为的活动。

（一）卫生监督机构

卫生监督机构是行使卫生监督管理权限的职能部门。《卫生部关于卫生监督体系建设的若干规定》对卫生监督执法机构明确规定，卫生监督工作实行分级管理。在中央、省、设区的市、县级人民政府卫生行政部门内设卫生监督机构并下设卫生监督执行机构，负责辖区内卫生监督工作；县级卫生监督机构可在乡镇派驻卫生监督人员。各级卫生监督机构执行我国卫生相关法律法规，对卫生秩序加以有效的维护，对于特定对象加以全面监督与管理，保证卫生监督的公正和效率。

（二）卫生监督执法内容、方法和职责

1. 卫生监督执法内容和方法　国家分别对机构资质、医疗卫生人员资质、医疗技术临床应用管理、母婴保健技术服务、药品医疗器械临床使用、中医药服务、医疗质量安全管理的监督检查主要内容和方法进行了明确。着重违法行为后果严重、实际监督检查操作性强的内容。

2. 卫生监督执法职责　国家对各级卫生健康行政部门及其委托的卫生健康监督机构的工作职责进行了细化分解，并提出卫生监督执法人员在开展医疗监督执法过程中，应当执行执法全过程记录制度，对发现违法行为线索的，应当依法立案调查，并依法作出处理。在执法和立案调查期间保持廉洁自律，严格保密纪律，遵守规章制度，落实监督执法责任。

随着互联网技术的发展，互联网医疗逐渐发展成为卫生保健领域的新趋势，伴随着生物医学技术的发展，大数据和人工智能技术在医疗领域的应用，为我国医疗卫生发展领域带来了革命性变革，有助于提高医疗卫生服务的效率和质量。

第三节　中国卫生与健康工作方针及发展战略

一、中国卫生与健康工作方针

卫生与健康工作方针是是卫生工作的总纲，是指导卫生工作的根本遵循。卫生与健康工作方针要同一定时期人民健康需求相适应，针对一定时期卫生与健康事业发展的突出矛盾和问题。

（一）新中国成立伊始我国卫生工作方针

新中国成立后，积贫积弱的社会现实让人忧心。当时我国人均预期寿命只有35岁，天花、霍乱、鼠疫等多种传染病和地方病严重危害人民健康，患者死亡率极高。为改善人民群众的健康状况，我国提出“面向工农兵，预防为主，团结中西医，卫生工作与群众运动相结合”的四大卫生工作方针，目的是加快建设卫生防病体系，预防和消除传染病，迅速改善人民体质。1957年，依据部分地区的调查统计，我国人均预期寿命由1949年的35岁提高到57岁，一些严重威胁人民健康的流行性疾病得到控制，有的甚至已经灭绝。1964年，我国总人口突破7亿。

（二）改革开放时期我国卫生工作方针

中共十一届三中全会后，我国开启了改革开放的历史新时期，各项建设事业围绕发展生产力、繁荣经济这一核心任务先后进行了工作方针和政策的调整。卫生事业是我国社会主义建设事业的重要组成部分，其工作方针也随之发生了变化。在1996年召开的全国卫生工作大会上，中共中央、国务院提出了“以农村为重点，预防为主，中西医并重，依靠科技与教育，动员全社会参与，为人民健康服务，为社会主义现代化建设服务”的卫生工作方针。

（三）新时代我国卫生工作方针

为推进“健康中国”建设，2016年10月25日，中共中央、国务院自新中国成立以来首次在国家层面提出健康领域中长期战略规划——《“健康中国2030”规划纲要》，明确了新时期卫生与健康工作方针，“以基层为重点，以改革创新为动力，预防为主，中西医并重，将健康融入所有政策，人民共建共享。”《“健康中国2030”规划纲要》是之后15年推进“健康中国”建设的行动纲领。

1. 以基层为重点 强调了加强基层医疗卫生服务体系建设的重要性，提高基层医疗机构的服务能力和效率，确保人民群众能够获得及时、有效的基本医疗服务。目前，基层卫生工作仍然有许多薄弱环节，因病致贫、因病返贫等问题仍然存在。因此，卫生和健康工作还必须坚持以基层为重点，不断提升基层卫生与健康工作质量。

2. 以改革创新为动力 意味着通过深化医药卫生体制改革，推动理论创新、制度创新、管理创新和技术创新，不断提高医疗卫生服务的质量和效率。这是我国卫生和健康工作方针的新内容，也是新时代促进卫生与健康事业发展的必然选择。我国是一个拥有十三多亿人口的最大的发展中国家，要满足全国人民多样、多层、多变的医疗卫生需求，不以改革的方式、不用创新的模式是无法实现的。只有不断改革、持续创新才能破解当前医疗卫生领域中的诸多难题。

3. 预防为主 体现了从源头上预防疾病的重要性，通过健康教育、健康促进等活动，提高公众的健康意识和自我保健能力，减少疾病的发生。这是世界各国卫生工作的一条重要经验。预防保健费用低、效果好，是卫生工作低投入、高效益的关键所在。

4. 中西医并重 强调了在治疗疾病时融合中医和西医的优势，提供更加全面和有效的治疗方案。“中西医并重”作为我国卫生工作的一项基本方针，保证了中华瑰宝中医药的健康发展，促进了中西医优势互补、协调发展，推动了我国医学的快速跃升，成为我国医药卫生事业的重要特征和显著优势。

5. 将健康融入所有政策　意味着在制定和实施其他政策时，要考虑到对人民群众健康的影响，促进健康政策与其他政策的协调和融合。一个国家国民的总体健康水平与其医疗、药品管理、社会保障、就业、财政、教育、科技、环境保护和民政等多个部门的努力密不可分，只有将大健康理念纳入所有政策之中，进行综合管理，树立维护健康是政府各部门共同责任的观念，才能确保健康成果的可持续性。

6. 人民共建共享　强调了人民群众在维护和促进自身健康中的主体作用，鼓励社会各界广泛参与，共同建设一个健康的社会环境。卫生与健康涉及社会方方面面，关系千家万户，是一项系统工程，需要社会各部门的积极配合与人民的广泛参与，做到人人参与、人人有责、人人享有；特别是各级党委和政府，更是责无旁贷。

这一方针的实施，不仅有助于提高人民群众的健康水平和生活质量，也是实现“健康中国”战略目标的重要保障。

二、中国卫生与健康工作发展战略

（一）主要政策措施

“共建共享、全民健康”，是建设“健康中国”的战略主题。核心是以人民健康为中心，针对生活行为方式、生产生活环境及医疗卫生服务等健康影响因素，坚持政府主导与调动社会、个人的积极性相结合，推动人人参与、人人尽力、人人享有，落实预防为主，推行健康生活方式，减少疾病发生，强化早诊断、早治疗、早康复，实现全民健康。

1. 共建共享　是建设“健康中国”的基本路径。从供给侧和需求侧两端发力，统筹社会、行业和个人三个层面，形成维护和促进健康的强大合力。

（1）社会层面：促进全社会广泛参与，强化跨部门协作，深化军民融合发展，调动社会力量的积极性和创造性，加强环境治理，保障食品药品安全，预防和减少伤害，有效控制影响健康的生态和社会环境危险因素，形成多层次、多元化的社会共治格局。

（2）行业层面：推动健康服务供给侧结构性改革，卫生计生、体育等行业要主动适应人民健康需求，深化体制机制改革，优化要素配置和服务供给，补齐发展短板，推动健康产业转型升级，满足人民群众不断增长的健康需求。

（3）个人层面：强化个人健康责任，提高全民健康素养，引导形成自主自律、符合自身特点的健康生活方式，有效抑制可能对健康产生不利影响的行为，营造一种热爱健康、追求健康、推动健康发展的社会氛围。

2. 全民健康　是建设“健康中国”的根本目的。立足全人群和全生命周期两个着力点，提供公平可及、系统连续的健康服务，实现更高水平的全民健康。

（1）全人群：惠及全人群，不断完善制度、扩展服务、提高质量，使全体人民享有所需要的、有质量的、可负担的预防、治疗、康复、健康促进等健康服务，突出解决好妇女、儿童、老年人、残疾人、低收入人群等重点人群的健康问题。

（2）全生命周期：覆盖全生命周期，针对生命不同阶段的主要健康问题及主要影响因素，确定若干优先领域，强化干预，实现从胎儿到生命终点的全程健康服务和健康保障，全面维护人民健康。

（二）未来发展战略

《“健康中国2030”规划纲要》，提出了健康中国建设的目标和任务，为新时期卫生工作指明了方向。

1．战略目标

（1）到2020年，建立覆盖城乡居民的中国特色基本医疗卫生制度，健康素养水平持续提高，健康服务体系完善高效，人人享有基本医疗卫生服务和基本体育健身服务，基本形成内涵丰富、结构合理的健康产业体系，主要健康指标居于中高收入国家前列。

（2）到2030年，促进全民健康的制度体系更加完善，健康领域发展更加协调，健康生活方式得到普及，健康服务质量和健康保障水平不断提高，健康产业繁荣发展，基本实现健康公平，主要健康指标进入高收入国家行列。

（3）到2050年，建成与社会主义现代化国家相适应的健康国家。

2．战略方向　为实现战略目标，规划纲要提出了五大战略方向，分别是：普及健康生活、优化健康服务、完善健康保障、建设健康环境、发展健康产业。

（1）普及健康生活：加强健康教育，提高健康素养，坚持预防为主，引导群众形成合理膳食、适量运动、戒烟限酒、心理平衡的健康文明生活方式；广泛开展全民健身运动，提高全民身体素质，到2030年，基本建成县乡村三级公共体育设施网络，人均体育场地面积不低于2.3平方米，同时加强体医融合和非医疗健康干预。

（2）优化健康服务：强化覆盖全民均等化的公共卫生服务，加快推进慢性病、传染病等重大疾病的预防和控制。到2030年，每千常住人口注册护士数达到4.7人，基本形成15分钟基本医疗卫生服务圈，实现全人群、全生命周期的慢性病健康管理，总体癌症5年生存率提高15%；不断完善生育政策，加强妇幼、老年、残疾等重点人群健康服务，推进基本公共卫生服务均等化；促进中医药发展，提供优质高效的整合型医疗服务。

（3）完善健康保障：健全医疗保障体系，推进医保管理和支付方式改革，积极发展商业健康保险；完善药品供应保障体系，巩固完善国家基本药物制度，推进特殊人群基本药物保障。

（4）建设健康环境：大力开展爱国卫生运动，努力构建健康的城市；同时，要加强影响健康的环境治理，完善环境和健康的监测、调查以及风险评估机制，确保食品药品的安全。

（5）发展健康产业：优化多元办医格局，大力改善多种治疗模式，积极推动健康养老服务的普及，鼓励建设各种形式的健康医疗旅游新业态，引导发展专业的医学检验中心、医疗影像中心、病理诊断中心和血液透析中心等，促进医药产业发展。到2030年，高端医疗设备的国产化大幅提高，我国的医药工业能够迅猛崛起，实现医药工业中高速发展和向中高端迈进，跨入世界制药强国行列。

目前，中国正处于健康中国建设的关键时期，各级政府和社会各界正在共同努力，通过深化医药卫生体制改革、完善基本医疗保障制度、加强医疗卫生服务体系建设等措施，推动医疗卫生服务的均衡发展和质量提升，努力让全体人民都能够享受到公平可及、优质高效的医疗卫生服务。

知识拓展

全球卫生

全球健康与医疗战略展望提出了2035年卫生和保健远景，由四个主要战略支柱组成，以公平为基本目标。

1. 公平获取和成果　平衡获得健康决定因素的机会，确保卫生数据能够代表全体人口，并确保有需求的人获得平等的医疗成果。

2. 医疗保健系统转型　构建有弹性的医疗保健系统，以便在预期和意外情况下提供高质量的护理。

3. 技术和创新　培育支持科学和医学创新的资助、使用和实施的环境。

4. 环境可持续性　减少医疗保健行业对环境的影响，为更好的健康和福祉做好准备并应对气候变化。

本章小结

思考题

1. 简述我国新时期卫生与健康的工作方针。

2. 某省在实施“健康中国”战略过程中，采取了一系列措施，如加强基层医疗服务能力、推广健康生活方式、优化医疗资源配置等。这些措施在一定程度上取得了积极成效，但也面临着以下问题：①医疗资源分布不均，基层医疗服务能力仍然薄弱，难以满足广大民众的健康需求；②慢性病等非传染性疾病发病率不断上升，给医疗卫生体系带来巨大压力；③健康产业发展不足，缺乏创新和竞争力，难以满足人民群众日益增长的健康需求。请问：

（1）该省在实施“健康中国”战略过程中面临的主要挑战和困难是什么？

（2）解决这些挑战和困难的可行性建议有哪些？

更多练习

（王振丽）

第三章 健康与疾病

教学课件

学习目标

1. 素质目标

从护理专业角度理解患者的角色适应不良，培养良好的护患关系。

2. 知识目标

（1）解释健康的定义及健康与疾病的关系。

（2）叙述常见的患者角色适应不良及预防疾病的护理活动。

（3）阐述疾病对患者、家庭和社会的影响。

3. 能力目标

运用所学知识，正确区分患者的角色适应不良，并给予相应的护理措施。

健康是个体全面发展的基石，也是社会经济发展的必要前提，“什么是健康”“如何才能健康”“什么影响着健康”，一直是个体乃至人类社会研究的课题。预防疾病、维持和促进健康是护士的职责，因此，护士只有深入了解健康、疾病及两者之间的关系，才能在工作中采取积极有效的护理措施，帮助患者恢复健康，达到健康的最佳状态。

案例

【案例导入】

李先生，40岁，某单位销售部经理。平素工作压力较大，好胜心强，精神常处于紧张状态，焦虑，常常失眠。由于工作原因，李先生饮食不规律，且存在吸烟、酗酒，暴饮暴食等情况。2天前，患者因突感头痛、眩晕、耳鸣、心悸等，入院治疗。经检查，诊断为原发性高血压。体格检查：T 36.8℃，P 84次/分，R 18次/分，BP 160/100mmHg。今晨患者因有一个重要合同需要签署，要求出院，患者情绪激动，不配合护士的工作。

【请思考】

1．本案例中影响李先生健康的因素有哪些？

2．李先生出现了哪种角色适应不良？

【案例分析】

第一节　健　　康

一、健康的概念

健康（health）作为人类生命活动的核心体现与品质指标，是家庭美满、社会和谐及民族昌盛的象征。自古以来，人类对健康的追寻与研究始终不渝。人类对健康的理解受个体年龄、文化程度、教育背景、经济状况、价值观及社会发展等因素影响，因此，不同时期人们的健康观也不同。

（一）健康观的演变

健康不仅是一个科学上的概念，也是一个文化上的概念，其带有强烈的地域性、时代性和民族性，在不同的历史时期和文化背景下，人们对于健康这一概念的理解与界定呈现出多样性。

1. 古代健康观　我国古代哲学、医学和传统文化思想对健康观有着深远的影响，推动了我国古代健康观的形成和发展。儒家强调修身养性，认为精神健康对维持躯体健康有着重要的意义。道家认为"道"是宇宙万物必须遵循的规律和法则，健康即是得"道"的自然状态。古代医学则吸收了儒家、道家的思想精髓，将健康概括为阴平阳秘的整体和谐状态。从西方历史来看，"健康"是医学哲学中的基本概念，英文为"health"，早在公元前1000年就出现在英语语言体系中，本义为强壮、健全和完整。据文献记载，古希腊的毕达哥拉斯（Pythagoras）和恩培多克勒（Empedocles）主张四元素学说，即宇宙万物由水、火、气、土四要素构成，他们认为保持这些元素的平衡状态是维持健康的关键。希波克拉底（Hippocrates）提出了四体液学说，他认为人体的构成包括血液、黏液、黄胆汁和黑胆汁四种体液，当这些体液在比例、能量和体积上达到和谐状态时，人体即处于健康状态。

2. 近代健康观　随着医学的不断发展，人们对健康观的认识也有了进一步的完善。

（1）生物个体健康观：随着现代医学的不断发展，人们对健康的理解逐渐深化。在现代生物个体健康观下，健康被定义为人体各组织器官和系统发育完善、体格强健、功能完备、精力旺盛，并能高效地进行劳动的状态。这种健康观念主要依据生理病理指标来评估个体的健康状况，依赖人体测量、体格检查和生化检查等手段。然而，这种健康观也有其局限性和片面性，未能全面考虑人的心理、社会和环境等多方面的因素。

（2）生态平衡健康观：强调人体内各种平衡状态的重要性，包括体液平衡和代谢平衡等。同时，它也关注致病因素（特别是生物病原体）、宿主和环境三者之间的动态平衡。这种健康观认为，当这些平衡状态保持协调时，个体即处于健康状态；而当平衡失调或遭到破坏时，疾病便可能发生。然而，这种健康观在一定程度上忽视了平衡的相对性，即平衡状态并非绝对固定，而是随着内、外环境的变化而有所调整。

3. 现代健康观　随着人类文明的不断发展，人们对健康和疾病的理解也在逐渐深化和拓展，从而形成了更加全面、整体的现代健康观。这种健康观不仅关注人体的生理和病理状态，还注重个体的心理、社会和环境因素，强调健康是一个综合的、多维度的概念。

1948年，世界卫生组织（World Health Organization，WHO）成立时，其设定的全球愿景是致力于让全球每一个人都能享受到尽可能高的健康水平。在WHO的章程中，健康被赋予了更广泛而深刻的内涵，健康不仅是没有疾病、残疾或虚弱，还是一种身体、精神与社会的良好状态。

1978年，WHO在《阿拉木图宣言》中明确指出，健康是基本人权，达到尽可能地健康是全世界一项重要的社会性指标。

1979年，安东诺夫斯基进一步提出了“复合健康”的理念，强调健康与幸福是紧密相连、不可分割的两个方面。他认为，一个人的健康状态不仅体现在生理上，还体现在其幸福感上，二者共同构成了个体全面的健康状态。

1986年，首届国际健康促进大会在《渥太华宪章》中对健康进行了更为深入的阐释：健康是每天生活的资源，并非生活的目标。它积极涵盖了社会和个人资源及个体的身体能力。优质健康不仅是社会、经济和个人发展的重要基石，更是衡量生活质量不可或缺的重要方面。

1989年，WHO对健康赋予了新的概念“健康不仅是没有疾病，而且包括身体健康、心理健康、社会适应良好及道德健康。”这一新观念标志着人类对健康的认知进一步深化，从单一的生理和心理角度拓展到社会学的视角，从而将健康概念从生物健康领域扩展到社会健康领域，形成了全面而多维的四维健康观。其内涵包括以下四个方面。①身体健康：又称生理健康或躯体健康，是现代健康观的基础，是人体各器官、系统生理功能处于平衡、协调和正常的状态，能维持正常的生命活动。②心理健康：是现代健康观的重要组成部分，是人的精神状态良好，具有正常的智力、情绪、意志和意识，能够适应和应对外界环境的变化。心理健康的评估包括智力水平、情绪稳定性、意志力和自我认知等方面。③社会健康：作为现代健康观的重要组成部分，要求个体能够灵活适应社会环境的变化，胜任多种社会角色，并与他人建立和谐关系，积极参与社会生活。④道德健康：是现代健康观的更高追求，它强调个体在行为上应遵循道德规范，具备崇高的道德品质和行为习惯，从而能够为社会和他人贡献积极力量。

（二）亚健康

亚健康（subhealth）这一概念是在20世纪80年代中期由苏联的布赫曼首次提出的。它指的是人体在健康和疾病之间存在的第三种状态，也被称作潜病状态、病前状态或灰色状态等，用以描述那些尚未达到疾病标准，但已存在一定程度不适或功能失调的状态。

2006年中华中医药学会发布的《亚健康中医临床指南》明确指出，亚健康状态是介于健康与疾病之间的一种特殊状态。处于这种状态的人们，不能达到健康的标准，会出现活力下降、功能和适应能力减弱等明显症状。这些症状并不符合现代医学对疾病的临床和亚临床诊断标准，因此被定义为亚健康状态。

亚健康是近年来人们对生物-心理-社会医学模式认识不断深化的产物，它表示一种动态且可变的中间状态，即人体介于完全健康和疾病之间的临界状态。这种亚健康状态既有可能进一步恶化为疾病状态，也有可能通过适当的调理转化为健康状态。

《亚健康中医临床指南》在对亚健康状态的评估中指出，若个体持续3个月或以上出现医学上难以解释的症状，可依据具体情况判断为躯体、心理、社交等亚健康。这些症状通常表现为头晕、失眠、健忘、心悸、潮热、虚汗、胃肠不适、食欲缺乏、疲乏无力、注意力不集中，以及情绪波动等，其特点在于症状多样且不固定。鉴于亚健康状态的普遍存在和潜在风险，它成为预防为主的重点关注对象。医学专家认为，长期处于亚健康状态可能增加罹患肿瘤、心血管疾病、呼吸系统疾病、消化系统疾病及代谢性疾病等风险，因此，及时识别和管理亚健康状态对于维护个体健康至关重要。此外，还需将亚健康与亚临床疾病相鉴别。亚临床疾病是虽然未表现出明显的疾病症状和体征，但已经存在生理性代偿或病理性改变，可以通过临床检测得到证据的状态，其本质上属于疾病范畴。相较之下，亚健康状态本质上还未达到疾病的程度，可以被视为亚临床疾病的一个更早期的表现或预警信号。因此，对于亚健康状态，我们更应关注其预防和早期干预，以避免其进一步发展为亚临床疾病或真正的疾病状态。人类应关注自身的心身健康，注意营养、生活规律、适当锻炼，加强社会支持系统对机体的作用，促进机体向健康转变。

知识拓展

“五快三良好”

WHO提出了身体健康和心理健康的衡量标准，简称“五快三良好”。

1. “五快” 标准是针对人的躯体健康而言

（1）吃得快。胃口良好，不挑食，能快速吃完一顿饭。

（2）便得快。有便欲就能很快排完大小便，而且感觉良好。

（3）睡得快。上床后能很快入睡，睡眠质量高，醒后精神饱满，头脑清楚。

（4）说得快。思维敏捷，语言运用准确，表达流畅。

（5）走得快。走路时脚步自如，活动灵敏。

2. “三良好” 标准是针对人的心理健康而言

（1）良好的个人性格。包括性格温和，意志坚强，感情丰富，胸怀乐观。

（2）良好的处事能力。包括观察问题，面对客观现实，具有较好的自控能力，能适应复杂的社会环境。

（3）良好的人际关系。包括在人际交往和待人接物时，能助人为乐，与人为善，对人际关系充满热情。

二、影响健康的因素

健康是人类生存发展的基本因素，社会的进步和科学的发展在带给人们生活便利的同时也给人类的健康带来了一些不利的影响。临床护理工作中，护士只有了解了这些健康的影响因素，才能更好地维持和促进患者健康。影响人类健康的因素主要包括以下五个方面。

1. 生物因素（biological factor） 涵盖了生物性致病因素、遗传结构及个体生物学因素等多方面的要素。

（1）生物性致病因素：主要指由各类病原微生物所引发的各种传染病、寄生虫病和感染性疾病，如新型冠状病毒感染、肝炎、艾滋病、流感、登革热及埃博拉出血热等。

（2）遗传结构：遗传是影响人类健康的关键因素之一。遗传变异可能引发人体发育畸形、代谢功能障碍、内分泌失调及免疫功能异常等一系列健康问题。目前世界上的遗传病高达4000多种，常见的有色盲、血友病、白化病等，同时，当今社会发病率较高的高血压、糖尿病、肥胖等也与遗传相关。

（3）个体生物学因素：年龄、性别、种族也是影响人类健康的生物因素。不同年龄段发病也不尽相同，婴儿尚未发育成熟，免疫力低下，容易患病；骨质疏松好发于老年人；皮肤癌、老年痴呆白种人更多见；胃溃疡、精神分裂症多见于男性；胆囊炎、胆石症女性发病率高。

2. 心理因素（psychological factor）《黄帝内经》阐述了心理与健康的紧密联系，指出“怒伤肝、喜伤心、忧伤肺、思伤脾、恐伤肾”。这一观点明确指出了心理因素在人类健康中扮演着不可忽视的角色。临床研究表明，长期心理压力过大，以及焦虑、抑郁等不良情绪可能导致机体抵抗力下降、内分泌失调，从而导致胃溃疡、甲状腺功能亢进症或甲状腺功能减退症、失眠障碍、高血压等疾病的发生。

3. 环境因素（environmental factor） 人类赖以生存的环境包括自然环境和社会环境，绝大部分疾病或健康问题都与环境有关。

（1）自然环境：指生物体周围所有自然因素的总和，涵盖了大气、水源、土壤和太阳辐射等多种要素。它为人类提供了赖以生存的基本条件，同时也是人类健康得以维持的根本所在。良好的自然环境可以促进人类健康的发展，不良的自然环境也会威胁人类健康导致疾病的发生，空气污染、噪声污染容易引起呼吸道疾病和心血管疾病；果蔬中的农药残留、食品污染等可能导致消化系统疾病、中毒等健康问题。

（2）社会环境：与健康有关的社会环境包括政治制度、经济状况、文化教育、科技发展、婚姻及福利等。如收入较低的人群寻求医疗保健服务较少；文化素养会影响人们对疾病的处理方式；稳定的婚姻有利于家庭成员的身心健康；紧张的人际关系容易导致情绪暴躁、易激惹，进而引发高血压等疾病。

4. 行为与生活方式（behavior and lifestyle） 指人们受文化、社会经济、社会规范及家庭等多种因素影响，为满足其生存与发展需求而逐渐形成的特定生活意识和日常习惯的总称。这些习惯与意识共同塑造了人们的生活方式，并对其健康状态产生深远影响。国外相关研究表明，坚持健康的行为和生活方式与更长的预期寿命有关，且具有健康的行为和生活方式的数量越多，预期寿命越长。也有相关研究证明，不良的生活方式与高血压、糖尿病等多种慢性病的发生有关。

5. 卫生保健服务体系（health system） 在医疗保健服务中，卫生资源的配置是否合理、专业人员数量、提供服务的质量及医疗制度是否完善等，对人类的健康都产生了重大影响。一个完善的卫生保健服务体系能够提供全面的医疗服务和健康保障，从而有效地预防和控制各种疾病和传染病的发生，提高人民的健康水平。

知识拓展

2019年全球十大健康威胁

世界卫生组织公布的2019年全球健康面临的十大威胁如下。

（1）空气污染和气候变化。

（2）非传染性疾病。

（3）流感大流行。

（4）脆弱和易受损的生存环境。

（5）抗生素耐药。

（6）埃博拉病毒等高危病原体。

（7）落后的初级卫生保健。

（8）疫苗犹豫。

（9）登革热。

（10）艾滋病。

三、健康测量与评价

健康测量是通过对健康概念进行分解、量化，运用特定的测量工具或其他医学检测手段，收集研究对象的有关数据资料，描述其健康状况分布特征。健康评价是通过健康测量这一主要手段，对相关对象的健康状况及特征进行描述，判断成果达到预期目标的价值程度。健康测量与评价在衡量人群健康状态、确定健康影响因素及揭示健康趋势方面发挥着关键作用。它们不仅有助于规划、监测和评估国家及地方卫生策略的实施效果，还为健康信息的比较分析和卫生政策的制定提供了有力的支撑。近年来，随着医学模式的不断演进和人类疾病谱的变迁，健康测量与评价的内容、范畴、方法及指标体系也在不断更新和完善。当前，健康测量正朝着多维度、多尺度、多对象等多元化趋势发展。根据不同的研究目的，从以下五个方面对常见的健康测量指标进行分类。

1. 根据测量内容的不同 可以将健康测量指标分为生理学指标、心理学指标和社会学指标三类。

（1）生理学指标：主要反映人的生物学特征，常用的指标包括身高、血压、肺活量、体重等。

（2）心理学指标：主要反映人的心理学特征，主要通过量表获得，如人格测验、智商测验、神经心理测验等。

（3）社会学指标：主要聚焦于与健康紧密相关的社会因素，用于揭示个人的社会网络、社会关系及社会交往等方面的情况。常用的社会学指标包括朋友数量、人际关系状况、社会发展指数及幸福指数等，这些指标有助于我们更全面地了解个体的社会健康状况。

2. 依据测量方式的不同　可以将健康测量指标划分为客观测量指标和主观测量指标两类。

（1）客观测量指标：是通过一系列物理检查和实验室检查手段所获取的生理、生化等方面的具体数值，它们能够客观反映个体的健康状况，如生理学指标、出生率及患病率等。这些指标为我们提供了量化、精确的健康评估依据。

（2）主观测量指标：主要通过个体的自我报告来反映其主观感受、心理活动等方面的健康状况。这类指标更能体现人的社会性，如对自我健康的评价、疼痛的测量、对生活质量的满意度等。

3. 根据测量对象的不同　可以将其被划分为直接测量指标和间接测量指标两类。

（1）直接测量指标：指直接测量观察对象的健康状况指标，包括生长发育指标、机体功能指标及营养状况指标等。这些指标能够直观地反映观察对象的健康状态，为健康评估和监测提供直接依据。

（2）间接测量指标：是通过测量个体的生活环境和其他相关因素来间接反映其健康状况的指标。这些指标包括人口学指标和社会经济状况指标等，它们能够为我们提供关于个体健康状况的间接但重要的信息。

4. 根据测量水平　可以将健康测量指标划分为单一指标和综合指标两类。

（1）单一指标：是仅针对健康状况的某一侧面或具体要素进行测量的指标，它只能提供关于健康的个别信息，而无法全面、综合地反映健康的本质。因此，单一指标属于较低水平的测量方式，例如身高和体重等指标属于该范畴。

（2）综合指标：是通过特定的方法或法则将多个指标或影响健康的多个因素整合成一个新的指标。这种整合旨在全面、直观地反映个体或群体的整体健康状况，使我们能更准确地判断其健康水平。同时，综合指标也便于不同个体或群体之间的比较，是评价健康状况的较为理想的工具。例如，健康调整期望寿命、伤残调整寿命年及健康寿命年等都是典型的综合指标。

5. 依据测量尺度的不同　可将健康测量指标划分为个体水平指标和群体水平指标两类。

（1）个体水平指标：分为定性指标和定量指标。①定性指标：主要用于描绘个体生命活动的类型及其完成情况，如老人活动项目测量、儿童发育测量等。这些指标有助于我们更深入地理解个体的生命活动特征和状况。②定量指标：主要用于精确描述个体的生理结构和功能所达到的具体程度，如身高、体重及活动幅度等。这些指标通过具体的数值来衡量个体的健康状况，为健康评估提供了客观、可量化的依据。

（2）群体水平指标：在测量时，依据群体的规模大小，可以进一步细分为家庭、社区、城市及国家等不同层次。在这些不同的群体层次中，群体水平指标又可以分为定性指标和定量指标两大类，以适应不同研究目的和评估需求。①定性指标：主要用于描述群体的生命活动类型及其实际状况，如社交互动、婚姻关系及生育情况等。②定量指标：用于描述群体素质，如群体特性、青年吸烟率、死因构成比、疾病比例等。

第二节 疾 病

随着科技的发展和医学的进步，人类对疾病的认识也在不断地完善。国际护士会（International Council of Nurses，ICN）指出，护士的职责涵盖了预防疾病、促进健康、恢复健康和减轻痛苦。因此，护理人员全面、深入地了解疾病，有利于在临床工作中采取有效的护理措施预防和延缓疾病的发生，从而帮助个体和家庭预防疾病、治疗疾病、恢复健康。

一、疾病的概念

（一）古代疾病观

人类对健康的认识始于疾病。在远古时代，认为疾病受超自然的力量控制，因此人类对疾病存在着各种不同的解释，如罪恶、惩罚、与自然不和谐等均被看作是产生疾病的原因。古希腊时期，希波克拉底提出的“体液学说”认为，个人的体液不足、过多或未混合均匀，则会带来痛苦和疾病。在我国春秋战国时期，随着人们对自然界的认识，他们开始从巫术中解脱出来，将朴素的唯物自然观用于人体，认为万物都分为阴阳两个方面，阴阳协调即为健康，失调则会导致疾病。这种疾病观虽然带有一定的主观性，但对机体失衡的认识，对促进现代医学的形成和发展具有一定影响。

（二）近代疾病观

1882年3月24日，德国医师罗伯特·科赫（Robert Koch）在柏林生理学会议上宣告结核分枝杆菌为结核病的致病菌，这一发现标志着病原细菌学这一学科的诞生。人们开始从病原、环境与宿主的关系层面认识疾病，因此疾病被定义为：“剥夺安适，使不安；使生病、有病，或感染疾病。”此后，人们对疾病的本质逐步有了认识。

1. 疾病是不适、痛苦与疼痛　这种描述主要基于症状，虽然能区分健康人与患者，但疼痛与不适只是疾病的外在表现，并非疾病的根本和全部内涵，这种定义不利于疾病的早期发现和预防。

2. 疾病是社会行为特别是劳动能力丧失或改变的状态　这个关于疾病的概念着眼于其带来的社会后果，特别是劳动能力的丧失或改变，虽然强调了疾病对社会的影响，但并未直接描述疾病的本质特征。

3. 疾病是机体功能、结构和形态的异常　此定义揭示了机体患病的本质，强调疾病是对机体组织结构、器官功能及形态的改变，但过分强调患病局部，忽视了人是一个整体，局部损伤对整体存在一定的影响。

4. 疾病是机体内稳态的紊乱　这是将疾病基于整体观来进行解释。法国生理学家伯纳德（Bernard）认为，个体以维持内环境平衡为首要目标，所有生理过程都是围绕维持内环境平衡进行的，因此疾病的发生就是内环境平衡受到破坏的结果。

（三）现代疾病观

现代疾病观认为，疾病不仅涉及机体组织结构和器官功能的损害，还涵盖机体各系统间的联系及机体与内、外环境之间的相互作用。

（1）疾病是发生在人体特定部位、层次的整体反应过程，是生命现象中与健康状态相对立的特殊表现。现代医学深刻揭示，人体是由组织、器官、细胞、分子等多个层次构成的统一整体，各层次间存在局部与整体的辩证关系，局部损伤会不同程度地影响整体，而整体功能的损害往往以局部损伤为基础。

（2）疾病是机体正常活动的异常变化或中断，其表现形式为功能、代谢、形态结构及其相互关系的失调，进而引发机体内部各系统之间及机体与外部环境之间的失衡。

（3）疾病不仅是身体内部的病理变化，更是内、外环境适应机制的失衡，是内、外部因素共同作用于机体导致的损伤过程。人体在受到内、外部因素的影响时，其功能、代谢和形态结构都会发生相应的改变。这些改变不仅体现在内环境的失衡上，更表现为机体与内、外环境之间的不协调。因此，我们需要密切关注疾病过程中内、外环境的变化，并将疾病置于生态系统的宏观视角下来全面理解和认识。

（4）疾病并不仅限于躯体层面的损害，它同样涵盖精神和心理层面的健康问题。众多疾病往往是由身心因素相互作用所引发的，如心理压力过大、情绪困扰、不良生活方式及环境因素等，这些都可能对个体的身体健康产生深远的影响。因此，在对待疾病时，我们需要综合考虑身心两方面的因素，以实现全面而有效的治疗与康复。

综上所述，疾病是机体在一定的内、外部因素作用下而引起的一定部位的功能、代谢和形态结构的变化，表现为损伤与抗损伤的病理过程，是内稳态调节紊乱而发生的生命活动障碍。有效的治疗和护理不仅包括生理方面，也包括心理、社会等方面，从而帮助患者达到真正的健康状态。

二、疾病的影响

疾病并非仅作用于患者本人，其对一个家庭乃至社会都有一定的改变和影响。

（一）疾病对个体的影响

1. 生理改变　疾病会导致机体功能受损，引起身体不适或功能受限，同时疾病还可能引发患者病理反应，如发热、咳嗽、血压及心率的变化等，严重影响了患者的生活和工作，甚至会危及生命。

2. 心理改变　这种改变主要源于人类对疾病未知性的担忧，以及疾病本身带来的自责和自我怀疑。这些心理因素往往导致患者产生恐惧、焦虑和抑郁等消极情绪，进而影响到他们的自尊心和信心，有些患者甚至可能因此失去治疗的动力，选择放弃治疗。

3. 生活方式的改变　疾病会迫使个体改变以前的生活方式，如减少外出、回归家庭，需要更多的休息和护理。同时患病后，患者会更注重健康，改变原有不良生活方式，饮食习惯、运动习惯也会根据疾病的需求进行调整，积极促进康复。

4. 社交关系的改变　患病会导致患者出现回避社交场合、远离他人的行为，同时情感困扰和认知障碍也会使患者与他人沟通困难，导致患者社交活动受限，甚至被排斥和孤立。

（二）疾病对家庭的影响

1. 家庭角色改变　疾病会导致家庭成员的角色和责任发生变化。患病后，家庭成员需要付出大量的关怀和照护，这使得家庭其他成员不得不承担起照顾者的角色，而患者因疾病不能承担日常家务也会增加其他成员的责任。家庭角色如果是短时间的改变，比较容易适应，如果是长时间的改变则需要专业性的咨询和指导。

2. 家庭经济负担加重 经济负担分为直接经济负担和间接经济负担。前者是治疗疾病需要的大量住院费、手术费、医药费等，这会成为家庭沉重的负担，尤其是对于低收入家庭。后者指患者如果需要长时间的休养和治疗，会导致其他家庭成员工作受到一定程度的干扰，如果患者是家庭的主要经济来源，家庭收入会受到较大的打击，进一步加剧经济问题。

3. 家庭成员心理压力增加 疾病带来的不确定性和恐惧感会给患者及其家庭成员带来沉重的心理压力。首先，家庭成员可能会感到无法为患者提供足够的帮助和支持，这会让他们感到无助和内疚。他们可能会担心患者的病情，以及治疗的效果和预后，这些担忧可能会加重他们的心理负担。其次，家庭成员可能会因为患者的疾病而面临生活和工作上的挑战，他们可能需要调整自己的工作计划、时间安排和家庭生活，以适应患者的治疗和康复需求。这些调整可能会带来额外的压力和负担，对他们的心理健康产生负面影响。

4. 家庭运作过程改变 家庭运作过程包括很多方面，涉及家庭成员的角色、责任分配、家庭成员间的互动方式、家庭的经济状况及成员的心理状态等。如果一个家庭成员长期患病，他可能需要更多的照顾和支持，这可能意味着其他家庭成员需要承担更多的责任。如果是父母患病，其他家庭成员可能无力承担相应的责任，此时家庭运作过程就会出现紊乱。

（三）疾病对社会的影响

1. 降低社会生产力 个体患病后，会导致其失去工作能力，暂时解除其社会角色，从而降低社会生产力，进而对社会经济的发展产生负面影响。

2. 增加社会医疗负担 疾病会导致医疗资源的消耗和需求的增加，社会医疗负担增加，进而需要更多的资金和资源来支持医疗服务。

3. 影响社会健康状况 一些传染性疾病，如新型冠状病毒感染、肝炎、艾滋病等，若未能采取有效防控措施，将在人群中迅速传播，对公众健康构成严重威胁。这种威胁不仅可能引发社会恐慌和不安定，而且一旦疫情蔓延，将对社会人群的健康状况造成显著损害，进而影响社会的正常运行和秩序。因此，对于这些疾病的防控工作至关重要，必须采取有力措施加以应对。

三、患者角色

（一）患者角色的概念

“角色（role）”一词最初起源于戏剧领域，但在1934年，米德（Mead）首次将这一概念引入，用以描述个体在社会中所扮演的身份及其相应的行为表现。自此以后，角色的概念逐渐在社会学和心理学的研究中得到了广泛应用和深入探讨。患者角色（patient role）是第一个直接适用于医学社会学的理论陈述，迄今为止依然是医学社会学中最为经典的概念之一。帕森斯（Parsons）早在1951年出版的《社会系统》（*The Social System*）一书中就系统地阐述了这一概念。他指出，患者角色意味着当一个人并非因自身责任而患病时，其便被赋予了一种新的制度化的角色身份，即患者角色。患者角色是社会对一个人患病时的权利、义务和行为所作的规范。

（二）患者角色的特征

1. 免除或部分免除社会责任　患者免除或部分免除社会责任的程度，会根据其疾病的性质、严重程度，以及他们能从支持系统中得到的帮助而有所不同。

2. 患者不对疾病负责　患者无需为疾病的发生承担责任，因为病原微生物的侵入并非患者所能控制或愿意的。一旦患病，患者也无法仅凭主观意愿治愈，而是需要依赖他人的帮助和支持。因此，患者不应被责怪，也无需为患病承担责任，且有权获得帮助，并尽快恢复健康。

3. 患者有权寻求帮助　患者患病期间有权寻求医疗、护理的帮助及情感支持。

4. 患者有恢复健康的义务　患病是一种不符合社会需要的状态，因此患者有义务积极就医，且自身也需要为健康而努力，配合医疗、护理工作，适当锻炼，加速康复，早日回归社会。

（三）患者角色适应不良

患者角色适应是当一个人患病时，他需要承担起“患者”这一角色，并表现出与这一身份相符合的行为，因为人们会期待他以患者的方式行事。但由于患者的年龄、性别、种族、阶层、性格特征、宗教信仰、文化程度及家庭支持系统的不同，一些患者不能正常进行角色转化，即出现了角色适应不良。常见的角色适应不良有以下五类。

1. 角色行为缺如　是个体未能适应并接受患者这一身份，他们可能否认自己的病情，或者虽然知道患病，但并未意识到病情的严重性。这种情况往往源于个体对患病后社会功能下降的担忧，如担心影响到求学、就业、婚姻等个人利益，因此他们不愿接受患者角色。此外，部分患者可能采用“否认”的心理防卫机制，以缓解心理压力，这类患者通常不易与医护人员进行有效的合作。

2. 角色行为冲突　当个体同时拥有多种社会地位、扮演多种角色时，可能会在其内心产生冲突。特别是当个体无法从日常的社会角色顺利转变为患者角色，且其行为表现与社会预期不符时，这种冲突会更加明显。这种冲突往往导致个体产生一系列负面情绪，如焦虑、愤怒、烦恼、痛苦、茫然和悲伤等，这些情绪反应体现了患者内心的挣扎和不适。

3. 角色行为减退　是个体在已经适应并扮演患者角色后，因某些原因重新承担起本应免除的社会角色和责任，放弃了患者角色而去履行其他角色的职责。如一位生病住院的母亲，尽管她的身体尚未康复，但她可能会毅然选择出院，转而去照料同样患病的孩子，这种行为就体现了角色行为减退的特点。

4. 角色行为强化　患病后，患者常常由于体力、能力的下降，而表现出更强的依赖性。他们常常对自己的能力产生怀疑，对再次承担起原先的社会角色感到惶恐不安。这种不安表现在他们会自觉地夸大自己的病情严重程度，害怕出院，害怕离开医务人员的照顾，甚至过分地寻求他人的帮助。这些都是强化患者角色，导致他们难以顺利过渡到正常生活状态的表现。

5. 角色行为异常　是患者角色适应过程中出现的一种特殊现象。当个体无法承受患病或面对无法治愈疾病的挫折和压力时，他们可能会对患者角色感到厌倦、悲观和绝望，进而表现出异常的行为。这种现象在慢性病长期住院的患者或治疗困难的患者中尤为常见，他们可能因为长期的病痛折磨和康复无望而产生异常的行为反应。

（四）护士在帮助患者角色适应中的作用

临床中并非所有患者都能适应患者角色，护士应深入了解和满足患者的需求，注重患者的个性、生活方式、家庭状况等情况，要尽早识别患者的角色适应障碍，并采取针对性的护理措施，以促进患者早日恢复健康状态。

1. **心理护理** 护士应该通过情感支持和安慰来帮助患者适应其角色变化。采用耐心和同理心来倾听患者的担忧和问题，并提供安慰和鼓励。建立良好的护患关系，以便患者更容易适应角色变化。

2. **健康教育** 护士应该为患者提供教育支持，以帮助其更好地了解自己的健康状况和治疗方案，其中包括解释医疗术语、提供疾病知识和解答患者疑问等。通过教育支持，患者可以更好地理解自己的病情和治疗过程，从而更好地配合医护人员的工作。

3. **生活护理** 护士可以帮助患者建立良好的生活方式，包括饮食、运动、休息等方面，有助于患者保持健康，并促进康复。

4. **社会支持** 护士可以帮助患者与其家属和朋友保持联系，并提供一定的社交支持，满足患者的社会和情感需求。这有助于患者感到更加安全，从而更好地适应角色变化。

总之，护士在帮助患者角色适应中起到了重要的作用。他们通过提供情绪支持、教育支持、协助建立良好的生活方式、监测病情和症状及促进社交互动等方式，帮助患者更好地适应角色变化，并促进康复。

四、健康与疾病的关系

健康与疾病作为生命活动的两种基本形态，始终是人类持续关注的中心议题。人类始终在探索健康与疾病的本质，并试图界定它们之间的边界。20世纪70年代，蒋庆琅提出的健康-疾病连续相模式指出，健康是人在不断适应环境变化时，生理、心理、精神和社会等层面达到相对平衡的状态，而疾病则表现为这些方面功能的失衡或偏离正常状态。这一观点的提出使人类对健康和疾病的关系有了进一步的认识。

1. **健康与疾病是一个动态的过程** 它们之间并非绝对的对立关系，而是呈现出一种连续性的状态。健康-疾病连续相模式（图3-1）表明，健康与疾病构成了一条连续的谱线，一端是生命的终结——死亡，另一端则是最佳健康状态。这条谱线代表了一个不断变化的生命过程，而非静止不变的状态。人的健康状况在任何时候都处于健康与疾病之间的连续线上，个体的适应水平在这一过程中会有所不同。当个体能够与环境保持正常的适应时，即意味着处于健康状态；而若适应不良，陷入疾病状态，则表明健康受损，甚至可能走向死亡。

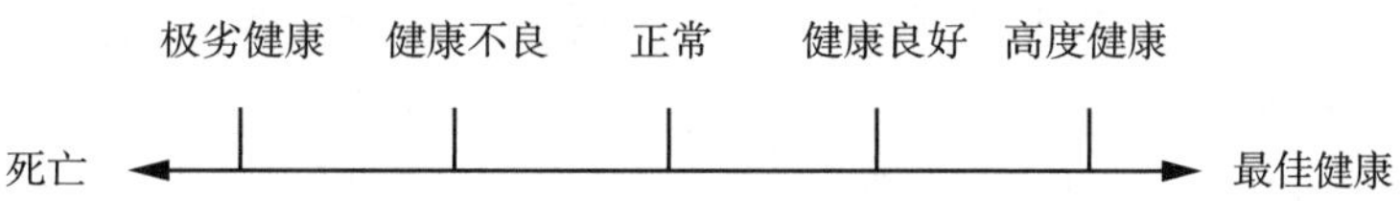

图3-1 健康-疾病连续相模式图

2. 健康与疾病在一定条件下可以相互转化 健康与疾病并不是对立的概念，也不是固定的状态，而是可以随着各种因素的变化而发生变化。一方面，良好的健康状态可以因为不良的生活习惯、环境污染、感染等因素而逐渐恶化，导致疾病的发生。另一方面，疾病也可以在积极的治疗、合理的护理和改善生活习惯等措施的作用下逐渐缓解，甚至完全康复，重新回到健康状态。

3. 健康与疾病在同一个体上可以并存 在生命的不同时期，个体可能在生理、心理、精神、社会和道德的某个或某些方面，难以达到完美的健康状态，但可以通过自我调节、康复锻炼等方式，在健康有所不足的情况下，实现个人化的最佳健康状态和机体功能水平。如我国无臂钢琴师刘伟，他因触电失去双臂，虽然身体残缺，但经过治疗和康复后，其在钢琴领域取得了巨大成就，同样也可以为社会作贡献。所以，健康和疾病在同一个体上是可以同时存在的。

第三节 健康促进与疾病预防

一、健康促进与相关护理活动

“健康促进（health promotion）”这一术语最早可追溯到20世纪20年代的公共卫生文献记载中。WHO对健康促进的定义是一个全面而持续的过程，旨在鼓励人们保持并提升自己的健康水平。健康促进强调人类与环境之间的和谐共处，并明确了个人和社会在维护健康方面各自的责任。在护理活动中，护士发挥着关键作用，他们通过努力，帮助公众建立并发展那些能够促进健康的行为（health-promoted behavior）。

（一）促进健康的行为

促进健康的行为指个体或群体表现出的、客观上有益于自身和他人健康的行为。

1. 基本健康行为 指日常生活中一系列有利于健康的习惯和行为，这些行为包括保持个人良好的卫生习惯、均衡营养、参与适量的体育锻炼、确保充足的休息与睡眠，以及维持良好的社会适应能力。

2. 保健行为 指个体有效且合理地利用现有的卫生保健服务，旨在实现三级预防并维护自身健康的行为，如定期进行身体检查、接受预防接种、患病时及时就医、遵从医嘱、积极配合医疗和护理、保持积极乐观的情绪，以及积极参与康复运动等。

3. 避免有害环境行为 指避免接触和暴露于可能对健康造成不良影响的环境因素的行为。环境既包括自然环境也包括社会环境，如远离污染的空气、水质、噪声等，做好职业防护、避免职业暴露，应对生活中的紧张事件等。

4. 戒除不良嗜好行为 指改变不良的生活习惯和行为，以维持身体健康和心理健康，如戒烟限酒、避免暴饮暴食、少食垃圾食品、不滥用药物、避免过度使用电子产品等。

5. 预警行为 指个体为预防可能发生的危害健康事件而采取的预防性措施，以及在事故发生后采取的正确处置行为，如驾车时系好安全带，预防火灾、溺水、车祸等意外事件的发生，并在事故发生后及时采取自救和救助他人的行动。

6. 求医行为 指个体在感到身体不适或患病时，主动寻求医疗帮助的行为，包括及时就医、提供准确的就诊信息等。

7. 遵医行为 指患者以康复为目的，遵从医护人员对其在医疗或健康方面的指导而发生的活动，如遵从医嘱、按时按量服药、定期复诊、积极康复等。

（二）危害健康的行为

危害健康的行为（health-risky behavior）指那些偏离了个人、他人乃至社会对于健康的期望，并在客观上对健康产生不利影响的行为。

1. 不良生活方式 指一系列对健康造成损害的行为习惯，如吸烟、酗酒等不良嗜好，摄入过多盐、糖或高脂食品，以及暴饮暴食、进食过快、饮用生水等不良饮食习惯，忽视个人卫生（如餐前便后不洗手、随地吐痰等），以及缺乏适当的运动锻炼等。

2. 致病行为模式 指那些能够导致特定疾病发生的行为模式，其中，A型行为模式和C型行为模式是目前研究较为深入的两种类型。

1959年，美国的心脏病学专家提出了A型行为模式，具有A型行为特点的人更容易患上冠心病。这类人通常表现出强烈的竞争意识和领导力，同时带有明显的敌意、紧迫的时间观念及攻击性。研究还显示，A型行为人群的冠心病发病率和心肌梗死的复发率分别是非A型行为人群的2倍和5倍。

1987年，提摩萧（Temoshok）首次提出了C型行为模式。“C”是癌症（Cancer）的首字母，C型行为模式是一种容易导致癌症发生的行为模式。C型行为模式的人通常倾向于压抑自己的情绪，特别是愤怒。他们不擅长表达或发泄情感，往往过分克制自己的冲动，过度忍让，过分顺从社会规范，避免直面矛盾。研究表明，C型行为模式的人群发生肿瘤的概率是普通人的3倍。

3. 不良疾病行为 指个体从感知到自身患病到身体康复全过程所表现出来的一系列行为。这些行为可能导致病情加重或影响治疗效果，甚至可能导致新的健康问题。常见的不良疾病行为如下。

（1）疑病：对轻微的身体不适或正常的生理现象过分关注，怀疑自己患有严重疾病，常常反复就医和检查。

（2）恐惧：对疾病和死亡产生过度的恐惧和焦虑，这种情绪可能导致个体回避就医和治疗。

（3）不及时就诊：对身体不适采取忍耐或自行购药处理，而不是及时就医。

（4）不遵从医嘱：不按照医师的建议进行治疗、服药或改变生活方式。

（5）讳疾忌医：隐瞒病情，不愿意就医或承认自己有病，导致延误治疗。

（6）迷信：相信迷信或非科学的疗法，拒绝科学的治疗方法。

（7）自暴自弃：对治疗失去信心，放弃治疗或自我放纵，导致病情恶化。

4. 违反社会法律法规、道德的危害健康行为 吸毒、性乱和滥用药物等违反社会法律法规和道德的行为，不仅对个人心身健康造成损害，而且对社会健康也会产生严重冲击，导致社会秩序的混乱和不稳定。

（三）健康促进的护理活动

护士通过实施促进健康的护理活动，能够有效地提升人们的健康意识和自我保健能力，从而帮助他们更好地管理个人健康，预防疾病的发生，进而提升生活质量。

1. 健康教育　向患者及其家属提供有关疾病预防和健康保健的知识，包括疾病的发生、发展、预防和治疗等方面的知识。

2. 饮食指导　根据患者的身体状况，提供合理的饮食建议，如营养均衡的饮食计划、特定疾病的饮食禁忌等。

3. 药物管理　指导患者正确使用药物，包括按时服药、药物副作用的管理及药物相互作用的知识等。

4. 运动指导　根据患者的身体条件，为其量身打造合适的运动方案，指导患者进行适度的体育锻炼，以提升身体素质。

5. 心理疏导　对患者进行心理疏导，帮助患者缓解心理压力，保持积极乐观的心态，促进心理健康。

6. 睡眠指导　帮助患者养成良好的睡眠习惯，保证充足的睡眠时间。

7. 康复训练　依据患者的身体状况，制订适合的康复训练方案，以促进其康复进程，包括物理治疗、康复锻炼、生活技能训练等，帮助患者恢复身体功能，提高生活质量。

总之，健康促进的护理活动应综合考虑患者的身心状况及日常习惯，提供量身定制的护理方案，以协助患者培养健康的生活习惯，进而增进整体健康水平。

二、疾病预防与相关护理活动

随着人民生活质量的持续提升和社会文明的不断进步，人们对于生命的价值理念也在不断更新，自觉追求自我保健与更高的生活品质，已成为人们的共同行动。“预防为主”是我国卫生工作的核心方针之一，三级预防策略正是这一方针在医疗卫生工作中的具体体现，它覆盖全民，涵盖不同层面，全方位地针对健康、疾病和康复等各个阶段，强调预防观念，并落实各项预防措施。

1. 一级预防（primary prevention）　又称病因预防或初级预防，即针对病因采取的预防措施。它聚焦于消除或控制健康风险因素，以减少个体接触有害因素的机会，这是在疾病发生前针对健康人群采取的预防措施。这种策略不仅经济、高效，而且是维护健康的最佳方式。人类健康的四大基石——合理膳食、适量运动、戒烟限酒、心理平衡，构成了一级预防的基本原则。为了实现这些原则，我们需要采取一系列措施，包括健康教育、合理饮食、适当运动、控制体重、保证充足睡眠、保持良好心态、进行婚前检查及进行预防接种等。

2. 二级预防（secondary prevention）　又称临床前期预防，是在疾病尚未出现明确临床表现的临床前期阶段，针对那些可能患有疾病但症状尚不明显的个体，实施早发现、早诊断、早治疗的“三早”预防措施。这种策略的目的是及时控制疾病的发展，防止其进一步恶化。为了实现这一目标，我们采取的措施包括病例筛查、疾病普查、健康检查、自我检查及密切观察癌前病变等。这些措施共同构成了二级预防的主要内容，有助于在疾病早期进行干预，从而提高治疗效果，改善患者的生活质量。

3. 三级预防（tertiary prevention）　又称临床期预防，其核心在于对已确诊的患者实施及时、有效的治疗和康复手段。通过这些措施，旨在帮助患者尽可能恢复生活和劳动能力，避免伤残的发生，促进身体功能的康复，并有效防止病情的进一步加重和恶化。在这一过程中，对症治疗和康复治疗显得尤为重要，它们包括针对患者的具体症状进行治疗、缓解不适、预防疾病进展、防止并发症和残疾的发生，以及加强康复锻炼，以全面改善患者的生活质量和健康状况。

三、生存质量

随着现代医学技术的不断演进和社会文明的不断进步，医学模式已由传统的生物医学模式转变为更加全面、综合的生物－心理－社会医学模式。这一转变将关注点从单一的“疾病”扩展到了整体的“人”。因此，生存质量这一能够全面、综合评估临床效果及整体健康状况的重要指标，逐渐受到了广泛关注，成为衡量健康水平的新标准体系。

（一）生存质量的概念

生存质量（quality of life，QOL）又称生活质量或生命质量，是一个多维度、综合性的概念。这一概念最初由美国经济学家加尔布雷斯提出，随后在美国的官方报告和学术著作中正式确立为专门术语，并逐渐发展为一个专门的研究领域。在20世纪60年代至70年代，美国学者对生存质量的评估方法和指标体系进行了广泛而深入的研究。70年代以后，这一研究逐渐扩展到加拿大、西欧、东欧及亚洲和非洲等国家。到了80年代初，我国也开始结合国情对生存质量的评估体系及相关问题进行探讨。生存质量不仅关注个体的身体健康状况，还涉及心理健康、社会交往、经济安全等多个方面，为我们全面评估个体的健康状况提供了重要的参考依据。1993年WHO在日内瓦召开的“生存质量研讨会”上对生存质量提出了明确的定义“生存质量是个体在其所处的文化和风俗习惯的背景下，由生存的标准、理想、追求的目标所决定的对其目前社会地位及生存状况的认识和满意程度。”

（二）生存质量的测定内容

生存质量反映的是个体在特定时间段内对其生活状况的主观感受和评价，涵盖了生理、心理、社会和环境等多个维度。然而，由于生存质量涉及多个层面且存在个体差异，目前对其测定内容尚未形成统一的标准，但主要包括以下六个方面：①躯体状态；②心理状态；③社会关系；④生活环境；⑤独立程度；⑥宗教信仰和精神寄托。

（三）评估生存质量的常用量表

生存质量的评估通常依赖于量表来完成，这些量表会根据不同疾病和对象的特点进行针对性的测量，因此测量的内容也会有所差异。常用的量表包括一般量表和特殊量表。①一般量表：用于测量人群共同方面，如WHO生存质量测定量表（world health organization quality of life，WHOQOL）、健康调查简表（36-item short form health survey，SF-36）、欧洲五维健康量表（EuroQol five-dimensional questionnaire，EQ-5D）等。该类量表使用范围广泛，可用于不同人群，但精确度较低。②特殊量表：用于测量某种特定疾病的人群，如听障儿童生存质量测定量表（deafness children quality of life，DC-QOL）、肾脏病生存质量简表（kidney disease quality of life-short form，KDQOL-SF）、糖尿病特异性生存质量量表（diabetes specific quality of life scale，DSQL）等。该类量表只针对特定患者，内容狭窄，但灵敏度较高。

本章小结

思考题

1. 赵先生，53岁，某单位负责人。日常工作压力较大，经常熬夜、吸烟、饮酒，喜辛辣刺激、油腻饮食，饮食不规律。1周前患者因脑血栓入院治疗，入院后患者生命体征较为平稳，右侧肢体不灵活，治疗效果不明显。患者出现紧张、焦虑、烦躁、愤怒等情绪，担心单位工作、自己日后的生活及疾病愈后。请问：

（1）赵先生出现了哪种患者角色适应不良？

（2）护士应如何帮助他？

2. 如何理解健康与疾病的关系？

3. 患者角色适应不良分为哪几类？

更多练习

（马　丽）

第四章　文化与护理

教学课件

学习目标

1. 素质目标

（1）正确认识及热爱护理专业，建立积极的专业情感，培养良好的护理道德，正确理解护理工作的重要性。

（2）能够养成求真务实、严谨慎独的工作态度；能与团队成员密切配合，建立良好的协作关系。

（3）具有人文关怀精神，对患者具有同理心，具有良好的科学素质，具有报效祖国的情怀。

2. 知识目标

（1）理解护理人员，了解患者文化背景的重要性。

（2）理解文化休克的概念、原因，从护理角度说明如何预防患者的文化休克。

（3）理解莱宁格跨文化护理理论的内容，分析其在护理程序中的应用。

3. 能力目标

学会运用本章所学，以临床某患者为实例，从护理角度正确运用护理程序评估其文化背景与需求，分析有关文化的护理诊断、护理措施及护理评价。

从古至今，文化与医药有着不可分割的联系，文化是人类在发展过程中的精神成果。医药源于文化，同时也是文化的重要组成部分。在这个以人的整体健康为核心的现代护理中，护士进行护理时不仅要兼顾服务对象的生理、心理和社会层面需求，更须将其精神状态和文化背景也纳入考量。进而，对文化知识和文化对护理作用的深入学习，对护理人员而言尤为重要，这有助于护士识别不同文化下服务对象的特定需求，准确理解服务对象的行为，并依据服务对象的文化背景提供个体化的护理服务，以满足其文化层面的健康需求。

案例

【案例导入】

约翰，48岁，美国人，会说部分中文，在驻华某外资企业担任总经理。两周前因左下肢骨折就医，经医师初步检查后办理入院手续入住骨科病房，由于行走不便，约翰让他的责任护士小张帮忙定饭、取饭，但是约翰喜食牛排及奶酪等西餐。而且约翰时间观念强，讲求效率；要求专人护士为其服务，并以美国礼节对待护士；无家属陪伴，独立性强，情绪易激惹。

【请思考】

护士如何为该患者提供适合其文化背景的护理？

【案例分析】

第一节　文化与护理文化

文化作为人类社会的现实存在，反映了特定历史时期、地理环境、经济状况、社会结构及政治状况等。各种文化现象涵盖了人们社交活动、社会适应过程、社团形态、社会规范及社会的演变等多个层面。这些文化现象与社会生活的诸多领域相互关联，并且有助于使护理人员理解文化对个人健康的作用，提升对服务人群文化需求的认识，加强对他们的人文关照及促进和保障他们的健康状况。

一、文化概述

（一）文化的概念

文化（culture）是一种社会现象，是人类经年累月所创造并积累起来的成果。文化具有广义和狭义之分。广义的文化是人类创造的一切物质产品和精神产品的总和；狭义的文化专指语言、文学、艺术及一切意识形态在内的精神创作。不同学科对文化的理解也不尽相同，但目前被公认的定义为，文化是在某一特定群体或社会的生活中形成的，并为其成员所共有的生存方式的总和，其内涵极为丰富，包括价值观、语言、知识、信仰、艺术、法律、风俗习惯、风尚、生活态度及行为准则，以及相应的物质表现形式。

（二）文化的特征

文化是一个复杂的概念，它的内涵丰富、外延广泛，具有以下特征。

1. 地域性与超地域性

（1）地域性：文化是人类演变历程的结晶，伴随着人类的出现与发展而产生与进步。人类最初依据地域分布而定居，并且互相隔绝。不同族群根据自身的独特途径塑造了各自独有的文化成果。因此，在文化形成之时，它就已经带有明显的地域性烙印，致使不同地域间的文化呈现多样化。例如，中西方不同的文化差异主要体现在价值观、生死观及健康观等方面，不同地区的人们也在语言文化、礼仪文化、饮食文化及习俗禁忌等方面表现出不同的特点。

（2）超地域性：是文化具有跨越区域界限的能力。超地域性包含双重意义：第一，一些文化形式可以跨越区域，出现在多个地方，而不是一个特定的区域，这种文化具有多个区域共同的特点，即文化的人类性。第二，当一种文化只在一个特定的地区产生、发展、成熟之后，才能被其他地区所接受和吸收，从而促成了文化融合的现象。在被其他地区所接纳以前，这些文化是一种地域性的文化。在跨区域传播后，这些文化逐渐演变为超地域性文化，成为全人类共有的文化。自然科学、技术和发明等，最初都是区域文化，而后因其超地域特征而演变为超地域性文化。

例如，我国文化遗产中的造纸、印刷技术、火药与指南针最开始只在中国出现，但最终它们被全世界广泛利用，成为全球共享的超地域性文化成果。又如，阿拉伯数字，是现今国际通用数字。

2. 超自然性与超个人性

（1）超自然性：针对“文化”一词，《中国大百科全书·哲学卷》提供了一个言简意赅的诠释，将其理解为“人化”。换言之，文化是人类经社会活动习得的技能和创造的成果。其核心元素是描述人，仅涉及人类及其行为，包括人类所创造的所有物质和无形财富。换言之，大自然本来没有文化，自从有了人类，才有了文化的内涵。凡是由人“耕耘”出来的事物，都是文化的一部分。它既源于早期类人猿改造自然的劳动实践，同时又贯穿在当下人类的活动系统中。人类与原生自然客体之间的联系，若无文化加持，不过是物理或生理上的关系，如望月或食用野生水果等。然而，当人们在赏月时想起古诗，或在进食野果时注意食品卫生，这种自然关系便有了文化的成分。

（2）超个人性：文化的超个人性表现为，尽管个体具有接受与创造文化的能力，但构成文化的力量并非个体。文化是对某一群体或某一类人的描绘，反映了人类的群体性质、群体现象，或人类的本质与人类的现象。例如，即使鲁滨孙孤立无援地生活在荒岛上，他所携带的文化特质仍旧能够展露无遗；古代人类制作的石斧，即使置于高科技时代的今天，其文化意义也与自然形成的石器迥异。因而，文化不是对单一个体的描述，仅显现个体特点的现象并不属于文化现象。

3. 时代性与超时代性

（1）时代性：文化展现了不同历史阶段的独特风貌，它随着各个时期生产力的演变而有所变化，这种变化深刻地标记了每个时代的印记。所以说，我们可以根据不同的生产方式来区分各个历史时期的文化特色，如原始社会、中世纪到现代社会，或传统文化与现代文化等的时代性差别。在人类早期的文明史上，人类文化没有分工，生产活动构成了其主要部分，那时人们用的简单工具如石头和铁制品被视作文化的象征，于是有了“石器时代”与“铁器时代”等。然而，随着人类文化的不断发展，我们逐渐意识到在社会结构中，除了物质生产和社会管理等传统领域，还存在着专门从事精神文化活动的部门和人员。这些部门和人员致力于创造、传承和发展人类的思想、艺术、信仰等精神文化领域。因此，“文化”这个词语常常用来描述这些领域，涵盖了人们所关注的各种纯粹的精神文化行为和现象。

（2）超时代性：在同一族群的文化里，各个时代的文化共有之处，都可以被视为是一种超越了这个时代的文化，它是这个民族穿越时光而不被磨灭的文化遗产，这就是所谓的“跨时代”，即超时代性。例如，孔子创立的儒家学派在汉唐经学、宋明理学等发展阶段都曾有过重要贡献，其在基础思想本质上未经改变，而是经过了儒学的自我完善而成为中华民族道德意识、精神生活及传统习惯的准则。文化呈现跨越时代特质的另一面是，有些具有时代色彩的文化现象得以超脱其起源时代，在新时代和新时代文化共存并构成新旧文化的冲突。例如，在新文化运动时期，尽管有些人对中国传统文化持否定态度，但也有许多人在承认中国传统文化优秀的同时也对中国传统文化进行了改造。当新文化和旧文化发生冲突时，如果人们掌握了新文化中某种制度或实践主体的意义，就会接受新文化。

4. 象征性与传递性

（1）象征性：文化的象征性是文化现象总是具有广泛的意义，其意义一般会超出文化现象所直接指向的狭小范围。例如，“白色”这个词原本是无特定内涵的词汇，但若将“白色”视作一种文化元素，则它被赋予了深远的象征意义。例如白色代表和平的白旗、专指医护行业的“白衣天使”等。马可·波罗在其旅行记载中提到，“一见黄色便能想起中国”，缘于在中国古代黄色是皇室所特有的贵族之色。因此，文化的象征性遍及社会生活的各个方面。人的社会化过程中的一个很大部分就是学习文化象征性的过程。在人类创造文化客体的同时，赋予其文化特性，个体的文化素养也得以持续提升。并且，人类还通过文化符号将这种创造过程与成就记录下来。

（2）传递性：文化的传递性是一旦一个文化产生，就会被世人模仿及运用。在这一过程中，文化的传递包括纵向传递和横向传递两个方向。所谓“纵向传递”，指的是历经百年一个民族内部，人们的生活方式、行为方式、思维方式都是大致相同的，他们所使用的语言文字等，也就是我们通常所说的“一脉相传”。而所谓“横向传递”，则是指文化在不同的地域、民族之间的传播。

5. 继承性与变异性

（1）继承性：文化的继承性指的是从文化发展的一些阶段过渡到另一些阶段时，对于整个文化过程的某些现象、方面和特质加以保存、巩固和选择。在文化历史发展的进程中，每一个新的阶段在否定前一个阶段时，都会继承它所有进步内容和人类在此之前所有阶段所取得的成果。这一方面是为了使这些财富能世世代代传承下去，另一方面则是为了在过去的文化中寻找思想观念的依托。

（2）变异性：文化变异有内因和外因之分。①内因：是文化内部结构的矛盾运动，是文化变异的根源，新发明、新发现就是其表现形式。新观念、新规范、新技术推广之后就成为新的文化特征。电子计算机和互联网就是这方面的典型代表。它们的出现标志着现代信息社会的到来。②外因：是社会革命，如18世纪末的法国资产阶级革命不仅结束了法国的封建专制制度，而且开创了人类文化史上资产阶级文化的先河。

（三）文化的模式

文化模式是一个社会所有文化内容组合在一起的特殊形式和结构，这种形式往往表现了一种社会文化的特殊性。一般认为，文化模式包括以下九个方面。

1. 符号 构成了人类活动的起源和基础，文化之所以能存在，就是由于符号的产生和运用。符号主要包括语言、文字、色彩等。

2. 艺术 指经过系统加工、归纳整理的社会意识。如绘画、音乐、著作等。

3. 物质特质 是人类创造的各种物质生产活动及其产品，构成文化的基础，反映社会生产力的发展水平。如服饰、饮食、住所等。

4. 习俗 是人类在社会实践，尤其是在人际交往中约定俗成的习惯性定势，如各种礼仪、民俗等。

5. 科学 包括自然科学、社会科学和思维科学三大类。

6. 家庭社会制度 是由人类在社会实践中建立的各种社会规范构成，如政治法律制度、社会经济制度、家族制度、婚姻形式等。

7. 政府 如政体、司法体系等。

8. 方式 如财产占有方式与交易方式。

9. 战争 战争文化与军事冲突密切相关。对历史进行深探时，战争文化研究开辟了一条全新的途径。

文化模式既有稳定性，又有变异性。其稳定性是相对的，变异性是绝对的。但是，若稳定时间持续过久，则古旧文化积淀过多，会排斥吸收外来文化的成分，阻碍新的文化模式的产生，因此，文化的不断变革是其进化不可或缺的推动力。

知识拓展

中国文化的特征

1. 外在特征

（1）统一与连续性：在这几千年历史发展的长河之中，中国文化渐渐以华夏文化为中心，汇集国内各民族文化，最后构成了一个统一体。在历史上任何时候都未中断过，一直延续至今。

（2）包容与多样性：中国文化由各家各派学说取长补短、相互交汇形成，能以博大的胸怀对待外来文化，做到兼收并蓄；中国地域宽广、地态多样、民族众多，其内部区域文化和民族文化又丰富多彩、多种多样。

2. 内在特征

（1）突出人本与世俗：中国文化是以伦理、政治为轴心，不追求纯自然的知识体系。

（2）注重整体与群体：中国文化将宇宙看成“天人合一”的和谐体，要求人们追求符合群体利益的价值目标。

（3）强调和谐与中庸：中国主张“和为贵”，追求“中庸之道”。民众普遍注重和谐局面，做事不走极端，维护集体利益，求大同存小异。

（4）追求安土与乐天：中国传统社会的经济是以农业为主的自然经济，这也造就了中国人浓厚的乡土情。由于土地与家庭生活密切相关，外出务工、经商、远走他乡、背井离乡的中国人，思乡、怀旧、寻根、问祖是他们的一种本能。

（四）文化的功能

波兰裔英国人类学家布罗尼斯拉夫·马林诺斯基（1884—1942年）持有这样的观点，即文化作为一个不可分割的整体存在，在社会功能中发挥主要功能。具体表现在以下几个方面。

1. 文化是社会或民族相互区分的标志　文化是一个国家物质和精神的总和，它能反映出这个国家民族发展的脉络，同时也是它的精华所在。文化本质就是一种深层的精神追求，包括精神信念、道德取向、价值观念、思维方式等，是推动民族进步的根本力量。在世界各地，不同的国家、种族、群体间，文化展现的根本差异远比肤色、疆界、地域等更加深刻和显著。如在价值观念上，东西方文化展现出显著差异：中国文化尊崇集体利益和集体成就，而西方文化更加重视个性和个人成就。

2. 文化是社会团结的重要基础　文化使社会形成一个整体，即文化的整合功能，文化是特定的人群长期生活在一起而产生的，有相同文化的人更容易有相同的思维方式、生活习惯、态度、信仰等，因此能够形成团结的力量。

3. 文化使社会有了系统的行为规范　人们的行为不可能是绝对自由的，不能随心所欲。有了文化，就有了行为准则，即文化的规范功能。文化集合是对一个社会的价值观念和规范系统的诠释，它包含了法律、道德、习俗、价值观念等，使一个社会的行为规范系统化、规范化。历史沧桑巨变之中，不同民族的文化塑造出各自独有的价值观念和是非标准。

4. 文化塑造人的社会性　没有人生来就具有某种文化特征，但是他具备学习和接受文化的能力。个体通过学习和接受文化掌握生活技能，塑造完善的自我观念和社会角色，并传递社会文化，即文化的涵化功能。世界历史的发展过程及整个人类史上的所有文化并不是完全可以通过当时的社会形态、书籍、博物馆或者历史遗迹完整保存，而是通过个体的继承和传承而得以保存。个体是从整个人类的历史与文化中汲取营养，塑造社会的人。人的社会性之所以表现出无穷的原始活力，是因为在这些文化要素交织的背景下，没有人类自己的历史发展，没有融合到无穷无尽丰富的文化要素，就不会有社会的人。

二、护理文化

护理专业是健康照护的一个重要组成部分，更是一个跨文化或涉及多元文化的专业。护理文化建设的内涵是以人为中心，尊重人、关心人、激励人。护士需要全面评估服务对象的种族、宗教、健康观念、生活习惯及传统的疾病治疗方法等文化背景因素，提供与其文化相一致的护理，最大程度地满足不同文化背景服务对象的健康需求。护士在实施护理文化中，应注意遵循以下五个方面的护理文化的原则。

1. 教育原则　在住院期间，服务对象通常需要了解与其患病相关的知识。护理人员应该考虑到服务对象的理解能力和文化水平，基于这些考虑制订一种有目的、有计划、有步骤的健康教育方法。这种健康教育方法可以采用个人或团体辅导的形式，通过讲座、书写板书、多媒体资源或发放宣传单、公众号等方式，将与疾病相关的防治、治疗、护理和康复知识进行普及。例如，可以组织专门的座谈会或小组讨论，让服务对象和其家人有机会提出问题并得到解答。同时，通过多媒体资源如视频、图表等形式，生动地展示疾病的发展过程和治疗方案，让服务对象更直观地了解疾病及其治疗过程。

2. 综合原则 对服务对象进行护理时，我们可以运用多种护理手段，以确保他们获得全面的照顾。除了基本的医疗护理外，饮食护理、心理护理和支持护理等都是非常重要的。通过这些护理手段，我们可以帮助服务对象更快地适应医院的文化环境，从而更好地融入其中，促进他们的康复和健康。

3. 疏导原则 在执行护理服务过程中，当文化差异对服务对象造成困扰时，我们应给予其恰当的引导，以便他们理解并接纳新的文化护理模式。

4. 调动原则 调动服务对象的主观能动性和潜在能力，是实现护理文化的核心目标之一。我们需依据服务对象的文化背景来调动其参与意识，促使其积极配合疾病的治疗、护理，在自己能力范围内进行自我照料，并对治愈过程怀有坚定信心。

5. 整体原则 在进行护理的过程中，除了要从服务对象本身的因素出发，还要对服务对象的家庭和社会因素进行评估，以取得社会各界的配合、支持与协助，使服务对象尽快融入医院的文化环境中。

三、文化休克

不同文化背景的人会形成不同的思维、观念、价值观及行为方式。个体一旦脱离了自己所熟悉而稳定的文化氛围，转换到一个全新且不熟悉的文化环境中时，常会因态度、宗教信仰、生活方式等方面的巨大差异而感受到危机感和陌生感，这种现象就是文化休克。

（一）文化休克的概念

文化休克（culture shock），又称“文化震惊”“文化震撼”，是1958年由美国人类学家卡尔维罗·奥博格提出，特指个体从熟悉而固定的文化环境到另一个陌生的文化环境时，由于态度、信仰的差异所产生的思想混乱与心理上的精神紧张综合征。

（二）文化休克的原因

文化休克的主要原因是个体突然从一个熟悉的环境到了另一个陌生的环境。

1. 风俗习惯 不同文化背景的人们有着自己特有的习俗。倘若文化环境改变，就必须逐步适应该地的习俗与风土人情。新环境中的服饰、饮食结构、消费模式、居住等日常生活习惯，或许与原本文化习惯相去甚远，使得身处异乡的人难以适应，但同时也须努力理解并接受。例如，南北方饮食的差异，习惯以面食为主的北方人到了以米饭为主食的南方就会出现不适应。这种文化差异短时间内会使人难以接受，产生文化休克。

2. 沟通交流 在沟通的过程中，文化差异和特定情境下的沟通习惯，对人们之间的交流产生着深远的影响。原本相同的内容可能有不同的含义，当我们试图理解或表达某种观点时，如果没有考虑到这些文化上的差异，就会很容易曲解对方的真实意图。这就要求我们在进行跨文化交流时，不仅要努力去了解不同的文化背景，还要学会适应和尊重这种差异。只有这样，我们才能确保沟通的顺畅和有效，避免误会和冲突，从而达到预期的沟通效果。

（1）语言沟通：存在文化背景、文化观念的差异，如运用不同语种或应用方言、土语等均可能导致语言不通。即使使用相同的语言，受文化背景影响的语言表达方式也可能产生各异的解读层面。例如，我国有五十六个民族，不同民族形成了独有的语言和沟通交流模式。人们从自己熟悉的环境进入到另一陌生的环境时，可能会遇到语言沟通上的挑战。

（2）非语言沟通：非语言沟通的形式有身体语言、类语言、通过环境进行沟通等。文化背景的不同对于非语言沟通的模式产生影响，进而使得传递的信息含义产生差异。例如，印度人在交谈中赞同对方意见时摇头，反之则点头；而在泰国，头部被视为至高无上的神圣部位，随意触摸他人的头部会被认为是严重的不礼貌行为。因此，在泰国，理发师在进行剪发操作之前，往往会出于礼貌而先说“对不起”表示歉意，然后才能开始理发。如果没有掌握非语言沟通的方式及含义，可能会发生文化休克。

3. 日常生活活动差异 每个人都拥有一套独特的日常生活习惯，这些习惯已经在他们心中根深蒂固。然而，当我们身处一个新的文化环境之中时，原有的生活节奏和行为模式可能需要进行调整，以适应新的社会习俗、文化背景和交际方式，如新环境的作息制度、饮食习惯、使用的交通工具和工作条件等方面。这种适应过程常常耗费精力和时间，个体有可能体验到挫败感，进而引起文化休克。

4. 孤独 如果个体从原来的社会角色中脱离出来，对新的环境感觉陌生，并且和亲人、朋友之间的距离比较远，或者是语言上不能沟通，就会有一种孤独的感觉。当个体感觉自己无能为力时，就会产生焦虑，害怕新的环境，从而出现文化休克。

5. 态度和信仰 态度是一个人在一定的社会和文化环境中，经过长期的交往逐渐形成的一种评价和取向，而信仰则是一种深刻的信念，并以此来指引我们的行为。由于受各自所处的文化形态的影响，各文化族群在态度、信仰、生活价值观及行为上都存在差异。个体一旦经历了文化背景的巨大转变，原本习得的文化价值与新环境中的价值观念之间可能发生碰撞，这种突如其来的价值观差异可能导致个体感到行为迷茫，产生文化休克。

上述所提到的五种导致文化休克的因素，都会使个体面对变化时进行调整和适应。这些因素的数量和强度越大，个体所经历的文化休克程度就会越深。从文学层面上说，文化休克产生的根源是根深蒂固的文化模式。当个体在陌生的文化面前，固守着自己原来的文化，以其固有的文化为标准去认识、评判各种现象，就会出现文化休克。在社会学视角下，文化休克只是一种单纯的文化现象，其产生的深层原因在于不同的社会环境。从狭义的角度来看，文化是一种符号，是思想和事物的表达形式。然而，文化的形成与传承依赖于一种载体，而这个载体正是社会背景。如果没有社会环境的明显差异，文化休克所带来的影响可能就不会如此剧烈。文化可以通过学习和体验来获得，但社会环境却是无法简单复制的。每个社会都有其独特的文化、价值观和生活方式，这些因素共同塑造了社会环境，影响着个体的行为和思维方式。因此，当个体置身于一个与其原有社会环境极端不同的文化环境中时，文化休克便会显现出其独特的影响和挑战。

（三）文化休克的过程

当个体一旦踏入不熟悉的新环境，往往会体验以下四个阶段：“蜜月”阶段、沮丧或敌意阶段、恢复调整阶段和适应阶段。文化休克的变化过程一般呈U形曲线（图4-1）。

1. “蜜月”阶段 又称兴奋期，此时人们初次踏入一个陌生的新环境，因为一切都显得新颖不已，从而心情振奋、情绪高涨，正处在一个乐观心态的“蜜月”阶段。这一阶段可能会持续几个星期或半年的时间。例如，当人们初次抵达其他国家，早已怀着对那里工作生活

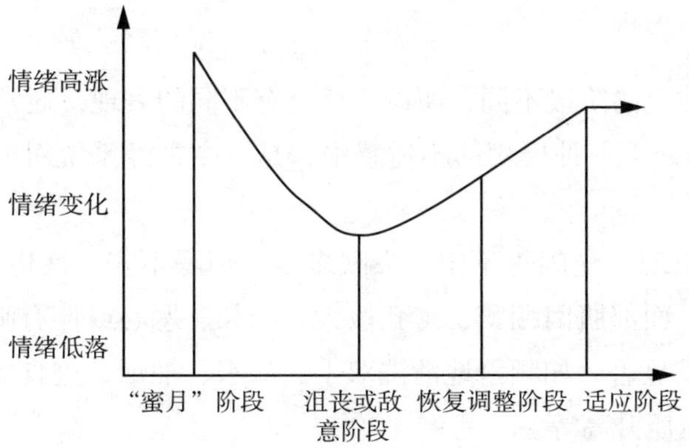

图4-1　文化休克过程

资料来源：李小妹，冯先琼. 护理学导论［M］. 北京：人民卫生出版社，2022。

的向往，刚刚融入异国的文化氛围时，往往会被那里的人文景观与意识形态所吸引，对于周遭的一切都充满好奇。在新的环境中，人们喜欢这里的风景、事物，想要更好地理解新环境的风俗习惯、语言行为，期待在新的环境中生活和工作取得成功。一些人在国外短暂停留，也有可能永远留在这个阶段，不会出现文化休克。但也有很多人，他们在长时间异国生活后，会进入第二个阶段，即沮丧或敌意阶段。

2. 沮丧或敌意阶段　“蜜月”阶段过后，身处异邦文化中的“外乡人”由于生活习惯、生活方式等与原有文化的差异，会出现价值观的矛盾和冲突。外加人地两生、孤独少援和种种生活不便，原来认为是规范良好的生活方式在新环境下频频碰壁，可能因不熟悉本土文化与习惯，易受到当地人的嘲讽或冷落，导致最初的热情将被失望、失落、烦恼和焦虑等情绪所替代，继而感到挫折、迷惑，进入沮丧或敌意阶段，这一时期可能会持续数周至数月。在此阶段，人们可能会出现以下两种表现：一是敌意，可能看不起本地人，对居住地或国家进行嘲笑，个别人甚至伤害个人或公共财产以发泄敌意；二是回避，回避与当地文化深入接触，不愿学习或使用当地语言，避免与当地人接触，喜欢在“老乡”中打发时间，或许还会借助酒精来缓解不快。严重的情况下，这种压力过大的人可能会选择放弃，重返故土。这一阶段是文化休克中最严重、最难度过的时期。当然，有的人可能始终处于“蜜月”阶段，不会经历这一阶段。

3. 恢复调整阶段　经历一段时间的沮丧和迷惑之后，“外乡人”开始学习新环境的文化模式，寻找应对新环境的方法，重塑自我，从而逐渐适应异乡文化，逐步进入恢复调整阶段。在这个时期，通过不断与本地居民接触，如参加日常活动及庆祝活动等，进一步了解并习得当地的语言、文化，并与部分当地人建立友谊，内心的混乱、沮丧、孤独、失落感开始减退，通过持续地学习和接受异乡文化，渐渐化解了文化碰撞所带来的困扰。

4. 适应阶段　随着文化冲突问题的解决，“外乡人”与本地人和谐共处，沮丧、烦恼、焦虑情绪消失，融入本地风俗习惯，适应新的文化环境。在这个时期，个体接纳了新环境下的文化模式，确立了与新文化环境要求相适应的价值观念、审美意识等判断标准，同时又觉得新的环境与过去的老环境同样让人舒服、满足，就会在新的环境中感到安全。假如再一次脱离这种环境，回归到原来的环境中，那将是一种新的文化休克。如我们国家很多早期的移民者就是这样，如果他们归国，反而会产生文化休克。

（四）文化休克的表现

因为所处的文化休克的阶段不同，所以个体会有不同的表现，通常有以下表现。

1. 焦虑　指个体处于一种模糊的不适感中，是自主神经系统对非特异性的、未知威胁的一种反应。

（1）生理表现：出现目光闪烁不定、失眠多梦、烦躁不安、疲倦无力、手不自主抖动，说话声音颤抖、出汗、面部肌肉绷紧、瞳孔散大、尿频、恶心或伴有呕吐等症状，特别是进行手脚动作时症状愈发显著，如频繁地清洗双手、喝水、抽烟、进食等行为，部分人可有呼吸加快、心率增快、血压升高等。

（2）情感表现：感觉不安、自信缺乏、高度警觉、忧虑、无助、悔恨、过度亢奋、反应敏感、易激惹、哭泣、自我指责、谴责他人，常常沉浸于往事之中，忽视现在与将来，恐惧出现意想不到的结果等。

（3）认知表现：难以集中注意力、心神不定、对四周情境漠不关心、表现出记忆缺失或思路中断等现象。

2. 沮丧　由于对陌生环境不适应而产生失望、悲伤等情感。

（1）生理表现：消化系统功能降低，表现为食欲缺乏、体重减轻、便秘等问题。

（2）情感表现：悲伤、落泪、畏缩、偏执或对立等。

3. 恐惧　处于文化休克期间，恐惧主要呈现为躲避、专注力和自我调节能力的缺损。个体自诉心神不宁、惊恐不已，表现出哭泣、提高警觉、逃避行为，可能伴随着鲁莽行为及提问增多的行为，出现疲惫、睡眠障碍、流汗、梦魇、尿频、尿急、腹泻、面色潮红或苍白，气促、血压上升等症状。

4. 绝望　指个体主观认为没有选择或选择有限，万念俱灰，以致不能发挥自身的主观能动性。在经历文化休克时，绝望往往表现为身体功能的低下，语言表情较少，情绪压抑，情感淡漠，以及被动地加入或拒绝参与各类活动，对曾经坚持的价值观缺乏判断力。

（五）影响文化休克的因素

1. 年龄　在成长初期，儿童还处在一个学习的阶段，他们的生活习惯还没有形成，所以能够很快地适应新的生活方式，文化休克的症状会比较轻微。相反，当年龄较大时，个体常常很难抛弃他所熟知的文化模式去学习接受另一种文化模式。

2. 个人的健康状况　在面对文化差异所带来的挑战时，身体和精神都处于良好状态的个体往往比身心功能不佳的个体具有更强的适应和应对能力。

3. 以往应对生活改变的经历　那些曾在多变的生活环境中良好调适的个体，当面对文化休克时，所遇到的困难较少。反之，那些生活习惯单一、鲜少变动的人，在遭遇文化休克时，往往会感受到更加显著的不适。

4. 应对类型　在面对外界变化时，那些能够对普遍现象产生适应性反应的个体，他们的适应能力使他们更容易接受并融入新环境。与之相对的是，那些对于特定变化有强烈且独特反应的个体，可能会遭遇文化休克，表现出较多的不适和异常行为。

（六）文化休克的预防

1. 预先了解新环境的基本情况　进入新环境前，可通过多种途径深入了解当地的风土人情、地理环境、人文知识等文化信息，可以提早适应并预防在文化冲突时突然产生强烈的文化休克。

2. 主动接触新环境中的文化模式 进入新环境后，个体应尽快接触和主动理解新的文化模式。在不同文化相互碰撞的情况下，如果能够对新环境的文化背景有所了解，这将帮助个体更快适应并接纳该文化。通过主动扩展社交圈子，积极投身于各类有益的社会活动，人们可以逐步拓宽自己的认知视野，并掌握处理新的社交关系的方法。

3. 针对新文化环境进行模拟训练 个体在进入新的环境前，完全可以进行有目的、有针对性的生存技能和生活习惯的模拟练习。通过这样的训练，个体不仅能够熟悉新环境中的各种条件，还能提前适应潜在的挑战和需求。这种方法对于那些可能会面临全新工作环境或生活状态的人来说尤为重要，可以帮助个体更快地融入并开始新的生活。通过模拟真实情境下的互动和应对策略，个体可以逐步提升自己的适应能力，从而更加自信地面对即将到来的变化。

4. 寻找有力的支持体系 面对不同的文化冲击，个体应该积极地寻求一个可靠的、强有力的支持体系，以防止文化休克。正规的支持体系由相关的政府部门或团体组成，而非正式的支持体系则由亲友、宗教团体等组成。在新环境中，个体要善于充分利用对自己有帮助的支持体系，并且提高自身的跨文化沟通能力，以妥善处理新的人际关系，取得新环境中人群的认同和帮助，从而提高文化适应，减少文化休克的影响。

文化休克是一个复杂的个人经历，是一个不断学习的过程。在这个过程中，个体可能会感到不适，甚至痛苦，并以各种形式影响个体。面对不同习俗与文化背景，虽然社会环境不能改变，但文化可以调适。个体必须意识到，任何一次重大的文化转换都会带来巨大的紧张和焦虑，但是这些紧张和焦虑都是人们在社会适应过程中所产生的正常现象。当个体面对文化休克时，不但要有个人的真诚、自尊和自信，还要有正确的自我观念，并有良好的意愿来重新塑造自己的文化需要。在一定程度上，即使是“文化休克”，也是一种全新的文化体验。

第二节 文化相关护理理论

一、莱宁格跨文化护理理论

跨文化护理的本质是对比、分析不同文化，重点关注它们的传统照顾、健康和疾病、信仰和价值观。莱宁格跨文化护理理论关注基于整体的文化关怀照护、健康和疾病的模式，强调根据护理服务人群的文化及社会环境，提出符合其文化特征的、富有同理心的高效护理方案。通过研究跨文化护理的相关理论，可以帮助护理人员全面评估自身和服务对象的宗教、种族、性别、职业、社会地位等文化背景因素，提高护士在解决服务对象健康问题过程中的文化胜任力，引导护士为不同文化背景的服务对象提供科学系统的、符合其文化需求的、个性化的护理。

（一）理论学家及其背景介绍

莱宁格是美国著名的跨文化护理理论学家，从20世纪50年代中期开始对跨文化护理进行研究。当时她在“儿童指导之家”工作，在与儿童和他们的父母接触期间，通过观察发现，由于不同的文化背景影响，儿童会反复出现行为差异。此经历和之后的系统性研究，使她成为获得人类学博士学位的第一位专业护士，并于1985年首次提出了“跨文化护理理论”（transcultural nursing theory），并分别于1988年、1991年对该理论进行了详细阐述。

她的代表性著作包括《跨文化护理：概念、理论、研究和实践》（*Transcultural Nursing: Concepts, Theories, Research and Practices*）、《护理与人类学：两个交织的世界》（*Nursing and Anthropology: Two Worlds to Blends*）、《关怀：人类的基本需要》（*Care: An Essential Human Need*）、《文化关怀的多样性与普遍性：一个护理理论》（*Culture Care Diversity and Universality: A Theory of Nursing*）、《关怀：护理与健康的本质》（*Care: The Essence of Nursing and Health*）等。经过莱宁格的努力，美国人类学学会于1968年批准成立了护理人类学分会；于1974年在美国成立了国家跨文化护理协会。上述贡献使莱宁格得到了国际护理学界及相关领域同行的高度认可。

（二）理论的主要概念和内容

1. 跨文化护理理论的主要概念 跨文化护理理论的重点是“文化”，其中心是跨文化护理和人类护理关怀。莱宁格围绕“文化”和护理关怀提出了一些新的概念。主要概念包括文化、关怀、文化关怀和跨文化护理四个方面内容，这些概念构成跨文化护理理论的核心。此外，还涉及与文化相适应的关怀。

（1）文化：指不同个体、群体或机构通过学习、共享和传播等方式塑造的，并随时间代代相传形成的模式化的生活方式、价值观、信仰、行为标准、个体特征和实践活动的总称，以一定的方式传承下来，并且用以指导人的思维方式、生活决策和行为活动。文化主要表现在以下三方面。①世界观：指个体或群体对外部事物的看法，是关于自身生活或外部世界的价值观和价值取向等。②文化与社会结构因素：社会结构是某一特定文化里，具有内在联系的、动态的一些结构或因素。文化与社会结构指许多因素构成的动态的、整体的和相互关联的文化或亚文化结构模式，包括社会亲缘系、宗教信仰、政治法律、经济、教育、科技、文化价值、哲学、历史和语言等。③种族史：指持有同种文化的某一特定群体内部人人皆知的，并有文件记载的，经过长时期沿用并得到发展的经常性发生的行为、事件及其发展过程。

（2）关怀：指为丧失某种能力或有某种需求的人提供支持性的、有效的和方便的帮助，从而满足自己或他人需要，促进健康，改善机体状况或生活方式，让其能够更好地面对伤残或平静地面对死亡的一种行为相关现象。莱宁格认为，关怀在护理学中占主导地位，是护理的中心思想。关怀分为一般关怀及专业关怀。①一般关怀：指在文化中通过模仿、学习并传播的传统的、民间的和固有的文化关怀知识与技能。②专业关怀：指通过教育机构或医疗卫生机构传授的、经过规范学习获得的专业关怀知识和技能，即护理。护理关怀体现在护患关系中，并贯穿于各种护理活动之中。护理关怀与其他职业关怀不同。护理关怀是以服务对象的健康为目的，并从整体观念出发，为服务对象提供适合个人独特需要的关怀。

（3）文化关怀：指为了维持或促进个体与他人现有的或潜在的完好健康，应对伤残、死亡或其他状况的需要，通过一些符合文化的、能被接受和认可的价值观、信念和定式的表达方式，为自己或他人提供与文化相适应的综合性帮助和支持的行为。文化关怀具有多样性和统一性的特点。①文化关怀的多样性：指同一文化内部或不同文化之间、同一群体内部或不同群体之间、个体之间在关怀的信念、定义、模式、价值观、特征表现和生活方式等方面的差异性，从而衍生出不同的关怀的意义、价值、形态和标志，使关怀与文化相适应，表现为多样性。②文化关怀的统一性：作为一个整体来看，人类在关怀的意义、定式、价值、标志及关怀方式等方面具有相似性或共性，这种相似性或共性是从人们对待健康、处境和生活方式或面对死亡的文化中衍生而来的，是人类共有的自然属性的反映。

（4）跨文化护理：莱宁格认为，跨文化护理通过文化环境和文化来影响服务对象的心理，使其能处于一种良好的心理状态，以利于疾病康复。在跨文化护理实施过程中，可采取以下几种方法。①文化关怀保持：指通过帮助性、支持性和促进性的专业文化行为或决策，帮助特定文化中的群体或个体维持其有利于健康促进、疾病康复及应对伤残或死亡的价值观、信仰和生活方式。②文化关怀调适：指通过帮助性、支持性和促进性的专业文化行为或决策，帮助特定文化中的人群或个体适应其他文化，或者在不同文化环境里与他人协作，从而对其健康产生有利的、有效的、积极的影响。③文化关怀重建：指通过帮助性、支持性和促进性的专业文化行为和双方的共同决策，帮助服务对象改变其价值观与生活方式，或塑造一个全新的但有利于健康的生活行为。

（5）与文化相适应的关怀：指以文化和健康知识为基础，通过灵敏的、有创造性的、有目的的及有意义的方式，提供适应某个个体或群体的价值观、信仰与生活方式的护理关怀，帮助其获得健康，更好地面对疾病、伤残或死亡。护士通过文化关怀保持、文化关怀调适与文化关怀重建三种护理关怀决策与行为方式，为服务对象提供与其文化相适应的护理关怀服务。

2. 跨文化护理理论的内容 在莱宁格的跨文化护理理论模式框架中，形象地把该理论描述为“日出模式”（图4-2），构成了跨文化护理理论的主要内容。在此模式中，她对该理论及其相关概念进行了详细的描述，有助于理解和研究该理论的各个组成部分在不同文化中是如何影响个体、家庭和群体的健康状况，以及如何运用跨文化理论展开护理关怀。

从图4-2可以看出，“日出模式”犹如太阳升起。环形图的上半部分，描述了文化关怀、文化社会结构与世界观的构成，这些构成因素影响着人们的关怀与健康。环形图的下半部分，是对个体、家庭、群体、社区或机构的健康产生影响的一般关怀系统和专业关怀系统，两者相互关联、相互影响，并可能相互转化。从这两个体系的构成因素中，我们可以了解到服务对象的文化背景、身体健康情况，从而制订出护理关怀决策与行为。根据服务对象上述因素的不同，进行文化关怀保持、文化关怀调适或文化关怀重建，目的是向服务对象提供与其文化相适应的护理关怀。

按照莱宁格的设计，护理关怀作为亚层次，具有文化关怀保持、文化关怀调适及文化关怀重建三种关怀行为，是一般关怀和专业关怀间连接的桥梁。两个半圆组成一个完整的太阳形状，反映了构成跨文化护理理论的必要因素，涵盖了护士对人类健康的尊重，以及在进行护理时应考虑到的全部要素。莱宁格的“日出模式”，包含以下四级（即四个层次）。

（1）Ⅰ级（最外一层）世界观和文化社会结构层：有人称其为超系统，描述了文化关怀、世界观与文化社会结构及其组成因素。文化关怀和世界观是文化社会结构的基础，并与文化社会结构相互关联、相互影响、相互制约。其中，亲朋关系与社会因素、文化价值与生活方式、政治与法律因素是不同文化的环境背景、语言与文化学产生的主要因素，与技术因素、宗教哲学因素、经济因素、教育因素等组成文化社会结构的不同方面，并与文化社会结

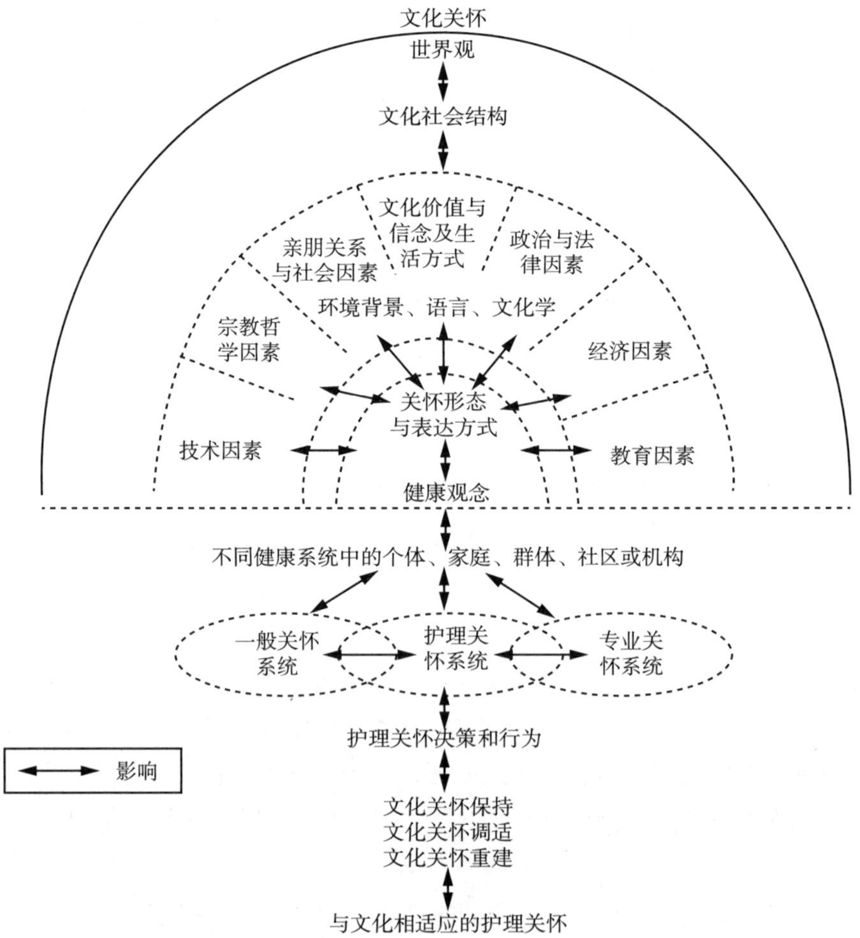

图4-2 "日出模式"示意

资料来源：李小妹，冯先琼. 护理学导论［M］. 北京：人民卫生出版社，2022。

构相互影响。此层可指导护士评估服务对象的关怀信念、世界观及所处的文化社会结构等。在不同的文化社会结构中，这些因素都会影响到关怀的形态及服务对象对关怀的表达方式和对关怀实践的接受程度，是护士提供与文化相适应的护理关怀的基础。

（2）Ⅱ级（第二层）文化关怀与健康层：这一层显示了不同文化背景和环境下的文化关怀形态以及文化关怀表达方式，解释个人、家庭、群体、社区或机构的健康、疾病及死亡的文化社会结构。第一层文化社会结构的各个组成因素影响和制约人们的关怀形态及其表达方式，进而决定了不同文化的健康观念。只有提供与文化相适应的护理关怀，建立、促进或维持与文化相适应的健康才是真正意义上的完整的健康。

（3）Ⅲ级（第三层）健康系统层：此层包括一般关怀系统、专业关怀系统和护理关怀系统三个健康系统，阐述了每个健康系统的特征、关怀特色及其相互影响。一般关怀是传承于文化内部的、可以由非专业人员操作的，通过传承和传播等方式获得。而专业关怀则源于特定文化之外的专业人员或机构，由专业人员操作，通过正规培养和训练获得。护理是一门研究关怀现象与活动的专业，它除了来源于相关科学知识和研究，其理论与实践大多数来源于专业关怀系统，少部分来源于一般关怀系统。三个系统相互关联、相互影响、相互制约。一般关怀系统与专业关怀系统在理念与实践方面的差异影响着个体的健康状况，并可能导致严重的护患冲突、潜在的疾病发生甚至是死亡。对一般关怀系统和专业关怀系统的了解，有利于护士鉴别两者的异同点，促进文化关怀的实施。

（4）Ⅳ级（第四层）护理关怀决策和行为层：通过文化关怀保持、调适和重建三种护理关怀决策和行为，提供与文化相适应的护理关怀，最大程度地满足服务对象的需要，促进服务对象恢复健康、积极面对疾病或死亡。对于与现有健康不相冲突的、有利于健康的文化，实施文化关怀保持；对于与现有健康部分不协调的文化，取其有利方面而改其不利成分，进行文化关怀调适；对于与现有健康相冲突的文化，改变既往的文化成分，建立新的、有利于健康的文化生活方式，即文化关怀重建。

“人类无法与其所处的文化背景和社会结构相分离”是莱宁格跨文化理论的核心思想。这一理论是通过多个层面的研究而形成的，综合应用了三种方法来探讨和研究关怀的本质、意义及属性。①微观法：侧重于研究某种文化内的特定个体。②亚宏观法：介于微观和宏观之间的一种研究方法，侧重于研究某特定文化中的价值观和社会结构等。③宏观法：宏观研究各种文化间的跨文化关怀现象。

“让阳光升起并普照大地”是莱宁格对“日出模式”的描绘和诠释，意味着护士和护理科研人员要拓宽思路，综合考虑服务对象文化的各个层面，分析其文化观念和行为对健康的影响，站在服务对象的角度、进入他们的文化世界，通过与服务对象的协作与共同决策，为他们提供全面的、有效的文化关怀。这就要求护士在实际工作中既要有扎实的专业知识和精湛的护理技术，还要多层次地评估服务对象的文化背景、社会结构、世界观等。“日出模式”可以帮助护士在不同的文化背景中评估外显的、内隐的及意想不到的因素，是护理实践和护理研究的理论指南。

知识拓展

跨文化护理理论在护理实践的应用

在“*Transcultural theory in nursing care of women with infections*”一文中，研究者通过对护理过患有性传播疾病妇女的10名护士进行半结构式访谈，分析护士在医疗保健实践中如何考虑患有性传播疾病妇女的社会文化背景，提炼出七个主题，分别为有效沟通、社会和文化对诊断的干扰、处理病例时的联系、护理的公平性和完整性、识别社会环境、保密和宗教信仰与治疗，通过莱宁格的跨文化护理理论，总结在初级卫生保健中，护理人员需要考虑的与患者社会文化背景和生活方式相关的因素有以下几个方面：亲属和社会关系、文化价值观和生活方式、政治和法律、宗教、经济、技术、教育。

二、其他文化护理理论

（一）歌格及戴维赫兹的跨文化护理评估模型

歌格及戴维赫兹的跨文化护理评估模型（1995年）包含了在各个群体中的文化现象：交流、空间、社会组织、时间、环境控制及生物多样性（图4-3）。该理论认为每一个个体都是具有文化独特性的个体，并阐述了六个与文化独特性个体相关的文化现象，即空间、交流、生物多样性、环境控制、时间、社会组织。该理论为护士评估服务对象的文化需求提供了有用的工具。

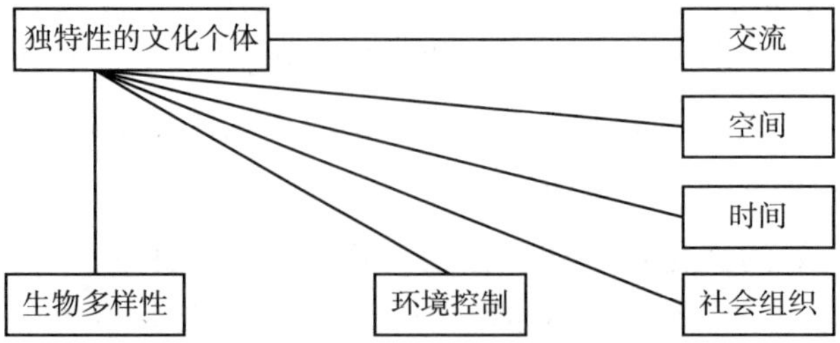

图4-3 歌格及戴维赫兹的跨文化护理评估模型

资料来源：李小妹，冯先琼. 护理学导论［M］. 北京：人民卫生出版社，2022。

1. 交流 是文化的载体。沟通交流对来自不同文化背景的人们来说是非常重要的。

2. 空间 是人与人交往的距离。一切交流发生都在特定的空间进行。从空间的距离可以看出人与人之间的亲密程度，可划分为四个等次：亲密的、私人的、社会的及公共的。人与人交往的距离与文化有关，人与人的交往超出了应有的空间时，人们会感觉到一种侵犯感和不适。

3. 社会组织 是文化群体以何种形式组织在家庭群体的周围。家庭结构、宗教信仰、角色分工等都与民族、文化有关。

4. 时间 是人与人之间交流的重要因素。一个文化群体可以是过去的、现在的或将来趋向的。例如，预防性健康服务是面向未来的，其目标是在未来获得更好的健康状况。

5. 环境控制 是人控制自然因素的能力，试图改变自然环境中影响人的因素。例如，一部分人相信人对自然因素的控制就会积极地就医。相反，如果把自然因素视为不可战胜的，人们就不会积极地就医。

6. 生物多样性 生物学上的不同，特别是基因多样性存在于不同种族、不同个体之间。认识群体间的文化差异是认识群体间生物学差异的开端。

（二）坎目平赫及博卡图的健康服务的文化胜任力构架模型

坎目平赫及博卡图的健康服务的文化胜任力构架模型定义了卫生保健服务系统中的文化胜任力，其核心是文化胜任力形成的过程。该理论为如何提升医护人员文化胜任力提供了理论依据。

1. 文化知识 对关于跨文化等有关知识的了解程度。应该关注以下三个方面的整合：与健康有关的文化价值观；疾病的发病率、患病率；观念、实践。

2. 文化认知 是自我反省对某一文化的偏见，深刻反思自己的专业和文化背景。

3. 文化邂逅 医务人员与不同文化背景的患者面对面进行与文化有关的交流，目的在于发现改变自己对这一文化群体形成的刻板印象，避免歧视。

4. 文化技能 收集与文化相关的资料进行文化评估，以及进行与文化相适应的体格检查。

随着护理理论的不断发展，护理的理念已经不再是单纯表现在对服务对象身心的关怀与照顾，而是更广义地体现在具有文化特色的关怀和照顾，这种跨文化背景下的护理展现出更加浓厚的人文关怀，对于服务对象的康复更为有益。

第三节 患者文化需求和护理的关系

新的护理模式要求护士在护理工作中应充分考虑文化对人的影响，文化的特征对健康的影响是广泛和持久的。文化往往会对人们的健康产生一定的影响，这种影响不仅局限于个人，而是包括了整个人群，影响的广泛程度远大于生物因素、自然因素。然而，文化作为精神物质影响人的行为、观念和思想意识，这种影响及作用一旦发生，将会持续于人类整个生命过程，甚至几代人或更长时间。因此，护士在对服务对象实施护理的过程中，应全面评估服务对象的生理、心理、精神、社会和文化层面的需求，清楚地识别并满足来自不同文化背景的服务对象所特有的需求，确保所提供的照护服务与服务对象的文化背景相契合。

一、文化背景对健康的影响

1. **文化背景影响疾病的临床表现** 由于服务对象所处的文化背景不同，其临床上疾病的表现方式也会有差异。例如，传统文化造就了中国人克己忍耐的精神，由于个性受到长时间的压抑而产生的一些心理问题，但开始并不以心理上的症状出现，而是以躯体上的症状为主，服务对象则否认自己有任何的心理或情绪上的问题。通常的就医症状包括“头痛、头晕、睡眠障碍、精神不振”，最显著的身体特征是敏感，易于疲倦。就医者通常忽略了其心理健康的问题，而继续寻求药物治疗。

2. **文化背景影响疾病的发生原因** 文化中的价值观、态度或生活方式，对某些疾病的发生、发展和结果具有直接或间接的影响。中国作为一个幅员辽阔的多民族国家，各地区在社会历史背景、交通和自然条件等方面存在着差异，这也导致了疾病发生原因的差异性。例如，在中国的西北部地区，酒桌文化盛行。人们赴宴时常常饮酒，以此来交流感情和加强社交关系。在这个地区，敬酒或劝酒不饮可能被视为无礼的行为。因此，饮酒过度而导致的酒精成瘾或慢性酒精中毒性精神障碍的发病率相对较高。这种文化背景下的酒桌文化，直接影响了个体的饮酒习惯和健康结果。虽然在其他地区也可能存在酒桌文化，但程度和影响力可能并不相同。因此，了解和尊重不同地区的文化差异，对于制定个性化的健康策略和疾病预防至关重要。

3. **文化背景和就医方式有密切关系** 在个体遇到心理、生理或精神问题时，怎样寻求医疗救助，寻求什么样的医疗体系，怎样表达自己的困难和问题，是否依赖于家人或别人来获得支持和协助等一系列就医行为，这些都受到社会和文化因素的影响。例如，受传统文化影响，中国人在就医上有“混合”或“综合”的习惯，常见的是多点就医、中西医结合，中药、西药、补药同时服用。

4. **文化背景影响服务对象对疾病的反应** 同样的疾病，在服务对象接受治疗过程中，他们可能表现出不同的态度，而这些态度往往受其文化背景的影响。个体的性别、家庭支持、教育程度及其他因素都可能在服务对象对疾病的认知和反应方面发挥作用。以癌症为例，在癌症确诊时，女性往往表现出更多的积极情绪。这一现象可以部分归因于中国文化对女性的期望，即要求她们表现出温柔、忍耐的品质。因此，当女性面对癌症的挑战时，她们可能会更容易承受伴随而来的痛苦和压力，并且能够保持冷静而积极的态度。相比之下，男性可能会在面对癌症时出现不同的反应。在社会中，男性往往被要求承担更多的家庭和社会责任。因此，当他们面对癌症时，可能会感到自己失去了为家庭和社会作贡献的能力，从而产生内疚和无用感。这种情绪可能会导致他们对自己感到失望。

服务对象对疾病的认知和反应也会受教育程度影响。一般来说，受教育程度高的人在患病后，会更主动搜寻与疾病有关的资料，以了解病因、治疗及护理的效果；受过较少教育的人群将医疗和护理看作是医护人员的工作，对疾病和治疗盲目乐观或过度恐惧，有时还会由于错误认知导致情绪障碍。例如，经历过子宫切除手术的女性，可能会自认为失去了女性的特征和价值，或者担心无法再进行性生活，从而出现性欲减退和性冷淡，内心害怕被配偶抛弃。有时不仅是服务对象出现错误认知，其配偶、家庭成员以及朋友等亲近的人也可能存在相同认知错误。

5. 文化背景影响死亡现象　死亡是人生之终，对于人生终点的理解与社会文化密切相关，中国传统文化的死亡观点主要有以下几种。

（1）中国传统的死亡心态文化：包括死亡心理文化和死亡意识文化。如，对待死亡的态度、临终时所关心的事情、对待自杀的态度、死亡价值观等。

（2）中国传统的死亡行为文化：包括不同民族的居丧习俗。例如，临终关怀习俗、哭丧习俗，不同民族的埋葬方式（包括火葬、土葬、水葬、天葬、悬棺葬等），以及不同埋葬的制定、丧礼及丧服制度等。

二、满足服务对象文化需求的护理策略

在健康服务系统里，护士不仅是帮助服务对象减轻、解除文化休克的重要成员，还是帮助服务对象快速适应医院文化环境的专业人员。随着护理理念的逐步建立，护理人员的角色也逐渐朝着复合型的角色转变，在护理的多元化背景下，当需要满足服务对象的文化需要时，护士的作用主要如下。

1. 教育咨询者　服务对象在住院期间有获取有关疾病知识的需要，因此，护理人员要结合服务对象的文化背景，比如文化程度、理解力等，制订一种有计划、有目标、有步骤地开展健康教育的方法。护士可以运用个人或团体指导方式，通过讲座、多媒体、制作宣传手册、公众号等各种形式，对服务对象进行疾病的防治、治疗、护理和康复等方面的知识普及，让服务对象对疾病有一个全面的了解，从而积极配合治疗和护理。

2. 综合管理者　专业护士应对服务对象的整个护理过程进行管理和组织，对于住院的服务对象，在护理的过程中，可采取综合性护理措施包括饮食护理、心理护理、支持护理等，以帮助服务对象更快地适应医院的文化环境。

3. 心理疏导者　在文化护理中，如果发生了文化冲突，需要护士做好心理辅导，帮助服务对象理解和适应新的文化环境。

4. 健康促进者　在现代社会，文化护理已成为一种重要的护理模式。它不仅关注服务对象生理上的恢复和治疗，更注重服务对象心理、情感和文化背景下的特殊需求。通过深入了解服务对象的文化传统和价值观，护理人员能够创造一个支持性的环境，激发他们内在的潜能和主观能动性。这样的护理方式强调服务对象参与到自身康复过程中，鼓励他们积极应对疾病挑战，采取对健康有益的行为模式，增强战胜疾病的信心。

5. 整体协调者 在实施文化护理的过程中，除了要从服务对象自身的因素出发，还要从服务对象的家庭和社会等方面进行分析，以寻求多方面的配合与支持。在护理工作中，要注意处理好相关各方的关系，帮助服务对象更快地融入医院的文化氛围中，以确保高质量的护理服务。

三、帮助服务对象适应医院文化环境的护理策略

服务对象因疾病而住院，这意味着他们不得不离开原本熟悉的生活和工作环境，进入一个全新的医院环境。在这个新环境中，他们可能感到陌生、焦虑，甚至恐惧。为了帮助他们克服可能出现的文化休克，护理工作者扮演着至关重要的角色，需要采取措施帮助服务对象尽快适应医院的文化环境。中国有56个民族，每个民族都拥有独特的社会环境和文化背景。因此，服务对象的生活方式、价值观、信仰、道德和价值取向可能存在差异。护士在对服务对象进行护理时，必须尊重并理解这些不同文化背景下的服务对象，包括他们的文化需求、对健康与疾病的观念、信仰和行为方式。为了应对这一挑战，护理工作者应提供多层次、多体系、全方位、高水平、有意义和有效的护理服务。通过这些举措，护理人员可以预防和减轻服务对象可能经历的文化休克，帮助他们更快地适应医院的文化环境，并为他们的康复和健康创造良好的条件。

（一）帮助服务对象尽快熟悉医院环境

护士向服务对象进行入院介绍，有助于他们尽快熟悉和了解医院、病室环境、病区、设备、医护人员、医院的规章制度等医院的文化环境。

（二）尽量少用医学术语

为了确保医护人员与服务对象之间的有效沟通，医护人员应该尽量避免使用过多的医学术语，因为这些术语可能会对服务对象造成困惑、恐慌，甚至误解。因此，医护人员可以选择使用更易于理解的语言来描述疾病诊断、检查治疗等内容。例如，用“皮肤准备”代替“备皮”，使用“尿管引流”替代“导尿”等。通过这样的方式，不仅可以降低服务对象的困惑和焦虑，还可以促进双方之间更加顺畅的沟通和理解。

（三）掌握文化护理技巧

护士与服务对象之间的关系既是治疗性的护患关系，又是适合文化现象的人际关系。护士应了解沟通交流中的文化差异，结合服务对象的文化背景，采用符合其文化需求的语言和非语言沟通技巧，建立良好的护患关系。在这个过程中，护士需考虑以下两点。

1. 采用恰当的沟通技巧 在人际关系中，服务对象把接触的人分成“自己人”和“外人”，并区别对待。对“自己人”较信任，畅谈心事，期待关心；对“外人”则会保持距离，不够信赖。护士在与服务对象沟通交流时，除使用礼貌的语言、适宜的称呼外，还应根据服务对象不同的文化背景采用恰当的沟通技巧，与服务对象建立起治疗性的护患关系，尽早成为服务对象的“自己人”，取得服务对象的信赖和合作。

2. 理解服务对象的行为 受到文化观念影响，不少服务对象对护理人员表现出一种矛盾的态度，即想依赖和不愿依赖的复杂心理。一方面，服务对象对护士的权威性如经验要求

过多，依赖程度太高，希望护士能帮他们解决困难。另一方面，他们对于护士的建议可能不会全然接受，同一个问题会同时要求医师或其他医务人员解决。因此，对护士来说，理解服务对象对待护理服务的态度和表现显得尤为重要，以便能够基于他们的文化差异来满足服务对象的需求。

（四）提供适合服务对象文化的护理

人们所处的社会环境和文化背景不同，其生活方式、风俗习惯、健康观念、信仰及价值观等也不同。护理工作者会接触来自不同民族、不同国家、不同语言及不同宗教信仰的服务对象，这要求护理工作者既要考虑到满足服务对象健康需求的共性护理服务，也需要提供适应个体文化背景的特殊性护理服务，即既要提供与其文化相适应的关怀，又要提供有利于健康水平提高的有效关怀。

1. **理解服务对象的求医行为** 护士对服务对象进行护理时，须先了解服务对象对医院、医师和护士团队的态度，以及服务对象对治疗和护理的期待。例如，部分服务对象基于有限的医学知识，可能倾向于相信只需花费金钱购药和治病即可，却忽略了护理的重要性。例如，在临床上，有很多心身疾病并不能单凭药物疗法彻底解决健康问题，同时，也无法让服务对象的心情和人际关系得到改善。因此，护士要针对不同的服务对象，采取不同的健康教育、辅导与指导，并取得服务对象的认同与配合。

2. **明确服务对象对疾病的反应** 在护理工作中，护理人员需要动态地评估服务对象的生理状态和因疾病而产生的行为改变。东方文化强调人要与人、自然和谐共处。当一个人的精神受挫不能表现出来时，他会通过“否认”“合理化”“投射”等一系列的防御机制来解决，有时还会因为精神压力而出现头痛、食欲缺乏、胸闷等生理问题，并因此来寻求帮助。但是，当护理人员深入调查时，大部分服务对象都会说出他们内心的烦恼、人际关系，以及文化矛盾。在这种情况下，护士不能直接说对方有心理方面的问题，而不是身体上的问题，否则会引起对方的否定。在此基础上，提出针对性的护理对策，使服务对象和家属都能参与其中。

3. **尊重服务对象的风俗习惯** 在饮食方面充分尊重服务对象的风俗习惯。例如，我国满族、锡伯族忌食狗肉；回族忌食猪肉等。护士在护理过程中要特别注意不能侵犯对方的特殊禁忌及民族风俗。此外，在病情观察、疼痛护理、临终护理、尸体料理和悲痛的抒发等方面要尊重服务对象的文化模式。

4. **寻找支持系统** 护理人员要从家庭结构、家庭功能、亲子关系、教养方式等方面，运用家庭支持体系来预防文化休克。例如，在住院儿童的照顾过程中，能够最大限度地发挥家长的关怀和责任感，使其能够战胜孤独感，增强其对治疗的合作和解决问题的能力。

5. **注意价值观的差异** 护士在提供护理服务时，必须具备跨文化沟通的能力，这要求护士对不同文化背景下服务对象的价值观和行为模式有深刻的理解。护士需要尊重并适应服务对象的价值观，以便更好地为其提供个性化的关怀和支持。此外，护士还应关注服务对象的传统习俗，这些往往会影响他们的治疗计划和康复过程。例如，中国重视“孝道”，对住院老人往往照顾得无微不至。护士应尊重老年患者及其家属的价值观，护理人员可以指导家属，让老年人完成力所能及的事情，不能完成由家属代做。这样既可以保护老年人的自尊心，也可以满足家属尽孝的愿望。

6. 重视服务对象的心理体验和感受 对于同样的问题，不同文化背景的人会有不同的诠释，护士不能仅因为服务对象使用了与护士不同的文化模式来解释事情的发生及健康问题，就将其视为荒谬可笑，并加以嘲笑和忽视。护士应当充分考虑该服务对象的年龄、知识水平及文化背景，以便与之沟通，从而对其心理状态和行为作出恰当的理解。

文化是一定历史、地域、经济、社会和政治的综合反映；不同的国家和文化造就了不同的行为准则。护理服务面向的是来自不同文化的人群，其目标是满足服务对象的需求，提高服务对象的健康水平。因此，当人们出现生理、心理或精神问题来寻求帮助时，护士应理解服务对象独特的生活方式、风俗习惯、文化信仰、价值观念等，以及这些因素对他们对待健康、疾病的应对方式的影响，只有结合服务对象的文化背景做出全面的护理评估，才能从多元文化的角度提供与服务对象文化相适应的个性化护理服务。

知识拓展

减轻住院患者文化休克的措施

为减轻患者住院初期由于来到一个不熟悉的环境所带来的焦虑、恐惧及无助感，美国一家老年病院采取以下措施：①让患者根据自己的意愿带上熟悉的物品，或者家人的照片；②提醒听力不好的患者戴上助听器；③睡眠不好的患者可以带上自己的枕头；④入院第1天可以允许家属陪伴。

为减少由于长期住院而产生的隔离与害怕，促进患者的早日康复，需要采取以下措施：①在病房显眼的地方挂上日历；②白天病房里要亮，晚上需要熄灯，让患者感觉到昼夜循环，减少谵妄的发生；③对不同的患者，提供不同的游戏活动，让患者有正常人的感知觉刺激；④尽量避免限制患者的活动，如少插导尿管等引流管。

本章小结

思考题

1. 文化的功能体现在哪些方面？
2. 帮助服务对象适应医院文化环境的策略有哪些？
3. 莱宁格的“日出模式”包含哪四级（即四个层次）？
4. 如何提供适合服务对象文化环境的护理？

更多练习

（谢 欢）

第五章　护理学相关理论和学说

教学课件

学习目标

1. 素质目标

学会用理论指导实践，养成科学、严谨的工作态度。

2. 知识目标

（1）说出成长与发展理论、需要理论、压力与适应理论相关的概念。

（2）描述成长与发展理论、需要理论和模式、压力与适应理论和学说的主要内容。

（3）理解希望学说、预立医疗照护计划模型。

（4）掌握SBAR和ISBAR模型的原理及应用。

3. 能力目标

（1）能分析需要理论、成长与发展理论、压力与适应理论和学说在护理实践中的作用。

（2）能运用成长与发展的观点认识护理对象。

（3）能运用希望学说及预立医疗照护计划，参与患者的治疗规划，激发患者积极态度。

（4）能熟练使用SBAR和ISBAR模型，在临床环境中准确、高效地传递信息。

（5）能初步应用护理学相关理论分析、解决护理问题。

护理学相关理论是指导护理实践的相关理论，不仅包括医学等自然科学理论，还包括人文社会科学理论。护理学自身理论的发展也需要借助这些护理学相关理论的指导、解释护理现象，阐明护理活动的本质，构建护理学科知识体系，并指导护理专业的发展方向。本章主要介绍的护理学相关理论是成长与发展理论、需要理论、压力与适应理论和学说、希望与失望学说、丧失与悲哀学说和人际沟通相关理论。

案例

【案例导入】

患者，男，28岁。突发脉搏、呼吸骤停，由120送至医院。患者经抢救病情稳定后，焦虑不安，担心疾病会影响以后的工作和生活，并请求护士不要告诉女友其病情，担心女友知道后会与其分手。

【请思考】

基于埃里克森的心理社会发展理论，患者处于人格发展的哪个时期？此期特定的冲突是什么？护士应如何帮助患者？

【案例分析】

第一节　成长与发展理论

了解正常的成长和发展，有助于护士预测、防止可能影响患者健康的情况。个体有独特的成长和发展模式，每个发展阶段的特点都会影响个人的整体健康。

一、成长与发展的基本概念

（一）成长

成长（growth），即生长，指由于细胞增殖而产生的生理方面的改变，表现为各器官、系统的体积和形态改变，是量的变化，可用量化的指标来测量，如身高、体重、骨密度、牙齿结构的变化等。四种基本类型的生长可以被概括为：①增量性生长：在排除或消耗不必要的物质后，生物体的生理增长；②增殖：细胞的数量增多；③肥大：细胞的体积增大；④更新：为了保持身体的正常生理功能所进行的新陈代谢。

（二）发展

发展（development），即发育，泛指事物的增长、变化和进步，人的发展是个体在整个生命期随年龄增长及与环境间的互动而产生的持续、多样、复杂的生理、心理和社会方面的变化过程。在整个生命周期里，发展是一个连续的过程，它不仅涉及数量的增长，同时也涉及质的提升。发展主要涵盖了生理、认知和心理社会三个层面。①生理发展：又称身体成长，主要涉及个体的躯体、大脑、感官、动作技巧等的成长，这构成了人心理成长的根本。②认知发展：不仅指学习、注意力、记忆力、语言、思考、推理等的发展变化，更重要的是认知发展对于个体了解自然界、探索宇宙奥秘、提升生活品质、实现自我价值有重大贡献，而且还有助于个体形成健全的人际关系网络，使个体更好地融入世界，更好地实现自身价值，促进自身的成长与成功。③心理社会发展：包括情绪、人格及社会关系等的发展变化，是每个人作为独特个体适应社会环境、与周围人交往与合作的必要条件。

发展任务（developmental task）是个体在生命的特定时期出现的并依据社会规范需要完成的任务或实现的发展目标，包括生理、心理、社会等方面。发展任务的完成有助于个体获得满足感和幸福感，从而更好地进入一个新的发展阶段；相反，如果个体未能完成这些发展任务，将会对其未来的发展产生不利的影响。

（三）成熟

成熟（maturation）有广义及狭义之分。广义的成熟包括心理社会的发展，狭义的成熟仅指生理上的生长发育。成熟受遗传基因的影响，并且通过个人内在的活动和外部环境的影响来实现，使其达到身体、精神、技能和能力的完美平衡。随着年龄的增长，个体会逐渐变得成熟，会拥有更多的自主权，能够客观地认识事物，并且更加重视原则。个体的知识和能力也会不断丰富和完善，并且能够接受自己，承担更多的责任。个体心理和社会成熟的重要标志之一是通过不断调整和适应外部环境来获得必要的知识和技能，以实现最佳的状态。

二、心理社会发展理论及其在护理实践中的应用

（一）弗洛伊德的性心理理论

西格蒙德·弗洛伊德（Sigmund Freud，1856—1939年）是奥地利著名的精神病学家，被称为“现代心理学之父”。弗洛伊德通过大量的临床观察创建了性心理理论和精神分析法。弗洛伊德最杰出的贡献是创立了“潜意识”的概念。他认为，儿童早期的经历形成了日后生活中各种行为的潜意识动机。他指出，人类具有追求个体生存和种族延续的本能，称为生的本能，包括饥、渴和性的本能。这里所说的“性”不是我们平时理解的狭义的性，弗洛伊德将“性”定义为一种能够让人感受到满足和喜悦的身体反应。因此，性本能成为影响人格的主要原因。

1. 意识层次　弗洛伊德认为，人的心理活动分为意识、潜意识和前意识三个层次。

（1）意识（consciousness）：是自己能察觉的心理活动。它可以被人们感知到，并通过语言来表达和总结事物的本质。它是人类心理结构的基础，也是我们认知世界的重要组成部分。

（2）潜意识（unconscious）：是在意识和前意识之下受到压抑而没有被意识到的心理活动，代表着人类更深层、更隐秘、更原始、更根本的心理能量。潜意识是人类一切行为的内驱力，包括人的原始冲动和各种本能（主要是性本能），以及与本能有关的各种欲望。由于潜意识具有原始性、动物性和野蛮性，所以被压抑在意识下，但并未被消灭。潜意识本质上带有原生态、生物学特征及残忍的特点，因此受到了前意识限制，但仍然存在，并可能持续发挥影响力，直接影响我们的生活、思维方式。这种内隐的力量，构筑了我们的内心世界，也激发了我们的各种欲望与愿望。在人们的内心深处，即潜意识中，存在着许多不同的情绪，这些情绪可能会对个体造成精神困扰，甚至引起严重的精神疾病。

（3）前意识（preconscious）：又称下意识，是调节意识和潜意识的中介机制。前意识是一种可以被回忆起来的、能被召唤到清醒意识中的潜意识。它既联系着意识，又联系着潜意识，使潜意识向意识转化成为可能。这种过程不仅影响个体的思维，还会影响个体的行动，从而促进个体的思维发展。它的“检查”功效表明，它有效地抑制了潜意识的发展，使得大多数拥有强烈内心欲望的潜意识无法转化为有效的认知，也无法融合到认知中，即不能成为

前意识和意识。

2. **人格结构** 弗洛伊德认为，个体在经历发展的每一个阶段都会面临相同的基本冲突，即如何以个人和社会能接受的方式表达个人“性”与“攻击”的本能需要。这种冲突体现了人格结构中三个组成部分之间的冲突，即本我、自我和超我。

（1）本我（id）：是人格中最原始的部分，出生时就已存在，是动机和欲望的潜意识来源，也是个体追求立即满足的本能，遵循“享乐原则”。它旨在追求最大程度的快乐，同时又尽量减少痛苦。

（2）自我（ego）：是意识部分，是人格中较具理性和策略的部分，介于本我与超我之间。它具有调节本我的冲动与控制超我的作用，是个体为了满足现实需求而形成的一种人格结构，受“现实原则”的约束。当本我的冲动被有效地抑制，自我就可以更好地应对外界的挑战，从而以社会认可的方式来引导自身的行为。

（3）超我（superego）：是人格结构中组成良知、道德观与价值观的部分，是最高的监督和惩罚系统，依据“理想原则”行事，是建立在社会道德规范基础上，按照尽善尽美的原则指导自我、限制本我，以达到自我完美的高度。

本我、自我和超我之间存在着紧张和冲突。弗洛伊德认为，这种本我、自我和超我的冲突和平衡是人格发展和心理动力学的重要组成部分。个体的心理健康和人格形成需要达到本我、自我和超我的相对平衡，并且在不同阶段和情境中不断调整和适应。

3. **人格的发展阶段** 弗洛伊德认为，人格发展的阶段受性本能影响。根据弗洛伊德的理论，躯体的某些部位作为性能量的焦点呈现出心理学上的重要性。这种性能量称为原欲，又称本能冲动，它驱使人们去寻求快感。在儿童在成长过程中，原欲会集中投射到身体的不同部位，刺激该部位时，儿童就会出现愉悦感而获得满足。原欲未满足或过分满足将导致人格发展迟滞，引起“固结现象”。根据原欲投射的部位，弗洛伊德将人格发展分为五个阶段。

（1）口欲期（0～1岁）：此期的原欲焦点是口腔与嘴唇。婴儿在吸吮、吞咽、咀嚼等过程中获得快感而得到满足。婴儿在口欲期获得的口部经验成为以后人格发展的基础。当口腔需求被满足时，婴儿就能够体验到一种舒适、安心的氛围，这对婴儿的心理健康也是非常重要的；然而，当婴儿的这种需求没能被充分地满足时，就会导致“固结现象”，即长大后的性格变化，包括自恋、过分依赖、退缩、猜疑、过于乐观或悲观、吮手指、咬指甲、吸烟、酗酒，甚至吸毒等与口腔有关的偏激人格特征和不良行为。

（2）肛欲期（1～3岁）：此期的原欲焦点由口腔转移至肛门。此时支配儿童肛门括约肌的神经系统已经成熟到一定程度，儿童的性满足主要来自排泄所带来的快感及自己对排泄的自主控制。这段时期也是父母对儿童进行大小便训练的时期。恰当的训练可使儿童养成讲卫生、遵守秩序的习惯，并且能够控制自己。此期如果控制过严，日后个体会出现洁癖、吝啬、冷酷无情，甚至顽固；如果控制过松，则会形成自我意识缺乏、暴躁、自以为是等所谓的“肛门人格”。

（3）性蕾期（3～6岁）：此期人们的兴趣重心从肉体上的需求转向了精神上的需求，他们开始关注男性与女性的差异，以及他们之间的交往。此外，他们也会从自己的喜恶来判断，有些人更倾向于喜欢自己的母亲，即恋母，有些人更倾向于喜欢自己的父亲，即恋父。当孩子们有机会和他们的亲密伴侣一起成长时，他们可以更好地理解自己和他们所处的环境，从而培养出良好的个体品质。但是，当这种恋母或恋父情结持续下去时，即出现“固结现象”，可能导致他们无法形成正确的价值取向。

（4）潜伏期（6～12岁）：此期儿童的兴趣开始从自身身体和对家庭的依恋转移到外部世界，他们的注意力更加集中在智力和身体活动上。这段时间内，他们更喜欢与同性朋友一起玩耍，并且能够感受到外部世界带来的快乐。通过这段时间的顺利发展，儿童可以学到许多人际交往的技巧，从而提升个人的能力；相反，它可能会导致压抑和强迫性的人格。

（5）生殖期（12岁以上）：这个阶段人们的生殖能力也随之发展。此时，他们的身体会发生一些变化，例如，激素的分泌会发生调整，并且会有一些特定的第二性征，使得他们更加渴望与他人交往，而不是仅仅关心他们的外表。此时，青少年的性心理发展已趋于成熟，希望拥有成人的待遇。但由于青春期少年的认知能力尚未发育完全，常常会出现判断失误，并对自己的行为和情感产生疑虑或感到担心。这一时期如果不能很好地解决冲突，就会导致病态人格，难以建立融洽的两性关系。

4. 弗洛伊德的性心理理论在护理实践中的应用 弗洛伊德的性心理理论可以帮助护士了解正常性心理发展的规律，以及性在形成和发展健康人格过程中的重要性，帮助儿童及父母形成健康的性观念，确保儿童在成长、发展过程中能够很好地解决冲突，形成健康的人格。

（1）口欲期：经常爱抚婴幼儿，给予及时、得当的喂养，满足婴幼儿的口部欲望，使其感到舒适和安全。

（2）肛欲期：应该给予幼儿适当的排泄指导，并给予积极的鼓励和赞扬，并确保训练不会过早、过严或过松，从而培养他们的自我控制能力。

（3）性蕾期：通过正确引导儿童认识自己的性别，帮助他们克服恋父或恋母的心理障碍，培养健康的道德观念，并建立良好的两性关系。

（4）潜伏期：护士应多鼓励住院儿童学习、锻炼、活动，多与同龄人交往，并提供各种活动的机会。

（5）生殖期：鼓励青少年自立、自强，培养自我决策的能力，对青少年之间的异性交往给予正确指导。

（二）埃里克森的心理社会发展理论

埃里克·埃里克森（Erik Erikson，1902—1994年）是美国哈佛大学的心理分析学家，他强调人格发展与影响人格发展的社会动力之间的关系，认为人的发展包括生物、心理和社会三个方面的变化过程。他在弗洛伊德的性心理理论的基础上创建了心理社会发展理论。

1. 心理社会发展理论与弗洛伊德性心理理论

（1）影响人格发展的主要因素不同：埃里克森认为，影响个体发展的主要因素来自社会文化因素，而不是性心理因素。因此，个体为了适应社会的要求，必然会面临一系列的危机，埃里克森称之为“心理社会危机”。

（2）人格形成与发展的年龄不同：弗洛伊德认为，在青少年期结束时人格的发展已基本完成，青少年期以后不会再有重大的突破或改变。埃里克森则认为，人格的发展贯穿于整个生命过程。

2. 埃里克森的心理社会发展过程的分期 埃里克森将心理社会发展分成八个期，即婴儿期（口感期）、幼儿期（肛肌期）、学龄前期（生殖运动期）、学龄期（潜伏期）、青春期、青年期（成年早期）、成年期（中年期）和老年期。每个时期都有特定的冲突或中心任务需要解决或完成，能否圆满地处理和解决各阶段的冲突，完成成长和发展的中心任务，决定了个体能否形成健康的人格。埃里克森的心理社会发展过程见表5-1。

表5-1　埃里克森的心理社会发展过程

阶段	年龄	主要联系人	冲突	正性解决指标	负性解决指标
婴儿期（口感期）	0～1.5岁	母亲、照顾者	信任VS不信任	学会相信别人	不信任、退缩或疏远他人
幼儿期（肛肌期）	1.5～3岁	父母	自主VS羞愧	学会自控而不失自尊，能与他人共处	时常出现过度自我约束或依从他人的行为
学龄前期（生殖运动期）	3～6岁	家庭成员	主动VS内疚	敢于有目的地去影响与改变环境，并能评价自己的行为	缺乏自信，态度消极，怕出错，过于限制自己的活动
学龄期（潜伏期）	6～12岁	同学、老师、父母	勤奋VS自卑	追求创造与自我发展并能控制自己的世界	对自己失望，并从学校的学习及同学的交往中退缩下来
青春期	12～18岁	同龄伙伴、崇拜偶像	自我认同VS角色混乱	有自我认同感及发展自身潜能的计划	角色模糊不清，难以进入角色要求
青年期（成年早期）	18～35岁	朋友、同龄异性	亲密VS孤独	与异性建立亲密关系，对工作与家庭尽职尽责	缺乏人际交往，逃避工作或家庭中的责任
成年期（中年期）	35～65岁	配偶、同事	繁殖VS停滞	富有创造性，生活充实，关心他人	纵容自己，自私，缺乏责任心与兴趣
老年期	＞65岁	配偶、子女亲朋好友	完善VS失望	感到一生值得，能乐观对待死亡	失望感，鄙视他人

3. 埃里克森心理社会发展理论在护理实践中的应用　埃里克森的心理社会发展理论有助于我们了解整个生命过程中心理社会的发展规律，从而更好地理解不同年龄阶段护理服务对象的心理和行为特点。运用此理论，护士可根据不同时期的冲突，评估患者的表现，分析患者在相应的发展阶段心理社会危机的解决情况，然后给予正确指导，从而更好地促进儿童的健康成长，帮助成人和老年人顺利解决各发展阶段的矛盾冲突，以形成良好的人格和心态，同时指导护士针对不同服务对象制订和实施护理计划。各阶段护理要点详见表5-2。

表5-2　不同发展阶段护理要点/发展任务

阶段	年龄	冲突	护理要点/发展任务
婴儿期（口感期）	0～1.5岁	信任VS不信任	及时满足患儿的各种需求，以促进信任感的形成。除满足其食物和卫生等生理需求外，还应提供安全感和抚爱，如经常抱起和抚摸患儿，与之轻柔地交谈，提供各种触觉刺激。在患儿经历痛苦的治疗或护理过程中，应尽量减轻疼痛，结束后继续给予抚慰。同时应减轻父母的焦虑，鼓励和指导家长参与护理患儿的活动，促进母婴的情感联系
幼儿期（肛肌期）	1.5～3岁	自主VS羞愧	鼓励患儿进行力所能及的自理活动，如吃饭、穿衣及大小便等，为其提供自己做决定的机会，并对其能力表示赞赏。如果治疗或护理过程需要约束患儿，应向其做出适当的解释，并给予抚慰，尽量缩短约束时间

续 表

阶段	年龄	冲突	护理要点/发展任务
学龄前期（生殖运动期）	3～6岁	主动VS内疚	鼓励和表扬患儿有益的主动行为，重视游戏的重要性。为住院患儿提供创造性活动的机会，包括允许患儿使用无伤害性的玩具或医疗用品做游戏，如用听诊器、叩诊锤等给布娃娃检查身体，通过画画表达心情，接受患儿的合理要求，倾听其感受，并回答他们提出的问题
学龄期（潜伏期）	6～12岁	勤奋VS自卑	帮助患儿在住院期间继续完成学习任务，将业余爱好带到医院，并尽快适应医院的限制性环境。在治疗或护理过程前后，可允许患儿帮助准备或整理用物，如静脉输液前，可让患儿帮助撕胶带，使其体验到成就感
青春期	12～18岁	自我认同VS角色混乱	理解、接受并尊重患儿。此期的患儿有强烈的维护自尊的愿望，用倾听的技巧，通过感情移入，表达对患儿的理解和接受。允许患儿参加疾病抉择，避免专制的做法和评判。在询问某些特殊病史、进行治疗和护理时，应尊重患儿的隐私。针对此期常见的问题做好健康教育和心理辅导。告诉患儿一些基本的生理卫生知识，以及出现问题时正确的解决办法。尽可能安排青少年与同年龄组的患儿在一起娱乐和交流
青年期（成年早期）	18～35岁	亲密VS孤独	帮助患者保持与亲友的联系，为处于恋爱时期的人提供尽可能多的相处机会，以避免因疾病和住院造成的孤独感。护士还应作为咨询者，帮助患者设定较为现实的生活目标
成年期（中年期）	35～65岁	繁殖VS停滞	成人生活负担较重，在家庭和工作中承担着多种角色，是家庭重要的物质和精神支柱，其健康状况的好坏对家庭的影响较大，因此在护理中要注意给予更多的感情支持，帮其调整和尽快适应患病后的角色，并对其个人成就给予适当赞扬
老年期	＞65岁	完善VS失望	耐心倾听老人对往事的述说，对其既往的成就给予肯定，帮助患者发掘潜能，鼓励其参加所喜爱的活动，与他人多交往。同时，及时发现患者的抑郁、悲观情绪，采取相应的预防措施，避免发生意外

三、认知和道德发展理论及其在护理实践中的应用

（一）皮亚杰的认知发展理论

让·皮亚杰（Jean Piaget，1896—1980年）是瑞士杰出的心理学家和哲学家、认知学派创始人。他通过对儿童长期的观察和研究，最先系统地提出了从婴儿期到青春期的认知发展规律，创立了著名的认知发展理论。他认为，儿童的智力起源于他们的动作或行为，儿童通过与经常变化的、要求其不断做出新反应的外部环境相互作用，不断重新构建他们的知识，提高其解决问题和评判思维的能力，发展其智力。他认为，儿童智力发展不是由教师和父母传授的，而是一个靠自身活动主动发现的过程，这种主动发现过程是通过适应完成的。适应是个体应对环境的能力，包括同化和顺应两个基本类型。同化是将事物的改变合并到个人已知的认知体系内；顺应是改变个体目前已知的认知功能去适应新的情况。

1. 认知发展理论分期 皮亚杰认为，儿童的认知发展具有严格的阶段性，因此，认知发展理论又称为阶段理论。皮亚杰将智力的发展分为相互关联、相互影响的四个阶段，且每个阶段都是对前一阶段的完善并为后一阶段打下基础。各个阶段的发育与年龄有一定的关

系，但由于受到其他因素的影响，每个人通过各个阶段的速度有所不同。

（1）感觉运动期（0～2岁）：思维的特点是婴幼儿通过身体的动作和感觉认识周围世界，这是认知发展的第一阶段。其思考方式为手触为真，即只有能直接用手接触到和眼睛能够看得见的物体才是存在的。这是因为当物体不在视线范围内时，婴儿无法用符号或影像取代此物体，所以婴儿只能将对周围事物的认识局限在其所能接触和感应到的经验范围之内。他们所具有的仅仅是对刺激的认识。婴儿看到一个刺激，如一个奶瓶，就开始做出吮吸的反应。此期发展的最后阶段是能区分自我和周围的环境，能将事物具体化，对空间有一定的概念，具有简单的思考能力，知道动作与效果之间的关系，并开始协调躯体动作，这是思维的萌芽阶段。

（2）前运算期（2～7岁）：儿童开始运用语言、文字、图像等符号从事思考活动，其思维方式的特点如下。

1）自我为中心：即儿童在考虑问题时只是从自己的角度出发。也就是说，儿童不会从他人的角度去考虑问题，并且相信他人感知到的情景与自己所感知到的完全相同。

2）魔力思维：即儿童相信事件之所以发生是因为愿望的关系。

3）泛灵论式思维：即儿童认为所有的物体都是有生命和有感觉的。

4）缺乏逻辑推理和理性思考能力：处于这一阶段的儿童通过直觉感知事物并对事物做出判断，如有两个高度相同而直径不同的玻璃杯子，先在直径大的杯子里倒入水，然后再将这个杯子中的水倒入直径小的杯子里，这时儿童就认为水增加了。同时儿童认为，所有的物体一旦改变了形状就不会复原，如将球形的橡皮泥变成正方形，儿童就认为不能再恢复成球形了。

5）不具备成人式的时间概念：儿童只能以每天固定时间表中一些可预测的具体活动来了解时间。处于这一时期的儿童已经开始有幻想能力，玩一些角色扮演的游戏，即所谓的象征性游戏。观察事物时只能集中于问题的一个方面不能对事物进行分类。此期又可分为概念形成前期和直觉思维期。①概念形成前期（2～4岁）：此期儿童出现了象征功能，即应用一种事物去替代或代表其他事物，并引发相应的心理表征的能力。例如，儿童游戏时，用竹当马、用板凳当车。②直觉思维期（4～7岁）：此期是儿童向运算思维过渡的时期，儿童会进行分类、排序、确定数量等，但不知道这样做根据什么原则。

（3）具体运算期（7～11岁）：在这个阶段，儿童已经超越了以个人利益为出发点的思维模式，可以以全局的视野来审视周围的一切；可以综合考虑两个以上的因素，如物品的大小、形状、位置、质地等，而且可以把它们联系起来，拥有比以往更加细致的分析、推理、比喻等能力。通过将一个足球置入多个篮球和排球之间，儿童可以进行简单的比较，从而得出结论，即足球的大小、颜色不同于篮球和排球，但儿童的认知仅仅停留在表层的概念上，缺乏对复杂现实的概括性认知。

（4）形式运算期（11岁以上）：青少年的思维迅速发展，并能运用概念的、抽象的、逻辑的思维方式去推理。此期的青少年不仅能对具体的事物有推理和思考能力，对于一些非具体存在的事物也有能力去思索，这就使青春期儿童能够在解决问题之前预先制订计划，运用不同的论据思考不同的解决方法，并推断预期的结果。此阶段的青少年还能以社会可接受的方式与他人建立相互关系，并能理解各种抽象的原理和理想，如自由、正义、平等和博爱等。

皮亚杰认为，各阶段出现的先后顺序不会因个体的智力程度或社会环境的差异而改变，而且各个阶段作为一个整体，它们之间不能交换。

2. 皮亚杰认知发展理论在护理实践中的应用　皮亚杰的认知理论在许多方面得到证实、发展和补充，并在护理学中被广泛应用。护士在皮亚杰认知发展理论的指导下，可以正确了解儿童的认知、思维和沟通等方式，有助于针对不同年龄阶段的儿童采用不同的语言和方法进行沟通和护理，如通过治疗性游戏、玩具、图书、图片等方法进行沟通，让儿童正确表达他们的情感和愿望，有效地向他们解释治疗和护理过程。同时，可以根据儿童不同阶段的认知和思维特点，设计刺激和促进儿童发展的各种活动和有意义的教育计划，使儿童的智力得到充分发展。

（1）感觉运动期：经常抚摸婴幼儿以提供触觉刺激，播放儿歌或者音乐提供听觉刺激，变换玩具的形状、颜色、大小提供视觉刺激。但须注意安全，避免药片、过小的玩具和零件误吸，治疗或护理过程中防止患儿抓、握、哭闹等行为引起的伤害。

（2）前运算期：对患儿提出的问题给予恰当回答，不可敷衍，通过与患儿做游戏、画画、做手工等转移其注意力，使其暂时忘记因治疗和护理所带来的痛苦。但是要适当约束患儿，以便其更好地配合治疗。

（3）具体运算期：可向患儿简单解释护理操作的目的和过程，让其有一定的自主选择权，如静脉输液时可让患儿选择哪侧肢体。

（4）形式运算期：对青少年的解释宜详尽，鼓励其做出合理的选择，进行特殊治疗和护理时应注意保护其隐私。

（二）科尔伯格的道德发展理论

劳伦斯·科尔伯格（Lawrence Kohlberg，1927—1987年）是美国著名的心理学家和教育家，是继皮亚杰之后采用认知发展取向研究道德发展的最杰出代表。科尔伯格多年来致力于探索儿童的道德评价，他以“道德两难问题”作为基础，通过深入的跨文化调查，把儿童的道德发育视为其全面认知的组成部分，并以此作出解释，指出儿童的道德发育实际上也是其全面认知的结果。

科尔伯格对皮亚杰的继承与发展主要体现在：提出了更为详细、系统的以“三期六阶段”为核心的道德发展理论。科尔伯格以习俗为标准，将道德发展过程分为“三期六阶段”。“习俗”是社会或权威的规则和期望。“三期”为前习俗道德期、习俗道德期和后习俗道德期。每期又包含两个阶段，共“六阶段”，处于不同阶段的个体对道德的判断标准和行为表现各不相同。

1. 道德发展过程

（1）前习俗道德期（2～9岁）：又称道德他律期。道德判断标准是基于行为的后果，即“赏”或“罚”，为了得到奖励或避免惩罚而遵守规则。此期儿童没有真正地理解和坚持习俗或社会的规则和期望，在面对道德两难境界进行道德判断时，只着眼于人物行为的具体结果及其与自身的利害关系，规则和社会期望是自我之外的东西。此期分为以下两个阶段。

1）惩罚与顺从取向阶段（2～6岁）：儿童的道德价值来自对外力的屈从或逃避惩罚，服从规则的目的是避免惩罚，遵从规则的目的是获得奖赏。此阶段是人类发展的最低道德期。

2）相对功利取向阶段（6～9岁）：儿童的道德行为来自满足自我的需要，而非社会规范。因此，此阶段的观点经常被称为道德相对主义。

（2）习俗道德期（9～12岁）：又称道德循规期。儿童开始认识到自己的行为应该遵循社会习俗和规范，而不是违背它们。当面临道德上的抉择时，儿童会根据社会习俗和规范来做出决定。这个阶段可以培养个体良好品行、遵守法律和规则。

1）好孩子取向阶段（9～10岁）：此阶段受众人共同的期望和一致意见引导，个体顺从传统的要求去做。将“好孩子”作为行为的标准，不辜负亲人期望，要做自己和他人心目中的好人，从而遵守社会规范。

2）法律和规则取向阶段（10～12岁）：这一阶段的道德价值以服从权威为导向，个体以维护社会体系、遵守法律和履行义务为道德评价的标准。

（3）后习俗道德期（12岁以上）：又称道德自律期。面对道德两难境界时，凭个人价值观进行是非判断，不受社会权威或社会规范的限制。此期分为社会法制观念取向阶段和普遍的道德原则取向阶段两个阶段。

1）社会法制观念取向阶段：此阶段又称社会契约取向阶段。在此阶段，道德规范被认为是一种社会契约，是可以改变的，可以民主商定进行修订。在没有他人监督时可以自觉遵守道德法则。

2）普遍的道德原则取向阶段：此阶段以价值观念为导向，以正义、公平、平等、尊严等这些普遍的最高原则为标准，进行人们行为的判断。

科尔伯格指出，道德的发展虽然与年龄有关，但个体之间由于社会环境、个人因素的不同而发展速度不同。道德的发展按照六个阶段依次进展，不可逆转，但并不是所有人都能达到最高的习俗道德期。根据科尔伯格的广泛研究，大多数人的道德发展只能达到习俗道德期的两个阶段，只有少数人能达到后习俗道德期。

2. 科尔伯格道德发展理论在护理实践中的应用 科尔伯格的道德发展理论有助于护士在护理过程中针对不同时期儿童道德发展阶段，适时地有针对性地教育儿童，使其配合治疗，并且有助于指导家长帮助儿童形成良好的道德观念。

（1）前习俗道德期：此期儿童处于道德他律期，在治疗和护理的过程中，护士应适当利用权威，并通过适时的物质和精神奖励，使患儿更好地配合治疗和护理，遵守医院的规则。如患儿配合静脉输液时，给患儿奖励一朵小红花。

（2）习俗道德期：此期儿童处于道德循规期，护士应耐心向儿童讲解配合治疗是“好孩子”的表现，鼓励和赞赏其好的行为，这样不仅有利于儿童服从治疗方案和医院的规章制度，更有利于其道德观念的形成和发展。如告知住院患儿医院作息时间，并对按时熄灯休息的患儿，给予表扬和肯定。

（3）后习俗道德期：此期儿童处于道德自律期，已经形成了自己的是非观和价值观，护士应给予其选择的机会和充分的信任。如在护士的指导下，鼓励糖尿病患儿自主制定每周的体育锻炼计划。

知识拓展

治疗性游戏

基于认知发展理论，治疗性游戏的定义为针对住院儿童不同的年龄、认知发展水平、健康状态设计的一连串提升生理及心理舒适的结构性游戏。根据游戏的目的，将治疗性游戏分为生理促进性游戏、指导性游戏、情绪宣泄性游戏三种类型。有学者采用指导性游戏设计游戏方案，并通过指导性游戏对患儿进行一系列术前信息与配合指导，以期缓解先天性心脏病患儿术前焦虑状态。

第二节　需要理论和模式

需要是维持人类生存和发展的基本条件，护理的过程就是满足人类基本需要的过程。了解需要的基本概念、理论及需要满足的影响因素，有利于护士应用需要理论对不同的服务对象进行正确、全面的评估，识别并帮助服务对象满足不同层次的需要。

一、需要的基本概念

（一）需要

需要（need）是个体、群体对其生存与发展条件所表现出来的依赖状态，是个体和社会的客观需求在人脑中的反映，是个体的心理活动与行为的基本动力。需要与人的活动密切相关。一方面，需要是推动人类活动的基本动力，它促使人根据需要设定目标，同时在追求目标、实现目标的过程中获得满足；另一方面，需要也在人类活动中不断产生和发展，随着已有需要的满足，新的需要便会产生和发展，从而促使人的活动向更高的目标前进。

（二）基本需要

基本需要（basic need）是个体生存、成长与发展过程中，维持其身心平衡的最基本的需求。美国人本主义心理学家亚伯拉罕·马斯洛（Abraham H. Maslow，1908—1970年）提出，人的需要是一种永恒的、受到遗传影响的、本性的人性欲望，它在人的一切活动和行动之间起着至关重要的作用，它既可以帮助人们保护自己的健康，又可以促进人们的社会和文化的进步。不管他们来自哪个国家、背景，甚至是多大的社会阶层，都应该拥有相似的品质。这些特性包括：①缺少它可引起疾病；②拥有它可以避免患病；③恢复它则能够治愈疾病；④当面临一些极具挑战性的、无法自行选择的情况时，失去它的人更倾向于寻求它，而不是寻找其他的满足感；⑤对于一个健康的人来说，它处于一种平静、低谷或无效的状态。

二、需要的分类及特征

（一）需要的分类

人类的需要是多方面的，在不同的历史时期，不同人的需要各不相同。按需要的起源，可将需要分为生理性需要和社会性需要；按需要的对象，可将需要分为物质性需要与精神性需要。概括来说，需要可归纳为以下五类。

1. 生理性需要　是维持人体正常生理功能的所有需要，如食物、氧气、排泄、休息、睡眠、活动等。其主要作用是维持机体代谢平衡，如得不到满足，人就无法生存或延续后代。

2. 社会性需要　是人与人之间相互联系和相互作用的需要，如友谊、娱乐、交往、尊重、爱与被爱等。社会性需要是一种基本的人际关系需要，旨在促进人们之间的友谊、娱乐、交流、尊重、爱与被爱等。这种需要对于维护个体心理健康和精神状态至关重要，如果没有得到满足，就可能导致不良的情绪反应和不愉快的经历。

3. 情绪性需要　是个体对外界刺激所产生的心理感受，人有喜、怒、哀、乐、悲、恐、惊等方面的情绪需要，如遇到高兴的事情就会产生愉悦的情绪，遇到难过的事情就会产生悲伤的情绪。

4. 智能性需要　是个体在认知和思维方面的需要，如学习、归纳、推理、判断等的需要。

5. 精神性需要　是个体对精神和信仰方面的需要，如宗教信仰。

上述需要之间相互影响、相互作用。通常一个人处于良好的健康状况时，上述需要会维持在动态的平衡状态，一旦失去平衡，人就会出现各种疾病。其中某一需要未得到满足，就会影响其他需要的满足。

（二）需要的特征

1. 动力性与无限性　人类活动的动力来源于对未知事物的渴望，这些渴望是无限的。当个体拥有某种需要时，个体会努力去实现它，从而获得满足。然而，这些需要被满足之后，个体又会开始寻找新的需要。基于此，个体就能够在不断探索和满足需要的过程中，获得成长和发展，从而推动人类社会的进步。

2. 共同性与独特性　无论种族、性别、年龄、社会文化背景是否相同，人类拥有一些共同的基本需要，如对空气、食物、水、活动、交往、劳动的需要等。同时，除了基本需要外，每个个体还有区别于他人的独特需要。这种独特需要是由个体的遗传因素和环境因素决定的。需要的独特性不仅体现在个体的需要对象和需要程度的不同，也体现在需要满足方式的不同，以及在特定情形下优势需要的不同。

3. 整体性与关联性　人类的各种需要之间存在着密切的联系，彼此之间也有相互影响的作用。一种需要的满足会对另一种需要产生影响，这种关联性使得物质性需要的存在和发展成为精神性需要的基础，而精神性需要的满足也可以作为物质性需要的补充。

4. 动态性和共存性　人的需要是随着内在和外在的条件变化而动态发展的。随着年龄的增长、周围环境的变化，人的各种需要也在不断地发生变化。同时，人在同一时期可能存在多种需要，例如，一位涉世之初的应届毕业大学生同时存在着生存需要、成就需要、情感需要等，这些需要往往成为他/她的目标和动力，在追求需要的同时，促进他/她的独立和成熟。

三、人类基本需要层次理论

马斯洛是美国人本主义心理学家，在进行人类动机和人格研究时，对人类需要的结构和规律进行了系统和独到的研究。他在1943年发表的“人类动机理论”和1954年出版的《动机与人格》一书中提出了人类基本需要层次理论，带来了心理学研究的第三次思潮。马斯洛的人类基本需要层次理论以其高度实用性被广泛用于心理学、管理学、社会学和护理学等许多科学领域。

（一）基本需要层次

马斯洛认为，人的基本需要具有层次性，并且按优势或力量的强弱排列成等级，归纳为生理需要、安全需要、爱与归属的需要、尊重需要和自我实现的需要五个层次。1970年，在修订的《动机与人格》一书中，马斯洛又在尊重需要和自我实现的需要之间增加了求知需要和审美需要。目前，对这两个需要是否构成人类基本需要层次具有不同的观点，研究尚未明确。鉴于现代护理实践领域的不断扩大，我们按照七个层次的需要进行阐述。

1. **生理需要** 是人类生存必需的一切物质方面的需要，包括对空气、水、食物、排泄、温度、活动和休息、睡眠及性的需要。它是人类最原始、最底层、最基本的需要，是推动人们行为的最强大的动力。如果生理需要得不到满足，人便无法生存。只有生理需要基本满足之后，个体才会采取行动满足更高层次的需要。如一个极度饥饿的人，除了食物，不会对其他任何东西感兴趣，这时获得食物便成为其行动的唯一动力。他获得足够的食物后，才可能考虑其他需要的满足。有些情况下，某些群体往往不能满足自身的生理需要，如婴幼儿、失智或失能老人、残疾人、危重症患者，满足这些人群的生理需要便是护理工作的重点。

2. **安全需要** 是个体希望得到保护、避免伤害的需要。安全需要含有生理上的安全和心理上的安全两层意思。①身体上的安全：是个体可以通过采取措施来降低或抵抗外界的危险，例如在恶劣的天气条件下，可以通过使用防护装置来防止意外伤害；通过使用拐杖来保持平衡，通过配戴眼镜来改善视力等。②心理上的安全：意味着个体能够保持自信，并且在日常生活中保持良好的人际关系。这样，个体才能避免担心失去机会或者面临挑战，并且能够更好地完成工作、学习和生活。

3. **爱与归属的需要** 是个体爱和接纳他人，同时也被他人爱和接纳的需要，从而建立良好的人际关系。马斯洛认为，当人的生理需要和安全需要基本得到满足时，便开始追求与他人建立感情联系，希望得到信任、友情、爱情，同时渴望自己能属于某个群体，并寻求在团体中的一席之地。如新入院患者渴望得到医护人员的关心。

4. **尊重需要** 尊重有双层含义，一是拥有自尊，视自己为一个有价值的人；二是被他人尊重，得到他人的认同与重视。这一需要的满足会使个体产生自信、有价值、有控制能力及独立自主的感受而产生更大的动力。反之则会让人失去信心，产生自卑及无助感。如患者在接受治疗、检查时，要求医护人员保护其隐私部位。

5. **求知需要** 是对自己、对他人以及对周围事物有了解和探索的需求。如手术前，患者请求医护人员告知其手术相关知识和术后康复等知识。

6. 审美需要 是个体对美的事物、现象的追求，对行为完美、和谐完善的需要。如化疗后，患者戴假发维护其个人形象。

7. 自我实现的需要 是个体具有最大限度地发挥自己的天资、能力和潜力，完成与自己的能力和天赋相称的一切事情的需要。满足自我实现的需要可使人感到最大的快乐。马斯洛提出，通过不同的方式来获得成功，如参加体育运动、进行文学写作、从事艺术创作、进行科研活动及从事科技革新等，从而满足自我实现的需要。总的来说，成功的本质就是充分利用每个人的潜力，去追求梦想与目标。更多的、更高层次的需要被满足，将成为个体不断努力的动力。

人在不同时期的需要是具有差异性的。人总是通过各种方法和途径满足当前阶段的需要，以维持相对平衡、健康的状态。马斯洛认为，人的一生是一个从生到死不断发展和完善的过程。在这个过程中，有些需要可能得以满足，也可能获得部分满足或根本未得到满足。

（二）各层次需要之间的关系

马斯洛认为人类的基本需要具有层次性，且相互关联。

1. 需要的满足过程逐级上升 较低层次需要的满足是较高层次需要产生的基础。当低层次需要得到基本满足后才会追求高层次需要。古人“仓廪实而知礼节，衣食足而知荣辱”正反映了此特点。

2. 满足各种需要的紧迫性不同 有的需要必须立即满足，如对氧气的需要，有的需要可暂缓或延后满足，如休息、饮食等需要，但后者的这些需要始终存在，最终都需要得到满足。

3. 各层次需要相互依赖，可重叠出现 随着需要的不断提升，较高层次的需要也会随之出现。这种变化通常遵循从无到有、由弱到强、逐步发展的规律，其中前后层次之间也会存在一定的联系。

4. 各种需要的层次顺序并非固定不变 “不食嗟来之食”指出，为了维护自尊，人们应该优先考虑满足最重要的需要，而不是放弃生理需要，因为每个人都有自己的需要和层次，而这些需要和层次可能会因个体而异。

5. 需要的层次越高，其满足方式和满足程度的个体差异性越大 随着需要的提升，个人的满足方式和满足程度也会有所不同，呈现出明显的差异性。人们在满足生理需要时，通常采取相似的方式，如呼吸、进食和休息；然而，在追求更高层次的需要，如尊重、自我实现等时，则会受到个人性格、教育水平及社会文化背景的影响而存在显著的差异。

6. 基本需要满足的程度与健康密切相关 保证身体的正常运转，以及获得充分的营养，对于保护我们的身体来说至关重要。尽管某些低级的身体需要可以帮助我们保持身体的活力，而这种低级的身体需要也可以激活我们的身体，从而避免患上各种疾病。

四、患者需要模式

美国护理学家弗吉尼亚·韩德森（Virginia Henderson，1897—1996年）在1966年提出了患者需要模式。韩德森认为，护理的独特功能是协助个体从事有益于健康、促进康复或安详地死亡等活动，并帮助其尽可能地获得独立。该模式提出了十四项帮助患者满足日常生活的需要，具体如下。

（1）正常地呼吸。

（2）适当地摄入食物、水。

（3）通过各种途径排出代谢废物。

（4）移动并维持所期望的姿势，如走路、坐、卧和改变姿势等。

（5）充足的睡眠和休息。

（6）选择恰当的穿着。

（7）调整穿着或环境，使体温维持在正常范围。

（8）保持身体清洁和良好修饰，保护皮肤的完整性。

（9）避开环境中的危险因素，并避免伤害他人。

（10）通过表达自己的情绪、需要、观点，与他人进行沟通。

（11）遵照自己的信仰从事相关活动。

（12）从事可带来成就感的工作。

（13）参与不同形式的娱乐活动。

（14）学习、发现、满足各种促进正常发展的健康好奇心。

除了上述理论，在马斯洛的基本需要层次论的基础上，美国心理学家戴维·麦克利兰（David McClelland，1917—1998年）在20世纪50年代提出了成就需要理论，认为在人的生存需要得到满足后，还有三种需要：成就需要、亲和需要和权力需要，其中成就需要最为重要。美国心理学家克莱顿·奥尔德弗（Clayton Alderfer，1940—2015年）在1969年提出了ERG理论，认为人有三种核心需要：生存（existence，E）需要、关系（relatedness，R）需要和成长（growth，G）需要。这些理论在护理管理领域应用较为广泛。

五、需要理论和模式在护理实践中的应用

马斯洛认为，人的需要是否得到满足及满足的程度与个体的健康水平密切相关。当一个人的需要大部分被满足时，机体就能处于一种平衡状态，使个体的健康得以维持。反之，当人不能最低限度满足自己的需要时，机体就会出现失衡状态而导致疾病。护理的目的就是帮助人们满足其未满足的需要，使失衡的机体重新处于平衡状态，促进机体恢复健康。由此可见，人类基本需要层次理论对护理学有着重要的指导作用。

（一）了解护理对象未满足的需要

疾病通常是导致生理需要无法满足的最主要原因，人患病时会有许多需要不能自行满足。护士的职责就是评估患者未满足的需要及其对患者造成的影响，及时确立护理问题，以制订和实施相应的护理措施，帮助患者满足其需要，使机体恢复平衡和稳定。患病时，人可能出现的未满足的需要有诸多方面。

1. 生理需要

（1）氧气：缺氧、呼吸道阻塞、呼吸困难等。

（2）水：脱水、水肿、电解质紊乱、酸碱平衡紊乱等。

（3）营养：肥胖、消瘦、各种营养缺乏，以及不同疾病（如糖尿病、肾脏病）的特殊饮

食需要等。

（4）温度：冻伤、发热、寒战等。

（5）排泄：便秘、腹泻、大小便失禁、胃肠手术后的调整等。

（6）休息和睡眠：疲劳、睡眠型态紊乱等。

（7）舒适：疼痛、躯体活动障碍等。

2. 安全需要　患病时人的安全感会降低，包括担心自己以后的健康状态、患病和住院造成的寂寞和无助感、害怕被人遗忘、得不到良好的治疗与护理、对各种检查和治疗的恐惧与疑虑、对医护人员的技术不信任，担心增加经济负担等。具体护理内容包括避免身体伤害和避免心理威胁。

（1）避免身体伤害：护理时需注意消除环境中的不安全因素，防止发生意外。如防止地面湿滑，床位不宜过高，使用床挡，降低病室内噪声，夜间开床头灯，严格遵守无菌原则。

（2）避免心理威胁：护士需做好入院指导和健康教育，介绍医院环境、制度及责任医师与护士，讲解疾病的发生发展、治疗、护理、预后、康复和预防的知识，以减少因环境的陌生、对疾病和治疗的不了解和疑虑所造成的恐惧、焦虑和无助感等情绪反应，增加患者对医护人员的信任感，促进康复。

3. 爱与归属的需要　人在患病时，由于躯体不适和功能障碍，常常变得非常脆弱和敏感。对爱与归属的需要比较明显，希望得到家属、朋友和周围人的亲切关怀、理解和支持。此时护士要细心观察患者的情绪变化，改善其不良情绪。建立良好的护患关系，鼓励家属参与护理活动，帮助患者建立与病友之间的友谊，最大限度地满足患者对爱与归属的需要。

4. 尊重需要　包括自尊和受尊重两个方面。患者住院后，因不能在家庭和工作中发挥原有的作用、需要他人的照顾、成为他人的负担、隐私得不到保护、某些疾病引起形象改变而感到失去自身价值，造成自尊的需要不能满足。此时，患者对获得他人尊重的需要会变得非常强烈。护士一方面应注意帮助患者重新建立其自身的价值感，让患者做力所能及的事；另一方面应重视和听取患者的意见，礼貌地称呼患者名字，避免用床号替代患者姓名，尊重患者的生活习惯和宗教信仰，让患者感到自己是受尊重和被接纳的。

5. 自我实现的需要　由于疾病造成的生理功能障碍和心理上的反应，患者常常会存在许多未满足的低层次需要，如生理需要和安全需要等。但在生病和住院期间也会有一定自我实现的需要。护理的功能是切实保证低层次需要的满足，为自我实现需要的满足提供基本条件。护士应鼓励患者表达自己的追求，与患者共同建立人生目标，使其意识到自己有能力和潜力满足自我实现的需要。

6. 求知需要　患者患病住院后，会对自身疾病的相关知识较为渴望，急切地需要知识的普及，也会产生很多的问题，需要专业人士的解答。护士应站在患者的角度，给予耐心的解释，积极健康宣教。

7. 审美需要　患者住院后，对环境、自我形象的要求和标准并没有降低，有些患者对病室的内部装饰、患者服装等提出较高的要求，护士应该耐心地倾听患者的需要，并在病房制度允许的条件下，尽量满足患者的个性化审美需要。

（二）领悟护理对象的言行

患者在进行某些特殊检查前、治疗前、手术前会表现出忧虑和恐惧，此时应满足其安全的需要；因烧伤、截肢、化疗后引起形象改变的患者会表现出沉默寡言，用其他方式遮掩自己身体的不足，此时应满足其尊重需要和审美需要；长期住院的患者会流露出想家的情绪，此时应满足其爱与归属的需要。

（三）预测护理对象尚未表达的需要

需要理论有助于护士预测护理对象尚未表达的需要或可能出现的问题，以便及时采取措施加以预防。如对新入院的患者应及时、热情地介绍病区环境、责任医师与护士，防止患者因环境陌生而产生紧张、焦虑等情绪。

（四）制订和实施护理计划

根据人的需要具有层次性的特点，护士实施护理的过程中应注意患者需要的轻、重、缓急，按其优先次序制订和实施护理计划。如生理需要不能获得满足时，可能短时间内会威胁到患者的生命。越是排在“金字塔”底部的需要越重要，越需要及早给予满足。在护理实践中，护士必须把护理对象看作整体的人，在满足低层次需要的同时应考虑更高层次的需要，不可将各层次需要机械地割裂开，要因人施护。

（五）用于确定满足患者需要的途径

护士应根据患者能够自行满足其需要的程度，采取不同的方式帮助患者满足需要和解决护理问题。

1. 完全无法自行满足基本需要的患者 护士应帮助他们满足生理和心理的需要，如帮助不能自理的患者翻身、清洁身体、喂食和排泄；通过呼吸机维持氧气的供给；不能进水的患者通过静脉输液维持体液平衡；安慰鼓励患者，帮助其重新建立生活的信心等，即直接满足患者需要。

2. 能部分自行满足基本需要的患者 护士应鼓励患者自己完成力所能及的活动，帮助其发挥最大潜能以满足需要，最终达到最佳的独立状态，如协助患者翻身等，即协助患者满足需要。

3. 能够自行满足需要但缺乏相关医疗卫生知识的患者 护士应通过健康教育、咨询、指导等方式，减少和消除可能影响满足基本需要的障碍因素，预防潜在健康问题的发生和现存健康问题的恶化。

知识拓展

基于ERG理论的鼻咽癌个案管理模式初探

研究发现，鼻咽癌患者在复杂而冗长的治疗过程中具备ERG需要理论中的三大需要。①生存的需要：对医疗、照护服务的需要和对与疾病、治疗、护理和康复相关的知识需要。②相互关系的需要：对心理社会支持的需要、对和谐人际交往的需要。③成长发展的需要：对自我价值实现的需要。基于ERG需要理论的个案管理能够增强患者信息支持、心理支持等支持的获得感，减少疾病的不确定感。

第三节 压力与适应理论和学说

压力会影响患者以及整个家庭的身心健康。护士在为患者提供护理时需要了解患者的压力并考虑压力对患者的影响。对于护士来说，使用临床判断和评判性思维识别、评估压力，并分析与压力相关的线索非常重要。这有助于护士了解压力管理技术并帮助护士设计以患者为中心的压力管理计划，为患者和家属提供个性化的干预措施。

一、压力的概述

（一）压力

压力（stress）又称应激，是多学科关注的概念，在医学、心理学、社会学和管理学等领域均有广泛研究，但不同的研究领域，其概念内涵与关注重点也有所差别。加拿大著名的内分泌生理学家汉斯·塞里（Hans Selye）对压力的定义是："机体在遭受各种刺激侵袭时所产生的非特异性的适应性反应。"目前普遍认为，压力是个体对作用于自身的内外环境刺激做出认知评价后引起的一系列生理及心理紧张性反应的过程。根据分类性质不同，压力可分为不同类型。

1. **根据发生压力的时间长短** 压力可分为急性压力和慢性压力。

（1）急性压力：指机体受到突然刺激发生的压力，如得知亲属突然去世。

（2）慢性压力：指机体长期而持久的紧张状态，如医护人员长期处于一种高负荷的工作状态。

2. **根据压力的结果** 压力可分为生理性压力和病理性压力。

（1）生理性压力：指机体适应了外界刺激，并维持了机体的生理平衡。

（2）病理性压力：指由于压力而导致机体出现一系列功能、代谢紊乱和结构损伤，甚至发病。

压力是一种反应状态而非刺激本身，刺激本身不会对人产生干扰，对人具有干扰作用的是人们对刺激所做出的评判和反应。

（二）压力源

压力源（stressor）又称应激源或紧张源，是任何能使人产生压力反应的内、外环境的刺激。根据压力源的性质，压力源可分为物理性因素、化学性因素、生物性因素、生理（病理）性因素、心理性因素和社会性因素六类。

1. **物理性因素** 如极端的温度、强烈的光线、噪声、电、暴力等。

2. **化学性因素** 如药物、烟酒、咖啡、酸、碱等。

3. **生物性因素** 如细菌、病毒、寄生虫等。

4. **生理（病理）性因素** 生理性因素如月经期、妊娠期、更年期、饥饿、活动等；病理性因素如发热、疼痛、缺氧、外伤和出血等。

5. **心理性因素** 如高兴、焦虑、恐惧、烦躁等。

6. **社会性因素** 如生活艰辛、搬迁、升职、丧偶等。

二、适应的概述

适应（coping）又称应对、应付，是压力源作用于机体后，机体为保持内环境的平衡而做出改变的过程。由于适应可以被直接理解为是个体解决生活事件和减轻事件对自身影响的各种策略，故又称为适应策略。根据适应是否有利于缓冲压力的作用，可分为积极适应和消极适应。积极有效的适应策略可以减轻应激反应对机体造成的生理、心理损害，减轻心理上的焦虑及紧张不安等感觉。消极无效的应对会加重应激反应对健康的影响，使机体患病的危险性增加。

三、个体对压力的反应与适应

（一）个体对压力的反应

压力反应（stress response）指个体因为压力源所致的各种生物、心理方面的变化，常称为压力的身心反应。机体的压力反应可以导致生理和心理两方面的改变。

1. **生理改变** 机体在压力时可出现心率加快、血压升高、需氧量增加、免疫力降低、体重下降、疲乏、倦怠、疼痛、失眠、胃肠功能紊乱等。

2. **心理改变** 个体可表现为焦虑、抑郁、否认、怀疑、退缩或进攻等。

压力反应是生命为了生存和发展所必需的，具有防御保护性。压力反应有利于调整机体与环境的契合关系，增强适应能力，但超过一定限度的压力反应就会引起压力性疾病。

（二）压力与适应

适应活动涉及压力作用过程的各个环节，包括生活事件、认知评价、社会支持、心身反应等。

1. **适应方式** 一个人在不同情况下反复运用相似的适应手段，则构成其个人特有的适应方式，或称适应风格。常用的适应方式包括针对问题的适应和针对情绪的适应。

（1）针对问题的适应：针对问题的适应行为是针对所面临的问题、挑战或困境所采取的行为，包括收集更多的信息、确定各种解决问题的方法、让他人来解决这一问题、与有同样问题的人一起来讨论这个问题或有意识地决定不做任何事情等。

（2）针对情绪的适应：针对情绪的适应行为是以缓解情绪为目标的，如采用放松技术、改变对问题的思考方式、忽视目前的境遇、使用精神活性物质或食物（如吸毒、吸烟、酗酒或暴食）。适应行为对个体而言，有时是建设性的，有时是毁坏性的。

2. **影响有效适应的因素** 许多因素会影响适应的效果，除了个体的年龄、性别、遗传因素、经济状况和目前的健康状况外，还包括诸多因素。

（1）压力性生活事件数量、影响强度和持续时间。

（2）个体对压力事件的感受：有的人对压力源引起的烦恼、痛苦体验感受不强，能够淡然处之，有的人则感受要强烈一些。

（3）个人的适应能力：如果一个人具有丰富的知识和技能，就会有很强的适应能力，面对困难时容易找到解决的方法。

（4）个性特征：外向、开朗、坚强的人能很快适应各种压力源，反之亦然。

（5）适应压力的经验：如果以前经历过类似的压力源，有了适应经验，再次遇到时就相对容易适应。

（6）个人的支持系统：社会及家庭的支持系统可以为患者提供物质和精神上的帮助，以减少患者对压力的感知，提高患者的适应能力。如果失去支持系统的帮助，人会受到更大的应冲击。

3. 防卫机制　是一个人在无意识状态下采用非直接针对问题的方式抵抗和适应压力源、保持并促进人们的自尊和自我概念的一些心理过程和行为。人在一生中不断地建立各种自我防卫机制，常用的自我防卫机制包括合理化、否认、转移、退化、反向行为和补偿。

（1）合理化：强调合乎自己需要的理由维持自尊和避免内疚。如常说的"吃不到葡萄说葡萄酸"；又如有的护士没取得患者的合作，却把原因归结为患者太麻烦。

（2）否认：指拒绝承认会对自身造成伤害的事实，如突然获知亲人出了车祸，人们的第一反应通常都是"这不可能，肯定是弄错了"。人们借助否认这一防卫机制缓解突如其来的打击。

（3）转移：将情感或行为由一个对象转移到另一个可以接受的替代对象身上。如下属不敢对上司发火，而将不良情绪发泄到爱人身上。"指桑骂槐"即有此意。

（4）退化：指一个人的行为回到以前的发展阶段，以回避目前的状况。如儿童生病住院后往往会出现退化现象，已经学会的自理活动（如穿衣服）住院后往往需要他人帮忙，或已经能够控制大小便的儿童住院后会出现尿床等。

（5）反向行为：对一些不敢正视的动机或行为加以否认，并从相反的方向去表现。如患者怕静脉穿刺，护士安慰他时，他却说"我这人天生不怕疼。"

（6）补偿：个体用成功或出众的方面弥补有缺陷的方面。如一名双下肢残疾的人，不仅以优异的成绩考上名牌大学，而且成长为某研究领域的专家。

（三）压力与疾病

适当的压力有利于提高人体的适应能力，促进人的身心健康发展。但是强烈或持久的压力刺激，可以降低机体对外界致病因素的抵抗力，造成许多疾病的发生。随着社会发展，目前人类承受着越来越强烈的压力。压力对许多疾病的影响不容忽视，75% ～ 90% 的疾病受到压力的影响，其中心血管疾病、糖尿病、肿瘤及神经退行性变患病率更为突出，病情恶化的概率也更加显著，从而给患者带来更多的痛苦。当前，人们对于压力和健康之间的联系日益感兴趣。

压力性疾病目前尚无明确的概念和界限，习惯上将压力作为重要致病因素的疾病称为应激性疾病，如应激性溃疡。还有一些疾病，如原发性高血压、冠心病、溃疡性结肠炎、支气管哮喘等在其发生、发展中压力是一个重要的原因和诱因，这些疾病称为压力相关疾病。与压力相关的疾病大致可分为压力诱发或加剧的躯体疾病和压力诱发的心理精神障碍两大类。

四、压力与适应的相关理论和学说

（一）坎农的稳态与应急

美国生理学家沃尔特·布拉德福·坎农（Walter Bradford Cannon，1871—1945年）提出稳态学说和应急概念，是压力研究前期的一段重要历史。他将机体在面对环境变化时保持内环境稳定的过程称为“内稳态”。当个体遇到严重内外环境干扰刺激时，内稳态被打破，神经和内分泌系统被激活，出现呼吸和心率加快、血压和肌肉活动性增加等反应，这些都有利于机体在察觉到威胁或危险（有压力源的存在）时，或拼命抗争或逃之夭夭。坎农将这种严重干扰性刺激时机体所做出的整体反应称之为应急，即“战或逃”。

（二）塞里的压力学说

塞里被誉为压力之父，他继承和发展了坎农的研究，提出了“一般适应综合征”和压力概念。塞里观察到大多数疾病虽然各有一些特征，但是有一些共同的症状和体征，如体重下降、疼痛、失眠、疲乏、胃肠道反应等。他认为，不论任何因素侵犯人体系统，都会引起一定的、相同的反应群，他称之为一般适应综合征（general adaptation syndrome，GAS）。其进程可以划分为警戒期、抵抗期和衰竭期。

1. 警戒期　在警戒期，由于外界压力的作用，机体会发生一系列以交感神经系统为主的变化，包括血糖水平升高、心率加快、肌肉紧张度增强等，这是一种必要的预备“战斗或逃跑”的反应。通过这种复杂的生理反应，机体可以利用所拥有的充足能量来抵御外部压力。

2. 抵抗期　又称为适应期，若压力源持续存在，机体进入抵抗期。这一阶段，机体开始更加积极地面对挑战，并且分泌肾上腺素、去甲肾上腺素等激素，以提升自身的免疫功能，从而更好地应付外界环境的变化。经过激烈的抗争，结果如下：身心得以恢复平衡，使其处于安全状态；或者压力仍然持续，最终导致身心的衰退。

3. 衰竭期　在衰竭期，由于压力源过强或侵袭身体的时间过长，机体的适应性资源全部耗尽，导致适应失败。机体适应不良可以引起免疫反应的损害、机体抵抗力下降、心力衰竭、肾衰竭甚至死亡。

五、压力与适应理论在护理实践中的应用

（一）患者的压力管理

1. 患者面临的压力源　包括不熟悉的医院环境、医源性限制、与家人分离、经济问题、社交受限、缺乏相关的信息、疾病的严重程度及对个人的影响、诊断治疗及护理所造成的相关问题等。

2. 患者的压力反应　患者面临压力源出现的压力反应，除了疾病本身的临床表现外，生理方面还会出现呼吸困难、心率加快、手心冰凉、胃部不适感、紧张性头痛、失眠等一系列的生理变化，心理方面会表现为情绪不稳定、焦虑、健忘、不关心周围事物等。

3. 消除或减弱压力的方法　为患者创造良好的治疗环境；满足患者的需要；主动提供疾病及治疗的相关信息；鼓励患者参与治疗和护理，尊重患者；争取支持系统的合作；教给患者适应压力的方法。

（二）护士的压力管理

1. 护士面临的压力源　护理人员面对的压力源范围较广，其中消极的压力因素较多，

如不良的工作环境、紧张的工作性质、超负荷的工作量、复杂的人际关系等均会给医护人员带来巨大压力，使其身心方面出现的压力反应的比例大大增加。

2. 学习适应技巧　护理人员应努力获得各支持系统的支持，树立正确的价值观和职业观，掌握丰富的知识和技能。同时还要学会各种调节方法，以缓解或消除自身压力反应，全身心地投入护理工作，提高护理质量。

知识拓展

心理弹性及护士心理弹性的影响因素

心理弹性是面对逆境、创伤或威胁等重大压力事件时，个体能从中恢复或成长的良好适应过程。影响护士心理弹性的因素主要有人口学变量、个人因素（人格特征、应对方式、工作满意度、自我效能），以及一些组织因素（压力知觉、社会支持）。在我国，高年龄、高收入、高职称、高学历的护士，其心理弹性水平较高。轮中夜班的护士因生物节律紊乱，容易引起焦虑、紧张和疲惫，心理弹性较低。

第四节　希望学说

斯奈德希望学说（Snyder's Hope Theory）是积极心理学中的一个重要学说，它关注希望在激发人类动机和提升福祉方面的作用。斯奈德希望学说提出了希望的多维度结构和其对患者心理健康的积极影响。在护理实践中，理解并应用希望学说不仅可以增强护士面对挑战时的积极态度和动机，还能提高对患者福祉的关注。通过本节的学习，学生可以掌握希望学说的基本概念和主要内容，并学会在临床实践中有效地应用理论。

一、希望学说概述

1. 希望学说的起源　希望作为一种心理现象，经历了不断地演变和深化。早期哲学和宗教记载中，希望被视为一种基本的人类情感，与对未来的期望和信念密切相关，希望通常与个人的信仰和精神追求相结合。20世纪，随着心理学的发展，希望逐渐成为心理学中独立的研究领域。早期心理学研究将希望视为一种情感状态，但随着时间推进，学者们开始认识到希望不仅是情感反应，而且涉及认知、情感和行为的多维心理构造。希望与患者设定目标、实现规划的路径，以及激发和维持动力间的关系开始受到重视。20世纪后半叶，希望作为心理学研究的一个重点领域得到了显著发展。在临床医疗领域，希望的概念也得到了广泛应用和研究。希望被视为关键心理资源，可以帮助患者应对疾病，提高治疗积极性和依从性。研究发现，高水平的希望与更好的健康结果、更低的抑郁和焦虑水平，以及更高的生活质量相关。医护人员开始将培养和维持患者希望纳入临床实践中，以改善整体治疗效果和患者福祉。

2. 希望学说的发展　希望作为一个心理学概念，被多种方式定义，反映了它在心理学领域的多维度和复杂性。一般来说，希望被认为是患者对未来积极结果的期望和追求。然而，不同的心理学理论和研究提供了对希望更深层次的理解。斯奈德希望学说将其视为一种基于实现目标的个人动力（agency）和规划路径（pathways）的心理状态，强调希望不仅是被动的期待，而且是一个积极的、目标导向的过程。希望学说中强调个人对实现目标的信心（动力）和寻找实现这些目标的途径（路径）的心理状态，明确了希望不仅是对未来的简单期望，而且是一个动态、多维度的过程。斯奈德及其团队的研究不仅在理论上提供了希望的综合框架，还在帮助患者面对生活挑战时激发和维持积极态度等临床实践方面提供了宝贵指导。此外，埃里克森和弗兰克尔等学者也对希望学说的发展做出了重要贡献。一方面，埃里克森及其助手在心理社会发展理论中强调了希望在早期发展阶段的重要性；另一方面，弗兰克尔存在主义心理治疗理论中也强调了希望在追寻意义和目的中的核心作用，并将其视为一种与患者抗压能力、决心和乐观态度紧密相连的心理资源。这些研究不仅丰富了希望学说的内涵，而且强调了希望在促进患者积极应对生活挑战、设定和追求目标方面的重要性。此外，希望学说在实际应用中也非常广泛，例如，在心理治疗、教育指导、职业发展和组织管理中，均可看到其应用，为护士开展患者心理发展和适应等相关工作提供了坚实基础，通过培养患者的能动性思考和途径思考，可以有效提升患者对未来的积极期待，并增强其面对挑战和困难的能力。

二、希望学说主要内容

希望学说强调，高水平的希望与个人的心理健康、成就感和生活满意度密切相关。该学说对于理解目标设定和实现、应对挑战，以及维持积极心态都有重要意义。此外，希望作为一种动态认知过程，不仅是一种情感状态，而且涉及积极思考和计划过程，包括了对目标的追求和对达成目标所需路径的识别。

1. **能动性思考** 指对实现目标的信心和动力，表现为实现目标的坚定意志和信念。例如，一位学生相信自己能够通过努力学习来提高成绩，这种信念就是能动性思考的体现。这一概念涉及如何设定和追求具体且有意义的目标。在希望学说中，目标不仅是愿望或期望，而且是可以积极参与和投入的具体事项。这些目标可能是短期的，如完成日常任务，也可能是长期的，如职业发展目标。目标导向的思考要求目标明确详尽，并对实现这些目标保持积极乐观态度。

2. **路径思维** 指规划和发现一条或多条达成既定目标的路径，即使遇到障碍和挑战，也能找到解决问题的方法，涉及规划确定实现目标的具体途径。这个过程中，不仅需要识别可能存在的路径和方法，而且要具备在面对障碍和挑战时寻找替代方案的能力。有效的路径思维要求具备灵活解决问题的能力，在必要时及时调整计划和策略以适应环境和条件的变化。比如，学生可能会制订多种学习计划，如参加辅导班、组织学习小组，或者制定每日学习时间表，这些都是路径思维的示例。

3. **希望与目标设定** 希望学说强调目标的重要性。目标设定应该明确，具有挑战性及可行性，才能有效激发希望。例如，一个跑步爱好者设定了参加马拉松比赛的目标，这个具体可行而富有挑战性的目标有利于激发希望。

4. **希望与心理健康** 希望被视为一种重要的心理资源，有助于患者在面对困难和挑战时保持积极和有适应性的态度。例如，面对疾病救治过程中的困境，一个具备高希望水平的人更有可能积极寻找治疗方案，保持乐观态度。

5. **希望水平评估** 为了在研究和临床实践中准确衡量希望，学者们开发了多种希望量表。其中最著名的是由斯奈德团队开发的“希望量表”。该量表评估从目标导向思考、路径思维和动力水平等方面测量希望水平，被广泛用于心理健康评估、治疗效果评价，以及心理学研究的工具。在临床实践中评估患者希望水平是一个重要过程，有助于护士理解患者心理状态和需要。通过使用标准化希望量表，护士可以获得关于患者希望水平的客观信息，从而与医师、心理治疗师更好地设计和调整治疗计划。此外，护士还可以通过与患者对话和互动来评估其希望水平，包括患者目标设定、面对挑战的态度，以及对未来的期望。希望相关研究发现其与乐观主义、韧性及幸福感等其他概念联系紧密，共同构成了个体心理健康基础。乐观主义体现为对未来积极结果的期待；而希望更具体，不仅关注积极结果的期待，而且涉及具体目标的设定，以及达成这些目标的路径和策略。这种面向目标的动态过程使得希望在促进个体适应不同生活挑战中扮演了不可或缺的角色。其次，韧性指的是个体在遭遇挑战、困难或压力时，能有效恢复和适应的能力。希望在此过程中充当了一个关键催化剂，帮助个体寻找可利用的资源，坚持不懈地实践，在逆境中保持进取心态。因此，希望不仅增强了个体韧性，而且为面对生活挑战提供了动力和方向。最后，幸福感则是个体对其生活满意度的主观评估。希望通过鼓励积极生活态度和促进目标实现，显著提升幸福感。具备高水平希望的个体往往能够更积极地认识生活，即使在遭遇挑战时也能保持，从而在整体上提高生活质量。

总之，希望学说提供了一个理解和增强患者在面对生活中的挑战和目标追求时心理弹性的理论框架，强调通过积极的目标设定和有效的问题解决策略，促进心理成长和整体福祉。通过培养和强化希望，护士可以帮助患者有效地增强适应能力，促进积极心态的形成，从而提高患者满意度和福祉。

三、希望学说的应用

希望学说在护理实践中的应用具有重要意义，特别是在提高患者的生活质量、帮助他们应对疾病和治疗过程中的挑战方面。在护理实践中，有许多案例展示了希望如何对患者产生积极影响。例如，一项研究关注了一群慢性疾病患者，发现那些拥有较高水平希望的患者在康复过程中表现出更好的适应性和生活质量。通过对这些案例的研究，可以发现激发希望的不同策略，如个性化的目标设定、积极的沟通和适时的支持，对于提升患者的积极性和康复效果至关重要。通过分析希望在护理实践中的应用案例，可以提炼出几个关键教训和策略。

首先，了解和支持患者的个人目标和期望是激发希望的关键。其次，护士需要具备识别和应对患者希望减退的能力，特别是在面对复杂或长期的健康挑战时。最后，与患者建立基于信任的关系，提供持续的情感支持和鼓励，是维持和增强患者希望的重要因素。以下是希望学说在护理实践中应用的几个关键方面。

1. **鼓励患者表达** 护士通过与患者进行积极的沟通，不仅关注疾病本身，而且关注患者的整体福祉和未来愿景。通过讨论患者的兴趣、愿望和个人目标，护士可以帮助患者认识到自己对治疗过程的影响，从而增强他们的能动性思考。积极的沟通有助于患者建立更强的自我效能感，即相信自己有能力影响和改善自己的健康状况。为患者提供实际的支持，如帮助他们设定治疗目标、讨论治疗计划，以及提供必要的信息和资源，可以增强他们的路径思维。

2. 个性化护理计划　根据每位患者的具体状况和需求，制订个性化的护理计划。这种计划应该包括患者能够实际参与和影响的目标，以增强他们的希望感。个性化护理计划关注患者的独特需求，包括他们的生活方式、文化背景和个人偏好。当患者参与护理计划的制定过程，他们更有可能感到被赋权和参与，这有助于提高他们对治疗的积极性和遵从性。

个性化护理计划通过考虑患者的整体福祉，有助于提升他们的生活质量和满意度。例如，对于慢性疾病患者，可以通过帮助他们设定管理疾病的实际目标（如通过改善生活习惯来控制症状），来提升他们的希望感和生活质量。护士还可以教授患者自我管理技巧，如药物管理、营养指导和锻炼计划。实际目标的设定有助于患者感到对自己的健康有更多的控制，从而增强他们的自我效能感和希望感。

3. 应对支持　护士可以教授患者如何应对疾病带来的压力和挑战，提供各种应对策略，帮助他们建立起应对疾病的有效途径。这包括指导放松训练、疼痛管理方法、情绪调节技巧等。护士提供有效的应对策略，使患者能够更好地处理与疾病相关的挑战，减少焦虑和压力。应对策略的提供有助于患者在面对健康挑战时保持积极和希望的态度。

4. 心理健康　在护理过程中，护士提供的情感支持对于维持患者的心理健康和希望水平至关重要。这包括倾听患者的担忧、提供安慰和鼓励，以及在必要时引导他们寻求专业的心理健康服务。情感支持不仅来自医护人员，还包括患者家庭、朋友和社会网络的支持。情感支持有助于患者在面对疾病和治疗的过程中保持积极的心态，增强他们的内在力量和希望。通过提供情感支持和心理健康资源，可以让患者更好地应对疾病带来的心理压力和挑战。例如，在临终关怀中，护士可以侧重关注提升患者的生活质量和舒适度。通过与患者及其家属沟通，明确患者的愿望和目标，护士可以帮助他们保持尊严和希望。临终关怀中的支持包括提供疼痛和症状的缓解、心理和情感的支持等方面，并协助患者和家属处理临终事宜。在生命的最后阶段，维持希望和尊严对患者及其家属来说至关重要。终末期关怀中的希望管理有助于提高患者的心理舒适度和生活质量。通过对患者的关怀和支持，护士不仅帮助患者应对生命的最后阶段，也为其家属提供了支持和安慰。通过这些方式，希望学说被融入护理实践，帮助患者更好地应对健康挑战，同时为护士提供了一种以患者为中心的护理方法。这不仅促进了患者的身体康复，也对他们的心理健康和整体福祉产生了积极影响。

5. 应用希望学说的挑战

（1）患者特点：患者的个人信念、价值观和文化背景对其希望水平有深远影响。不同的文化和信仰系统对健康、疾病、治疗和死亡的看法各异，这些差异可能影响患者对治疗的态度和其希望水平。

（2）负性情绪：患者焦虑、抑郁或其他情绪障碍显著影响他们的希望感，心理状态的波动可能会使患者在治疗过程中的希望感受到冲击。

（3）疾病严重性与不确定性：重症或终末期患者可能因为疾病恶化或不可预测而感到绝望，疾病结局的不确定性可能增加患者心理负担，降低希望水平。

（4）资源限制：人力资源不足、设施落后或治疗费用高昂，均可能影响护理质量，从而影响患者希望水平。

（5）护士职业倦怠：护士工作压力高和情感疲劳可能影响其同情心和护理质量，进而影响患者希望水平。

6. 应对策略

（1）尊重患者：每位患者都有不同的文化背景，包括疾病经历、个人信念、文化价值观等。护士可以通过了解这些因素，尽可能尊重患者个人习惯，制订个性化的护理计划，包括疾病管理、情绪支持等，以满足他们的具体需求。

（2）健康教育：通过向患者讲解疾病及治疗过程中的相关知识，可以帮助他们建立治疗的信心。保持开放、透明沟通，促进患者了解治疗进展，减少因信息不足而产生的不确定性和焦虑。

（3）患者支持：护士通过同理心展现对患者的理解和支持，帮助患者表达感受和担忧。除了治疗护理外，护士为患者提供情感支持，包括鼓励、安慰和心理咨询，以增强患者的心理韧性和希望感，促进其积极参与治疗和康复。

知识拓展

积极心理学是心理学的一个分支，主要关注积极体验和生活满意度，旨在促进人们的心理健康和幸福感。这一领域由马丁·塞利格曼（Martin Seligman）在1998年提出，他强调心理学不仅关注心理疾病治疗，更应帮助人们实现最佳状态。积极心理学的核心概念包括：优势和美德，探究内在优势和美德，如勇气、坚韧、正义感等，帮助人们发挥这些优势来提升生活质量；积极体验，关注快乐、满足、希望、感激等积极情感的产生路径和影响因素，鼓励人们培养这些积极体验；幸福感与生活满意度，侧重关注整体幸福感和生活满意度，探索如何通过积极生活方式和态度提高这些感受；自我实现与成长，研究如何促进个人成长，包括目标设定、自我反思等方法的应用。

第五节 预立医疗照护计划常用模型及应用

本节将阐述预立医疗照护计划中常用模型，探讨预立医疗照护计划理论框架和实践应用。这些模型不仅提供了实施预立医疗照护计划的指导原则和结构，同时帮助患者及其家庭理解、讨论并制定关于未来医疗护理决策。通过深入学习这些模型，每个模型都有其独特的应用领域和优势，可以更好地理解在促进有效沟通、提高决策质量，以及满足患者个性化需求等方面的作用，以期更有效地支持患者。

一、预立医疗照护计划概述

1. 发展历程　20世纪后半叶，随着医疗伦理和患者权利意识的提升，预立医疗照护计划的概念逐渐形成。最初，这些计划主要关注如何处理终末期患者，随着相关研究及应用的发展，范围逐渐扩大，涵盖了各种长期疾病和突发紧急情况。预立医疗照护计划的发展反映了社会对于尊重患者自主权和提升医疗护理质量的日益重视，然而，不同国家和文化对于预立医疗照护计划的接受度和实施方式存在显著差异。在美国和多数欧洲国家，预立医疗照护计划已被纳入法律框架，并被广泛认可和推广。其他地区由于文化观念、宗教信仰和法律制度的不同，该计划的普及和实施仍然面临诸多挑战。尽管如此，全球范围内对于提升患者自主权和医疗决策透明度的共识不断增强，预立医疗照护计划正逐渐被理解和应用。

2. 概念　预立医疗照护计划（advance care planning），指患者与主要照顾者及医护人员讨论医疗偏好，并决定在丧失决策能力后期盼接受的医疗照护措施，是一个涉及患者、家庭成员、医疗保健提供者及其他相关方的综合决策过程。其核心目的是帮助患者充分了解自己的健康状况、治疗选择，以及可能的医疗结果，提前表达和记录自己对未来医疗照护的偏好和意愿。预立医疗照护计划强调保障患者在失去决策能力时的自主权，为患者提供一个表达其医疗偏好、治疗选择和生命维持治疗意愿的机会。通过明确表达其治疗偏好和期望，患者在无法直接沟通的情况下，其意愿也能被医疗团队和家庭成员理解和尊重。避免照顾者在患者失去决策能力后，因无法识别患者的医疗偏好而陷入决策困境，可能做出违背患者医疗价值观的决定。此外，这些计划对于预防潜在的冲突和减轻家庭成员在紧急医疗决策中的负担同样具有重要意义。

3. 基本原则

（1）尊重患者自主权利：这一原则强调了无论患者健康状况如何，他们都是决策主体。尊重患者自主权意味着医疗决策应当基于患者的个人意愿和选择，而不是仅仅基于医疗专业人员的判断或家庭成员的期望。

（2）保障患者参与：为了确保预立医疗照护计划的合理性和有效性，应保障患者充分参与，以达到信息透明度。不仅可确保患者理解可用的医疗选项及其潜在后果，并且在制订计划过程中患者能够沟通讨论，清晰表达自己的意愿。这样的透明度和参与度不仅有助于形成更符合患者意愿的医疗计划，而且能增强患者对医疗过程的信任和满意。

4. 关键内容

（1）信息支持：为患者提供全面、准确的医疗信息是预立医疗照护计划实施的基础，其中包括不同选择包含潜在利弊，通过促进患者对预立医疗照护计划的理解，更清楚各种医疗选择及其后果，从而做出明智决策。视频作为一种有效工具，可以提供关于疾病、治疗选项和可能结果的丰富信息，其中的视觉和听觉元素有助于患者理解和记忆。除视频教育外，提供书面材料、在线资源和一对一咨询等多种教育方式，以满足不同患者需求。

（2）有效沟通：鼓励患者与家庭成员及医疗团队进行开放沟通，理解患者愿望和偏好。提供一个私密、安静的环境，让患者和家属充分表达对未来医疗的期望和担忧。通过倾听和提问，医护人员可以帮助患者表达他们的价值观。沟通与讨论可以促进利益相关成员达成共识，减少未来可能出现的冲突。

（3）决策：患者基于自己的价值观、偏好和理解，做出未来医疗照护决策。提供决策支持工具帮助患者评估不同选择利弊，明确优先顺序。决策过程中，医护人员应尊重患者的自主权，再提供必要的支持和指导，而不是直接帮助患者做出决策。患者能够做出符合自身价值观和偏好的决策，提高预立医疗照护计划的满意度和有效性。

（4）文书记录：将决策以书面形式记录下来，比如通过预立医疗指令或生命遗嘱等文档，确保未来按照患者的愿望执行医疗照护。引导患者完成预立医疗指令或其他相关文档，确保文档内容清晰、准确，并合法有效。保证文档易于获取和理解，同时确保所有相关医疗团队成员和家庭成员都能够访问这些文档。文档记录有助于在关键时刻确保患者的医疗偏好被尊重和遵循，减少医疗团队及家庭成员在紧急情况下做出决策的压力。

（5）定期评估与更新：随着患者健康状况和偏好的变化，定期重新评估和更新预立医疗照护计划。安排定期的复审会议，邀请患者、家庭成员和医疗团队参与，评估现有计划的适用性和有效性。鼓励患者在经历重大生活事件或健康状况变化时重新考虑他们的医疗照护选择。定期评估和更新确保预立医疗照护计划始终反映患者当前的需求和偏好，保持其相关性和有效性。

总体而言，预立医疗照护计划的关键元素包括信息的提供与教育、沟通与讨论、决策制定、文档记录，以及定期评估与更新。这些元素共同构成了一个全面的框架，旨在支持患者在预立医疗照护过程中做出明智、符合个人价值观的决策，并确保这些决策得到尊重和执行。通过这种方法，预立医疗照护不仅提高了患者的自主权，也提升了医疗护理服务的质量和效率。

在预立医疗照护计划的背景下，决策能力指患者做出知情和理性医疗决策的能力。这种能力涉及多个方面：理解相关医疗信息、评估这些信息如何影响自己的状况、沟通选择，以及根据自己的价值观和偏好做出决策。决策能力的评估通常由医疗专业人员进行，他们会考虑患者的认知功能、理解能力、沟通能力，以及决策一致性。评估过程通常包括与患者的直接面谈，旨在评估他们理解医疗信息（包括诊断、治疗选项及其风险和益处）的能力。此外，需要评估患者表达决策的能力，确保他们的选择是基于真实的理解，而非他人的影响或临时的情绪冲动。在某些情况下，如患者患有认知障碍或其他影响决策能力的疾病，评估将变得更加复杂。医疗专业人员在评估决策能力时面临诸多挑战。首先，决策能力并非绝对的，一个人可能在某些情况下有能力做出决策，而在其他情况下则无此能力。其次，决策能力评估需考虑患者的文化背景、个人信仰，以及他们对医疗信息的理解方式。因此，评估应当是个性化的，考虑到患者的具体情况和需求。

二、预立医疗照护计划常用理论模型

预立医疗照护计划的实施和研究中通常涉及以下理论模型，促进深入理解预立医疗照护计划动态过程，这一过程不仅涉及个人对未来医疗照护偏好的决策制定，还包括与患者家属、医护人员沟通，以及如何有效地将这些决策纳入医疗实践中。

1. 生命周期模型　生命周期模型（life-cycle model）强调预立医疗照护计划作为随着生命周期而变化的持续过程。它认为随着年龄增长、健康状况变化和经历积累，患者需求和偏好也会随之变化。生命周期模型起源于心理学和社会学领域，特别是与人发展阶段相关的理论。这个模型的发展受到埃里克森心理社会发展阶段理论的影响，提出个人在其一生中经历不同的发展阶段。随着慢性疾病管理和老年医学的发展，生命周期模型被进一步应用于预立医疗照护计划，重视患者在不同生命阶段对医疗护理的需求和偏好。

在预立医疗计划中，模型建议定期评估和更新预立医疗照护计划，以确保它反映了患者当前的健康状况、价值观和生活经历，尤其是对于慢性病患者，该模型可以协助综合患者具体情况而调整医疗计划。

2. 健康信念模型　健康信念模型（health belief model）是一种用于解释和预测健康行为的模型。该模型侧重患者对健康威胁和行为改变的看法。健康信念模型最初是在1950年由社会心理学家在美国公共卫生服务开发，旨在理解人们为何不参与疾病预防和检测程序。最初，该模型集中于两个主要因素：感知疾病的严重性和易感性。后续研究进一步发展该模型，加入了感知行动的益处、感知行动的障碍和自我效能，以全面地解释健康行为。

目前，健康信念模型已被广泛应用于各种健康行为研究中，包括疾病预防、健康促进和慢性疾病的自我管理。在预立医疗照护计划中，健康信念模型用于理解和预测患者对预立医疗照护计划的态度。通过考虑患者感知的疾病严重性、行动益处与障碍，以及患者本身具备的自我效能感，医疗专业人员设计更有效的沟通和教育策略，以促进预立医疗照护计划实施。

3. 共享决策模型　共享决策模型（shared decision making model）强调医护人员和患者在决策过程中的协作关系。共享决策模型起源于20世纪80年代，当时医疗领域开始重视患者自主权和医患关系的变化。该模型最初是作为对传统的医师主导决策模式的反应而提出的。在20世纪90年代和21世纪初，随着以患者为中心的理念越来越受重视，共享决策模型得到了进一步的发展和推广。该模型鼓励医护人员提供必要的信息和方案，患者则基于自己的价值观和偏好进行选择。强调信息交流、共识建立和患者参与。近年来，随着信息技术的进步，共享决策模型开始融入数字化工具和平台，以支持医师和患者之间的有效沟通和决策过程。

在预立医疗照护计划中，共享决策模型涉及对未来医疗护理的复杂决策，利于医护人员和患者共同探讨，确保患者的偏好和价值观在决策过程中得到充分考虑。

4. 行为改变阶段模型　行为改变阶段模型（stages of behavior change model）也称为转变模型，该模型将行为改变过程分为5个阶段：意识提升、考虑、准备、行动和维持。在20世纪70年代末由心理学家詹姆斯·普罗查斯卡和卡洛·迪克莱门特提出。该模型最初是基于对戒烟过程的研究所开发，目的是理解和预测个人在改变行为过程中经历的阶段。随后，该模型被应用于多种健康行为的改变，包括饮食、锻炼和慢性疾病管理。该模型强调行为改变是一个多阶段的过程，需要患者在不同阶段采取不同的策略。

行为改变阶段模型有助于理解患者在决定进行预立医疗照护计划并将其融入日常生活中的心理和行为过程。通过识别患者所处的阶段，医护人员可以提供适当的支持和干预，以促进预立医疗照护计划的采纳和维持。

5. 信息-动机-行为技能模型　信息-动机-行为技能模型（information-motivation-behavioral skills model）是在20世纪90年代初由心理学家杰弗里·费舍尔和威廉·费舍尔提出的。最初，这个模型是为了促进预防艾滋病毒行为而开发。该模型提出健康行为改变需要三个关键要素：信息准确、动机充足和行为技能。这三个要素共同作用于患者，影响其健康行为。信息-动机-行为技能模型随后被应用于其他健康行为领域，如慢性病管理、药物依从性和健康生活方式管理。这个模型强调在设计健康促进计划时需要综合考虑信息、动机和技能。意味着患者需要获得关于预立医疗照护计划的相关信息，有进行预立医疗照护计划的动机，以及实施预立医疗照护计划决策的技能。因此，医护人员可以通过提供信息、增强动机和培养行为技能等措施支持患者进行预立医疗照护计划，从而提高预立医疗照护计划的有效性和可持续性。

这些模型在预立医疗照护计划的实施和研究中提供了不同的视角和方法，有助于更好地理解和促进预立医疗照护计划的有效实施。通过将这些模型应用于预立医疗照护计划的实践中，可以帮助患者、家属和医护团队更有效地沟通和制订预立医疗照护计划。

三、预立医疗照护计划应用

预立医疗照护计划在护理实践中的应用是一个多维过程，它不仅关系到患者医疗决策，同时涉及护理团队沟通技巧、家属参与及跨学科合作。这个过程有助于确保患者的意愿和偏好被正确理解和记录，促进信任和理解，从而使医疗照护计划更加符合患者的真实需求和期望。

在实施预立医疗照护计划时，明确计划目的和重要性，反映患者的个人偏好和治疗意愿是基础，以确保患者充分理解不同医疗选择的潜在后果，协助他们做出决策。例如，一些患者可能更重视生活质量而非延长生命，而其他患者则可能有特定宗教需求，应该在医疗护理中被重视。此外，与其家属沟通也同样重要，家属往往对患者的价值观和偏好有详细的了解，可以提供重要视角和支持。

（一）关键应用领域

1. **患者教育和沟通** 护士通常是与患者进行日常交流首要且主要的人员，在指导患者关于预立医疗照护计划选项方面扮演着关键角色。护士需要确保患者理解预立医疗照护计划的重要性，以及如何根据个人偏好和价值观做出决策。

2. **促进患者自主** 在实施预立医疗照护计划的过程中，尊重患者的自主权是一个核心的伦理原则。支持和尊重患者自主权，鼓励他们参与到医疗决策过程中，这包括帮助患者表达他们对未来医疗照护的愿望和偏好。尊重自主的原则还要求医疗专业人员确保患者在制订计划时充分理解相关信息，并基于充分理解做出决策。评估和尊重患者的决策能力是实施预立医疗照护计划过程中面临的一个重要伦理挑战。在某些情况下，患者可能因为认知障碍、心理问题或其他健康状况而无法做出完全理性的决策。在这些情况下，医疗专业人员需要在尊重患者自主和保护患者福祉之间找到平衡点。

3. **多学科团队合作** 预立医疗照护计划的实施通常需要跨学科团队的合作，包括医师、护士、社会工作者，以及精神健康专业人员。护士在协调这些团队成员中起着重要作用，以确保患者的愿望被全面理解和尊重。

4. **记录和传达患者意愿** 护士需要确保患者的预立医疗照护计划决策被准确地记录，并且这些信息能够在医疗体系内有效传达，这是确保患者意愿在紧急情况下得到尊重和执行的关键。

5. **评估和重新评估** 预立医疗照护计划是一个持续的过程，随着患者状况的变化，其偏好也可能发生变化。护士需定期评估预立医疗照护计划适用性，并在必要时与患者和家属再次讨论。医疗专业人员应秉持同理心，耐心倾听患者的观点，尊重他们的感受和决策。此外，沟通时应避免使用医学术语，而是采用患者容易理解的语言。

6. **支持家庭和照护者** 在实施预立医疗照护计划时，医疗专业人员可能会遇到与患者、家属之间的意见冲突。例如，家属可能反对患者的治疗决策，或者不同人员对某项决策的解读不一致。家属和其他照护者在预立医疗照护计划过程中同样不可或缺，因此护士需要支持家属，帮助他们理解预立医疗照护计划过程，并在决策中提供支持。

7. 个性化照护　护理实践中应考虑患者文化背景和个人价值观，确保预立医疗照护计划反映患者的需求和偏好。这可能涉及与特定文化或宗教团体的合作，以确保文化敏感性。重要的是要坚持以患者的意愿和最佳利益为中心，同时促进开放和尊重的沟通。

8. 终末期照护　在终末期照护中，护士需确保预立医疗照护计划指导着患者的照护计划，包括在紧急情况下快速识别和尊重患者的医疗决策。

通过这些应用，预立医疗照护计划在护理实践中确保了患者在其医疗照护中的表达和选择，促进以患者为中心的照护。同时，使家属理解照护计划，有助于减少未来可能出现的误解及纠纷。

（二）常见挑战

1. 文化观念与家庭角色　家庭在医疗决策中扮演着重要角色，尤其是长辈往往在患者医疗决策中拥有较大发言权。这可能与患者个人的意愿产生冲突，尤其是在生命终末期的决策。

2. 医患关系　医患关系传统上较为正式，且医师通常拥有较高的权威性。这可能影响医师与患者之间开放、坦诚沟通，尤其是生命终止的治疗决策等敏感话题。

3. 法律与伦理　在预立医疗照护计划方面的法律规定较新，且在实践中仍不够完善。伦理指导尚未明确，导致在实施过程中存在许多不确定性。

4. 信息、资源不对称　特别是在偏远地区，患者可能因为信息不对称和医疗资源有限而无法充分了解和利用预立医疗照护计划。

（三）应对策略

1. 增强家庭沟通与教育　在与患者及其家庭沟通时，医护人员应采取更包容的态度。重要的是要识别并尊重家庭在决策过程中的角色，同时确保患者的意愿得到听取和尊重。通过教育和引导，帮助家庭理解患者自主权的重要性，以及预立医疗照护计划在保护患者意愿方面的作用。

2. 构建信任的医患关系　鼓励医师采取更加开放和共情的沟通方式，建立信任和尊重的医患关系。例如，使用易于理解的语言，提供充分的信息，并鼓励患者表达自己的担忧和意愿。

3. 理解和应用法律伦理指导　医疗专业人员应当了解并遵循有关预立医疗照护计划的法律规定和伦理指导。在面对不确定性时，可以寻求法律和伦理专家的意见，确保医疗实践符合法律和伦理标准。

4. 提高医疗信息透明度和可访问性　努力提高医疗信息的透明度，尤其是在偏远地区。可以通过教育宣传、提供易于理解的资料和工具，以及利用数字化平台来实现。

通过采取这些策略，医护人员可以更有效地应对实施预立医疗照护计划过程中的挑战，确保患者的意愿得到尊重，并提供符合其需求和偏好的高质量护理。这不仅有助于提升患者和家属的满意度，还能促进医疗服务的整体质量和效率。

知识拓展

临终关怀是指一个人死亡之前接受的健康照护，在去世前的几小时、几天或几个月内就开始临终关怀。在多数发达国家，人生最后12个月的医疗支出约占其个人一生总医疗支出的10%，而最后3年的医疗支出可能占其个人一生总医疗支出的25%。我们需要承认死亡是正常生活过程的一部分，因此既不加速也不推迟死亡。当临终护理成为治疗中可供选择方案时，可帮助从治疗性护理措施转变为支持性护理措施。临终关怀的相关研究中，预立医疗照护计划越来越受到重视。预立医疗照护计划作为一种法律文件，其法律背景和框架在过去几十年中逐渐发展和完善。该计划的法律基础主要源于对患者自主权的尊重且符合医疗伦理的要求。特别是西方国家，已制定了相关法律和规章，以确保在患者丧失决策能力时，其偏好及决定可以被执行。这些法律通常涵盖了生前遗嘱、持久授权书等不同形式的预立医疗照护计划。在美国，预立医疗照护计划的法律基础可以追溯到1990年代初的《自愿医疗决策法案》，该法案要求医疗机构向患者提供关于预立医疗照护计划信息，并保证这些计划得到遵守。其他国家，如加拿大、英国和澳大利亚，也制定了类似法律，以支持并实施预立医疗照护计划。法律对预立医疗照护计划的重要性体现在：首先，法律提供了这些计划的正式定义和标准，确保它们在法律上具有约束力；其次，法律规定了制定和执行这些计划的具体程序，保证患者意愿得以准确记录和尊重；最后，法律还规定了医疗机构和专业人员在处理预立医疗照护计划时的职责和义务，确保患者自主权得到保护。

第六节 结构化沟通模型

随着医疗环境变得越来越复杂，特别是在紧急医疗和高风险操作中，准确和高效沟通的需求日益增加，强调沟通质量直接影响患者护理效果和安全。此外，医疗差错和患者安全等问题也引发了对改进医疗沟通方式的关注。研究显示，结构化沟通模型在提升医疗沟通效率和准确性方面发挥着至关重要的作用。结构化沟通模型的发展与应用反映了医疗领域对提高沟通质量和效率日益增长的需求。结构化沟通能够确保患者的症状、健康史和其他关键信息被准确捕获，从而指导后续的医疗决策。其次，有助于建立医患之间的信任关系，对患者治疗依从性和满意度至关重要。

一、结构化沟通模型概述

1. 发展历程 最初，医疗沟通主要依赖于医护人员个人经验和直觉，没有统一标准或结构。这种非结构化的沟通方式在很多情况下效果不佳，容易导致信息遗漏或误解。结构化沟通模型的发展和应用标志着医疗沟通实践的一次重要转变，从依赖个人经验和直觉向依赖系统化和标准化的流程转变。这些模型的应用提高了医疗沟通的效率和安全性，有助于改善患者护理质量和医疗团队的工作效率。这些模型旨在通过明确的步骤和指导原则，提升沟通清晰度和有效性。随着时间的推移，多种结构化沟通模型被开发和推广。其中，一些模型已成为医疗沟通的金标准，广泛应用于临床实践。

2. 关键原则 结构化沟通模型应用包含数个关键因素，以解决医疗沟通中的常见问题，并实现特定的沟通目标。尤其是在紧急或高压情境中，沟通清晰、简洁是首要原则。结构化沟通模型通过提供一个清晰的沟通框架，帮助医护人员迅速传达和接收关键信息，减少了误解的可能性。信息完整准确是结构化沟通模型另一重要原则。通过遵循既定步骤和指南，医护人员能够系统地覆盖所有重要信息点，减少关键信息的遗漏。有效沟通不仅包括信息传递，还包括接收方对信息的确认和反馈。结构化沟通模型通常包括机制，以确保接收方正确理解了信息，并对信息进行反馈或回读确认（read back）。虽然结构化沟通模型提供了一个基本框架，但它也需要具有一定的灵活性，以适应不同的临床情况和患者差异。医护人员应能够根据具体情况调整沟通方式。

3. 优势 在忙碌的医疗环境中，时间往往是宝贵资源。设计和实施结构化沟通模型旨在解决医疗护理中的一系列沟通问题，通过提供一个高效的沟通框架，帮助医护人员在短时间内交换大量信息，提高工作效率，尤其在紧急情况下，结构化沟通模型能够帮助医护人员快速、准确地传达和接收关键信息，从而迅速做出反应，提高患者救治的成功率。此外，结构化沟通模型的应用反映了医疗领域对提升沟通质量、提高工作效率，以及增强患者安全和满意度的持续追求。结构化沟通模型通过信息完整性和准确性，有助于减少因沟通问题导致的医疗差错，提升患者护理的质量和安全性。结构化沟通模型促进团队成员之间的有效沟通，从而增强了团队合作和协调性。结构化沟通模型提供明确的沟通框架和指南，不仅是医疗专业人员必备的工具，也是提升整体医疗服务质量的关键因素。

二、SBAR模型

1. SBAR模型概述 SBAR模型是一种在医疗环境中用于改善沟通的结构化沟通工具，旨在帮助医疗专业人员在交流患者状况时，能够清晰、简洁、有条理地传递关键信息，以提高医疗护理中的沟通效率和准确性。SBAR包括情况（situation）、背景（background）、评估（assessment）和建议（recommendation），每个部分都有其特定目的和内容，共同构成综合沟通工具。

（1）情况（situation）：要求医护人员描述当前的情况，即他们为什么要进行沟通。可能涉及患者当前病情、新问题或紧急决策，旨在快速、清晰地传达此行沟通的必要性。

（2）背景（background）：提供与当前情况相关的必要背景信息，可能包括患者基本信息、既往史、重要的健康指标，以及开展的治疗，有助于接收信息者更好地理解目前的情况。

（3）评估（assessment）：是对当前情况的专业判断，不需要详细的诊断而是对患者状况的初步评估，比如稳定或不稳定、改善或恶化。

（4）建议（recommendation）：提出下一步行动建议，可能需要进一步的诊断、特定的治疗方案或其他紧急干预，建议应当具体、明确，以便快速采取行动。

2. 优势 SBAR模型通过其结构化的格式，提供了一种清晰、简洁的沟通方式，有助于确保关键信息准确无误地传递，以提高沟通的清晰度和准确性。

（1）提高沟通效率：SBAR模型通过其结构化的沟通格式，显著提高了医疗人员交流关键信息的效率和清晰度。该模型引导医护人员按照顺序先描述当前问题或需求，确保信息的直接性和紧急性；然后提供相关的历史信息和临床数据，以便接收者深入理解情境；接着分享对情况的理解和分析；最终提出行动计划或明确的帮助请求。特别在急诊、重症监护和手术等复杂医疗场景中，SBAR的应用保证了信息的准确传递，优化了病情交接流程，增强了医疗团队对时间的管理，从而在紧急情况下快速响应，减轻了医护人员的工作压力。

（2）促进跨学科团队协作：SBAR模型为多学科团队提供了一个共通的沟通框架，促进了不同专业背景人员之间的有效沟通与协作。这种统一的沟通方式加强了团队成员间的理解、协调性和效率，有助于消除专业壁垒，建立团队内的信任和尊重。SBAR模型的实施促使团队精神得到增强，鼓励成员共同提升患者护理质量。在跨学科会诊、患者管理会议及临床决策过程中，SBAR提供了有效分享信息和观点的平台，加强了多学科团队之间的合作与沟通。

（3）提升患者安全：准确及时的信息传递对患者安全至关重要。SBAR模型通过规范化沟通流程，提高了医疗团队对患者病情变化的敏感性，及时识别并处理潜在风险，从而减少医疗差错和提高患者护理安全性。在紧急和高风险医疗环境中，SBAR确保了关键信息的快速传递，降低了误诊和治疗延误的风险，加强了医疗团队在危机管理和灾难响应中的沟通效率。

（4）增强患者参与和满意度：SBAR模型不仅适用于医疗团队之间的沟通，也可以用于与患者及其家属的沟通。通过清晰的沟通，患者和家属能够更好地理解患者的状况和治疗计划，从而提高他们的参与度和满意度。使用SBAR模型与患者和家属沟通有助于提高患者对护理过程的理解和信任，使他们更积极地参与治疗和决策过程，做出更明智的决策，增加他们对医疗过程的控制感。

3. SBAR模型应用　在实际应用中，SBAR模型最初由美国海军开发用于潜艇上的高效沟通，后被引入医疗领域。通过提供一个简单而清晰的框架，帮助医护人员系统地传达关键信息。例如，在紧急情况下，护士发现患者状况突然恶化，需要迅速通知医师。使用SBAR模型，护士可以有效地传达关键信息。

（1）紧急情况：护士小张负责护理心脏病患者李先生，既往有冠脉搭桥手术史。治疗顺利，但仍需密切监测。

1）情况（situation）："我是护士小张，负责23床患者李先生。他的呼吸突然变得急促，30次/分，自觉有胸闷，呼吸困难。"

2）背景（background）："李先生有长期的心脏病史，今天早上他曾说有胸痛。他的最近一次生命体征显示血压稍高，心率不稳定，记录如下……他目前的药物治疗包括……"

3）评估（assessment）："根据他的病史和当前症状，我认为他可能出现急性心肌梗死类似症状，需要紧急评估。"

4）建议（recommendation）："我建议立即对他进行心电图检查，并准备紧急干预，可能需要加强药物治疗或其他紧急措施。"

通过这种结构化的沟通，医师能够迅速获得必要的信息，并对李先生的情况做出快速反应。立即采取包括心电图检查和紧急药物治疗等措施，有效地稳定了患者状况，避免了可能的严重并发症。

（2）重症监护护理：王先生因为严重的感染性疾病而住进了重症监护病房，需要严密监测，存在感染性休克等多种并发症风险。

1）情况（situation）："我是ICU的刘护士，负责照顾11床王先生。他的血压在30分钟内显著下降。"

2）背景（background）："王先生因为严重感染而入院，有高血压和糖尿病既往病史。今天早上他的生命体征还比较稳定，但现在情况突然改变。"

3）评估（assessment）："考虑到他的病史和当前的生命体征，我怀疑他可能发生了感染性休克。"

4）建议（recommendation）："我建议立即进行血液培养，血压支持治疗，并且考虑使用广谱抗生素，可能需要会诊咨询综合意见。"

结构化沟通确保了王先生的情况被迅速识别并得到处理。医师按照护士的建议，立即采取了适当的治疗措施，包括血液培养和开始使用抗生素。这些及时的干预措施有助于稳定王先生的状况，防止了进一步恶化。

（3）门诊：在门诊环境中，医护人员需要高效且准确地向患者或其家属解释诊断结果和治疗计划。采用SBAR模型可以通过易于理解和接受的方式沟通。

1）情况（situation）："您好，我是这个专科的门诊护士，我注意到您近期有持续的头痛和偶尔的眩晕。"

2）背景（background）："根据您提供的病史和医师开出的包括血液检测和头部磁共振等检查，我们了解到您的头痛并非偶发，而是有可能由特定问题引起的。"

3）评估（assessment）："综合您的症状和检查结果，医师认为您可能患有偏头痛，伴随轻微的椎动脉不稳定，也是您头痛和偶尔眩晕的主要原因。"

4）建议（recommendation）："鉴于您的状况，医师建议用药物治疗来控制偏头痛，同时，您需要进行一些生活方式的调整，比如定期锻炼和改善饮食习惯。我将给您安排定期随访，以监测治疗效果并根据您的情况调整治疗计划。"

采用SBAR模型使得患者能够清楚地理解自己的状况和所面临的医疗问题。通过明确的背景信息提供，患者充分认识到问题严重性和治疗的必要性。专业评估帮助患者理解病情，而具体建议则指导患者行动，包括配合治疗和调整生活习惯。这种沟通模式不仅提升了患者接受度，也增加了患者治疗依从性。

实践及研究显示，SBAR模型提升医疗护理沟通质量的可行性及有效性，它适用于不同环境和情境，有助于确保信息传递的清晰性和准确性，从而改善护理质量。

4. 实施SBAR模型的挑战及应对

（1）习惯差异：医护人员可能习惯了非结构化的沟通方式，需要一定的学习和实践以改变这些习惯并采用SBAR模型。应对的关键在于继续教育和培训，并且通过实际案例展示SBAR模型效果。

（2）沟通技能：医护人员需要具备良好的沟通技能才能有效地使用SBAR模型，这包括在SBAR框架下清晰、简洁的表达能力。可能需要利用情景模拟和角色扮演等方式，让医护人员在实际情景中练习使用SBAR模型，支持性的学习环境可以鼓励团队成员分享经验，相互学习和提供反馈。

（3）参与度：新型的沟通方式和工作方式可能遇到抵触或参与度不高的情况。可以通过内部研讨会和培训，让医护人员理解SBAR模型对工作效率及护理质量的益处。管理层及骨干人员可以引导和鼓励其他成员理解并尝试使用SBAR模型。模型实施和改进过程中，给参与者提供机会反馈和讨论，强调团队合作的重要性，并明确SBAR模型在增强团队协作中的意义以提升参与度。

（4）不同情景调试：虽然SBAR模型适用性高，但在特定临床情景中，仍然需要进行调试。需要理解不同科室、不同情景的特定沟通需求和挑战，通过案例研究和小组讨论，探讨SBAR在不同情境中的应用和最佳实践，继而为医护人员提供定制化SBAR培训，以确保模型在各个领域都能发挥作用。

（5）持续改进：任何沟通模型都需要根据实际情况进行调整和改进。需要建立一个反馈机制，鼓励医护人员分享使用SBAR的经验和建议，定期收集和分析以评估其效果和影响。同时，定期更新培训材料，更新临床实践和沟通技术。充分利用跨学科团队讨论，改进SBAR模型应用，以提高患者护理质量。

（6）文化和语言障碍：在多元文化和多语言的医疗环境中，文化和语言差异可能对SBAR模型的有效使用构成挑战。应对措施包括提供跨文化沟通培训，帮助医护人员理解和尊重不同文化和语言背景下的沟通特点。通过案例研究和角色扮演，让团队成员理解和练习不同文化背景下使用SBAR。

（7）资源限制：在资源有限的医疗环境中，缺乏适当的技术支持和资源可能影响SBAR有效实施。可以通过探索成本效益高的培训和沟通工具，如在线学习平台和移动应用，以提高对SBAR培训和资源的可及性。

三、ISBAR模型

1. 概述 随着医疗技术和实践的发展，结构化沟通模型不断被优化和适应，以满足不断变化的临床需求，并有效提高沟通质量、降低医疗差错和提升患者满意度。ISBAR模型在SBAR基础上增加了“介绍（introduction）”环节，进一步增强了沟通准确性和完整性。ISBAR模型尤其适用于多团队协作的复杂情境。

（1）介绍（introduction）：在交流开始时，介绍角色及沟通的目的，有助于建立沟通语境，确保信息接收者了解信息来源和紧急程度。

（2）情况（situation）：概述当前具体事件或问题及立即关注的原因，可以描述患者突发病情变化或新问题。

（3）背景（background）：提供与当前情况相关的患者医疗背景，包括既往史和正在进行的治疗，有助于接收者更好地理解和评估。

（4）评估（assessment）：给出对当前情况的评估和原因分析，不需要做出最终诊断，但应提供充分信息来描述患者的目前状态。

（5）建议（recommendation）：提出基于当前评估的建议和下一步行动方案，包括具体的治疗建议或需要进一步评估的项目。

2. 优势 ISBAR模型在医疗沟通中发挥了重要作用，不仅提高了医疗团队的效率、协作和患者护理的质量。同时，通过标准化沟通、减少信息丢失、提高效率、增强协作和减少沟通障碍，有助于提升整体医疗服务水平。

（1）标准化沟通：通过使用统一的结构，ISBAR在沟通工具中的优势体现在多学科合作中，成员可能来自不同专业背景，不仅适用于医师和护士之间的沟通，也适用于与其他医疗专业人员（如药剂师、物理治疗师等）的交流，可以促进快速理解和信息处理，提高了医疗服务的连贯性，确保患者在不同医疗环节得到连续性的医疗护理。

（2）减少信息丢失：ISBAR模型在确保患者病情和护理在不同阶段之间得到有效延续。对于复杂的病例，ISBAR模型集中关注重要信息，确保及时、准确地做出诊断和决策，从而减少了信息丢失的风险。在转诊或交接班时，确保所有必要的信息都被传递和记录，避免了关键细节的遗漏，这种全面性对于确保患者安全和提高医疗质量至关重要。

（3）增强协作：通过共享沟通框架，团队成员能够更好地理解彼此的工作和需求，促进团队协作。特别是在处理复杂或敏感的医疗情况时，ISBAR模型在促进团队成员信任和尊重方面发挥了重要作用。ISBAR作为实用性工具，可以帮助实习生练习沟通技巧，通过提供清晰的沟通指南，有助于快速融入团队，减少因不熟悉流程或术语造成的沟通障碍，有助于更快地适应工作方式。

（4）减少沟通障碍：ISBAR模型的清晰性和一致性使信息更容易被不同背景的人理解。在多语言环境中，ISBAR模型提供了一种简单而有效的方式来确保信息准确无误地传达，有助于减少因文化差异而导致的误解或沟通障碍，以降低沟通错误风险，对于提高患者安全至关重要。

3. ISBAR模型应用 在临床护理实践中，ISBAR模型被认为是提升沟通质量的重要步骤，尤其是在需要多学科协作情景中，包括急诊护理、围手术期护理，以及慢性病管理。例如，在慢性病管理中，护士需要跟踪随访患者长期病情时，可以利用ISBAR模型总结患者最近状态，提供给医师以调整治疗计划，有助于延续性护理的开展及医护团队协作，确保患者得到全程护理。ISBAR模型不仅适用于慢性疾病的管理，还广泛应用于其他临床场景，包括急诊护理及围手术期护理。

例如，一名心脏病患者被紧急送入急诊科，急诊科护士需要迅速将患者情况汇报给心脏外科医师。

（1）介绍（introduction）："你好，我是急诊科护士王明，负责今天下午来的心脏病患者。"

（2）情况（situation）："患者张先生，65岁，诉胸痛并伴有呼吸困难。"

（3）背景（background）："张先生有10年的高血压病史和糖尿病史，血压、血糖控制不佳。一个小时前开始感到胸痛，随后呼吸困难，其家人说今天还没有服用降压药。"

（4）评估（assessment）："初步检查，他的心电图显示……心律失常，并且他的血糖非常高。"

（5）建议（recommendation）："我建议进一步评估检查，并考虑是否需要紧急介入。同时，需要对他的血糖进行干预。"

在这个案例中，ISBAR模型确保关键信息在紧急情况下被迅速、清晰地传达，为后续的治疗护理提供了充分信息，以掌握患者情况并制订相应计划。

4. 实施ISBAR模型的挑战及应对

（1）培训需求：有效地使用ISBAR模型需要专业培训和练习。缺乏培训可能导致不了解模型结构和目的，沟通不充分或错误。应对方案包括提供定期ISBAR培训和研讨会，确保熟悉并掌握模型核心元素。利用情景模拟和案例讨论进行练习，以增强实际情况中应用模型的能力。创建在线资源和手册，供随时查阅和复习。

（2）模型灵活性：ISBAR提供了一种结构化的沟通框架，但仍然需要培训以识别不同需求并灵活运用，在保持ISBAR核心原则上，根据具体情况调整策略，定期回顾和讨论ISBAR模型的应用实例，从实践经验中学习提升。

（3）反馈：反馈机制缺乏可能会导致信息被误解或遗漏。建议在ISBAR沟通结束时，再次明确询问是否有疑问或需要更多信息。建立反馈和确认机制，如重复关键信息或进行书面确认以培养团队开放沟通文化。

在护理工作中，结构化沟通模型不仅提高了沟通的效率和准确性，同时促进医疗团队有效协作，持续应用和完善这些模型是提高医疗质量和患者满意度的关键。通过不断学习、适应并改进这些沟通模型，适应患者需求，改进护理质量。

本章小结

思考题

1．患者，女，16岁，性格开朗，酷爱舞蹈，两周前意外车祸，导致面部皮肤撕裂伤和左侧胫腓骨骨折，术后少言寡语，拒绝亲属和同学的探视。根据心理社会发展理论，请问：

（1）患者处于什么时期？

（2）此期的冲突是什么？

（3）此阶段护士应协助患者完成的发展任务是什么？

2．简述埃里克森心理社会发展理论的八个阶段及每个阶段的心理社会危机是什么？

3．简述ISBAR模型内容。

更多练习

（王彦茹　李熙照）

第六章　护理理论及模式

教学课件

学习目标

1. 素质目标

（1）认同护理理论及模式对指导护理实践的重要性。

（2）敬畏护理理论学家对护理学科发展的贡献。

（3）激发构建与发展本土化护理理论的初心。

2. 知识目标

（1）解释护理理论的概念及基本术语。

（2）叙述护理理论的发展过程。

（3）阐述奥瑞姆自护理论的主要内容。

（4）阐述罗伊适应模式的主要内容。

（5）分析纽曼系统模式和考克斯健康行为互动模式的主要观点。

3. 能力目标

（1）能运用奥瑞姆自护理论对护理个案进行分析并制订护理计划。

（2）能运用罗伊适应模式对护理个案进行分析并制订护理计划。

护理学科的形成以其独特的学科理论知识体系为基础，并用于指导护理实践。早期的护理实践主要凭借直觉与经验开展，而现代护理学在借鉴医学、社会学与心理学等理论的基础上，构建了一些服务于临床护理实践、护理教育和护理研究的理论与模式，推动了护理学科的发展。

案例

【案例导入】

王某，女，28岁，乳腺癌，拟2天后行乳房切除术。早晨查房时发现患者精神很差，面色苍白，哈欠不断。询问后得知，患者一夜未眠。自述担心术后影响形象，害怕失去女性魅力而影响夫妻关系，以及术后能否彻底切除肿瘤、是否会复发、是否影响工作和生活等。昨晚该病室抢救患者，一夜未关灯，陪护多、声音嘈杂，所以其思绪烦乱，不能平静。经与其丈夫交谈，护士了解到该患者性格内向，感情脆弱，其母亲5年前死于乳腺癌。

【请思考】

1．根据患者现有情况，护士可采用哪种护理理论或模式对其进行护理？

2．该护理理论或模式具体内容包括哪些？

【案例分析】

第一节　概　　述

护理理念是护士对护理专业的信念与价值体系，同时也是护理理论与护理模式的形成与发展的坚实基础。因此，正确认识护理理念、学习护理理论与模式，对坚定护理专业信念及指导护理实践具有重要作用。

一、护理理念的形成与发展

不同学科对理念的认识有所不同。从哲学观点出发，理念探寻事物的本质意义及重要性，着重对事物整体与整体间关系的分析和价值判断。

（一）护理理念的概念

1. 理念　理念（philosophy）的英文字面意思为找寻真理，中文多译为理念、哲理或哲学。国际护士会将理念定义为“可指引个人思考和行为的价值观与信念”。理念是一个抽象的概念，是人们看待事物本质及其价值的基础，它以原则的形式左右人们的思维，指导并影响人们的行为。

2. 护理理念　护理理念（nursing philosophy）指护士对护理专业的信念及其所认同的价值观，其中信念指的是通过自身判断后所确信的观念，而价值观指的是个人所拥有的判断是非和价值的观念。信念和价值观是个体社会化的产物，护士的信念与价值观影响护士的护理判断及护理决策，指导护士与服务对象的互动，从而影响护士的专业护理行为。目前被普遍认可的护理专业核心理念主要是人、环境、健康和护理。

（二）护理理念的发展阶段

1. 禁欲主义阶段（1850—1920年） 禁欲主义（asceticism）源于理想主义与柏拉图的信念，深受基督教的影响。禁欲主义者强调自律和自我否认，精神升华是人生追求的最高境界，提倡自我奉献与牺牲精神，不计较金钱报酬及物质享受。这一时期，形成了“燃烧自己，照亮别人”的护理理念。南丁格尔就是这个时期的代表，将自己的一生奉献给了护理事业。

2. 浪漫主义阶段（1920—1940年） 浪漫主义（romanticism）主张脱离现实，强调自我感觉、冒险与浪漫的人生态度，将艺术、诗歌、文学等浪漫主义色彩融入现实生活中，此阶段主要受文艺复兴的影响。浪漫主义护理理念认为护士是柔韧与美丽的化身，并将护士美化成“白衣天使”，但认为护士无决策权、自主权和独立行为，应依赖医师。

3. 实用主义阶段（1940—1960年） 实用主义（pragmatism）深受哲学家皮尔士与詹姆士的影响，认为真理能否行得通主要以现实应用结果作为评价标准，应立足现实。实用主义哲学思潮对护理理念产生过巨大影响，当时正值第二次世界大战，为解决护士照顾伤病员人手严重不足的问题，在实用主义理念的指导下，提出了“以任务为中心”的实用性举措，提高了服务效率，使得护理工作顺利完成。

4. 人本存在主义阶段（1960—） 人本存在主义（humanistic existentialism）源于丹麦哲学家齐克果，主张个体的独特性、完整性，强调人的主观能动性、选择权与自主权。受此哲学思想影响，护理工作开始关注人的整体性与自主性，护理工作将“以疾病为中心”转变为“以服务对象为中心”甚至“以人的健康为中心”，并强调护理要充分发挥其独特性与自主性，不能只是医师的附属品。

二、护理理论的形成与发展

护理理论是在一定的护理理念下支配形成的，护理理念为护理理论与护理模式的建立奠定了哲学及价值基础。不同的护理理论家对护理理念有着不同的理解，形成了对护理现象的不同认识，构筑了不同的护理理论。

（一）护理理论的概念

1. 理论 理论（theory）是对事物本质所进行的有目的的、系统的和抽象性的概括。理论由一组相互关联的概念、定义、概念间关系、假设、理论核心观点以及主张等组成。理论是在已观察到的事实、现象的基础上，经过进一步的演绎分析与归纳推理所形成的，目的在于描述、解释、预测或控制某种现象；理论可用于指导实践，又可被实践检验与修正。

2. 护理理论 护理理论（nursing theory）是对护理现象及其活动的本质与规律系统性、目的性与抽象性的总结，是在护理实践中产生并经过护理实践检验的理论体系，用于描述、解释、预测与控制护理现象。护理理论由范畴、现象、概念、命题、元范式、哲学、概念模式和理论这些特定的基本术语构成。

（1）范畴：范畴（domain）是一门学科的观点和领域或范围，主要包括该学科的主要价值观、信念、核心概念、关注的现象、中心问题与学科方法等。

（2）现象：现象（phenomenon）是对可观察到的、体验到的事实的一种反映，是用来描述或表明一些事件、过程、情境的观点的术语。一门学科范围内的现象反映的是这门学科的范畴。

（3）概念：概念（concept）是对单一现象或对一组现象的简洁描述，是构成理论的基本要素。概念有内涵与外延两个基本逻辑特征，内涵指概念所反映的事物的特性或本质；外延指概念中具有其特有本质属性的对象，即概念所指的一切事物，通常称为概念的适用范围。

（4）命题：命题（proposition）是对一个概念或几个概念之间关系的陈述，包括关联性命题与非关联性命题。关联性命题指的是说明两个及两个以上概念之间的相关或联系；非关联性命题指的是对概念的定义或描述，当揭示某一概念的含义时称结构性定义，而当说明如何观测或测量某一概念时，称操作性定义。

（5）元范式：元范式（metaparadigm）指定义了某一学科集中关注现象的广泛性概念和能描述概念间关系的广泛性命题，人、环境、健康与护理是被广泛认同的护理学元范式。

（6）哲学：哲学（philosophy）指围绕关于某一学科主要关注现象的本体论叙述，以及如何认知这些现象的认识论和学科领域内人员价值观的伦理道德论。

（7）概念模式：概念模式（conceptual scherna）指一系列能描述某一学科集中关注现象的相对抽象和广泛的概念，以及概念与概念之间的关系命题，这些概念与命题构成了概念模式。

（8）理论：理论（theory）指对基于概念模式中具象而来的一个或多个相对具体和特定的概念，以及概念间相对具体和特定的关系的组织化、逻辑化和系统化的集中描述。

（二）护理理论的评价标准

护理理论有助于护理人员更好地认识、解释护理现象，甚至以理论为基础，用于预测和控制护理现象。美国护理学者朱莉娅·乔治（Julia B George）提出评价护理理论的七个基本特征。

（1）理论应能为某一护理现象提供新的视角或方法：理论通过对概念的有机组合，可清楚地呈现现象的特点及其发生、发展和变化的情况，用于描述、解释或预测某种护理现象。

（2）理论应具有逻辑性和系统性：理论是科学解释客观现象的知识体系，其推理过程必须具有严密的逻辑性。理论中概念的定义、文字语意和结构要清晰，概念之间的关系、理论的假设必须相互连贯，前后一致。

（3）理论应相对简单且易推广：简单和容易理解的理论更有可能在护理实践中被广泛应用。理论的清晰性、概念的数目、概念间关系的复杂性都可以影响理论的简单性。

（4）理论可作为假设的基础而经受检验：理论中的概念应能够通过一定的方法观察和测量；理论中各概念的定义要精确，一些抽象性概念，要有明确的操作性定义，以便保证此理论在检验各概念间关系时的精准性。

（5）理论可以通过实践与研究发展学科知识体系：一个较为完整的理论有助于发展新的研究假设，并通过不断地修正与完善形成新的理论，从而丰富学科知识，为发展学科知识体系作出贡献。

（6）理论能用于指导与改进实践：理论应具有解释和预测本领域内现象的功能，从而指导人们正确认识和解决问题，这是理论最重要的一个特征。

（7）理论必须与其他已证实的理论、定律和原理相一致：理论反映客观规律，人们对客观现实的认识是不断发展的，理论也会不断更新，使科学认识不断接近客观真理。

（三）护理理论的发展阶段

1. 萌芽期　20世纪50年代以前，又称南丁格尔时代。南丁格尔通过大量的护理实践总结出了一些护理学有关的理论性观点，尤其在克里米亚战争期间的护理实践为创建护理环境学说奠定了基础。然而，从严格意义上来讲，护理环境学说并不属于护理理论，但却是未来护理理论形成与发展的萌芽。

2. 诞生期　20世纪50年代，该时期护理人员才开始清晰地阐述护理的理论体系，并探讨护理的本质、任务、目标与护士角色等问题，这些问题产生于护理教育的层次转变之后。因此，美国哥伦比亚大学教育学院开展了研究生教育，设置了一些哲学理念的课程，对培养理论思维能力具有直接影响。代表人物：希尔德加德·佩普劳（人际关系模式）和弗吉尼亚·韩德森（护理功能模式）。

3. 发展初期　20世纪60年代，该时期护理学者主要探讨护士与服务对象的关系，以及护理程序的应用，提出良好的护患关系能更好地满足患者的需求。代表人物：艾达·奥兰多（护理过程学说）和欧内斯廷·威登贝克（临床护理帮助艺术学说）。

4. 加速发展期　20世纪70年代，该时期各学派迅速发展，对护理理论的阐述与探讨也更加深入广泛，是护理理论或模式加速发展期。美国护理联盟将课程设置是否以护理理论为依据作为护理院校的认证标准，极大地推动了护理理论的发展与应用。代表人物：玛莎·罗杰斯（整体人科学模式）、多罗西娅·奥瑞姆（自护理论）、贝蒂·纽曼（系统模式）与卡利斯塔·罗伊（适应模式）等。

5. 稳定发展期　20世纪80年代后，进入理论稳定发展期，护理理论家不断汲取、修订、完善与发展护理理论，同时也促进了护理学者对护理现象与本质更深刻的探讨，其中，护理中域理论与情境理论的诞生又进一步推动了护理理论的新发展。代表人物：玛格丽特·纽曼（健康意识扩展理论）与凯瑟琳·科尔卡巴（舒适理论）。

目前，护理理论正在以多学科、多视角、多元化的方式发展，但仍然没有一个完整的护理理论可以回答各种护理现象中的所有问题，护理理论的发展还需进一步完善。此外，我国护理理论的发展落后于西方发达国家，如何构建符合我国本土文化的护理理论任重道远。

（四）护理理论的实践作用

1. 提供可靠的专业知识　护理理论为护理人员界定护理领域的问题提供可靠的专业知识，以提高健康照护水平、满足健康需求、提高自护能力等。

2. 提供坚实的理论基础　护理理论中的概念可为护理研究中的变量提供释义，其理论观点可为护理研究提供假设依据，有助于构建研究的理论或概念性框架，从而指导护理研究实践。

3. 提供专业的交流平台　护理理论通过对护理现象、核心概念及理论框架的解释与说明，促进护理人员之间的沟通与交流。

4. 提高护理实践的效率　护理理论为护理实践指明了目标，护理人员在自己的领域内根据理论的目标，会充分地、有效地投入精力、时间与才能，从而减少无效劳动，提高护理实践效率。

5. 增强专业的自主性　护理理论在不断地深入探讨护理学本质、任务、目标与方法等过程中逐步形成与发展，总结了护理的客观规律，揭示了护理现象的本质，使护理学科逐步形成了自身独特的知识体系和理论基础，极大地增强了护理专业的独立性和自主性。

6. 增强专业的责任感 护理理论指导护理人员将护理行为、目标与结果相结合，以科学的原则开展护理实践，提高了护理人员专业的责任感与成就感。

护理理论与其他科学的理论同样具有描述、解释、预测和控制各种现象的作用，为护理实践提供观察、判断与指导的依据。护理理论在护理实践中产生又不断地在护理实践中修正与完善，二者在循环往复的相互作用中不断提升与发展，促进人类的健康。

第二节　奥瑞姆自护理论

自护理论由美国护理理论学家多罗西娅·伊丽莎白·奥瑞姆（Dorothea Elizabeth Orem，1914—2007年）提出，该理论的提出推动了护理学科的发展，在国际上富有显著的影响力。该理论指出个体应对其健康有关的自护负责，强调护理的目的是帮助个体乃至整个社会增强自护能力。

一、奥瑞姆自护理论对护理学四要素的阐述

奥瑞姆在其自护理论中对护理学四要素，即人、环境、健康与护理有其固有的阐释。

（一）人

在自护理论中，奥瑞姆对“人”的阐释指的是接受护士帮助和照护的人，不仅包括个体，还包括家庭、社区及社会群体。奥瑞姆认为人是有学习和发展能力的，人具有生理、心理及社会等需要，满足这些需要并不完全是先天具备的，而是通过后天的不断学习和逐步发展而获得的，因而护士对患者的健康教育是促进其自护能力发展的必要途径。

（二）环境

在自护理论中，奥瑞姆对“环境”的阐释指的是存在于人周围并影响人的自护能力的所有外部因素（如物理、化学、生物、社会等）的总和。人与环境是统一的，人能在有利的环境中满足自护需要，也会在不利的环境中影响自护能力。

（三）健康

在自护理论中，奥瑞姆对“健康”的阐释认同并支持WHO对健康的定义，即健康不仅是没有疾病或虚弱，同时也是生理、心理和社会文化的安适状态。人的生理、心理和社会方面的健康是一个统一体，不容分割，保持内、外环境的稳定与平衡是保持健康的重要因素。人的健康是动态变化的，在不同的时间、情境、地点等可能人所处的健康状态也不同。

（四）护理

在自护理论中，奥瑞姆对“护理”的阐释指的是护理是预防患者自护缺陷的加重，并为有自护缺陷的患者提供治疗性自护活动，是帮助人获得自护能力的过程。个体对护理的需要会随着自护能力的恢复而减少或消失。奥瑞姆强调护理不但需要审慎，更是一门艺术，要以

护理学、自然科学、人文科学及艺术科学等为理论基础，综合护理过程中的各种因素，恢复或提高患者的自护能力，从而促使患者满足个体的自护需要。

二、奥瑞姆自护理论的主要内容

奥瑞姆自护理论主要包括三部分内容，分别是自护理论、自护缺陷理论与护理系统理论，阐述了“什么是自护、人有哪些自护需要？”“人什么时候需要自护？”“如何通过护理系统帮助个体满足其治疗性自护需要？”。

（一）自护理论

自护理论（theory of self-care）重点阐述了“什么是自护、自护能力”与“人有哪些治疗性自护需要”。正常情况下，个体都有自护需要，但不同健康状况及生长发育阶段的自护需要具有差异性，满足其自护需要的能力也具有差异性。

1. 自护（self-care） 也称自我护理，是个体为维持生命、个体功能、自身发展和精神完好状况而采取的增进健康与幸福的一系列自发的、连续的、有目的的自我护理活动（如穿衣、进食、洗漱、学习、社交及服药等）。自护活动贯穿于个体成长与发展始终，正常成年人都能开展自护活动，但一些特殊人群（如婴幼儿、老年人、残疾人等）可通过他人帮助、指导或学习而完成一系列维持生命、健康或功能完好的自护活动，此时称之为依赖性照护（dependent care）。

2. 自护能力（self-care agency） 也称自我护理能力，指的是个体完成自护活动的能力。该能力可通过后天的学习与实践获得不断的发展，受多种因素影响（年龄、性别、学习经历、生活阅历、成长阶段、健康状况、社会文化、可获得的资源及条件等），不同的个体，甚至同一个体的不同阶段，其自护能力也具有差异性。与自护能力相对应的是依赖性照护能力，指照护者意识到并满足依赖者的自护需要的能力。

奥瑞姆认为，个体的自护能力包括如下内容：①重视和警惕健康危险因素的能力。②控制和利用体能的能力。③躯体运动的调整和控制能力。④认识疾病和预防复发的能力。⑤正确对待疾病的态度。⑥对健康问题的判断能力。⑦学习和运用疾病治疗和康复的相关知识和技能的能力。⑧与医务人员有效沟通的能力。⑨有效安排自护活动次序的能力。⑩寻求恰当的社会支持和帮助的能力。

3. 治疗性自护需要（therapeutic self-care demands） 是个体在某一时期内自护需要的总和，包括一般的自护需要、发展的自护需要和健康欠佳时的自护需要。

（1）一般的自护需要（universal self-care requisites）：一般的自护需要指个体在维持自身结构完整与功能正常所必须满足的需要，是个体生命周期各个阶段都存在的自护需要。如个体有摄入空气、食物与水的自护需要；预防或避免对个体生命、功能、精神和健康有害因素的自护需要；满足个体符合社会群体所认同或期望的身体、心理、社会等各方面正常的自护需要。

（2）发展的自护需要（developmental self-care requisites）：发展的自护需要指在人的生命发展过程各阶段所产生的、与发展阶段息息相关的特殊自护需要，或在特定的情况下产生的所必须满足的自护需要。如不同发展发育阶段的自护需要，如婴幼儿有学会控制大小便、说话、走路的自护需要，青少年有自我认同的自护需要，老年有适应机体衰老的自护需要等；特定情况下的自护需要，如求学、失业、结婚、丧偶、灾害等特定情况下产生的身体、心理、社会等特殊自护需要。

（3）健康欠佳时的自护需要（health deviation self-care requisites）：健康欠佳时的自护需要指个体遭受疾病、损伤、残疾或特殊病理变化，或在疾病诊断治疗过程中所产生的自护需要。寻求及时的、适当的治疗和护理帮助，如患病时及时就医；认识并积极预防和应对健康状态改变的影响与后果，如糖尿病患者要了解糖尿病危象的危害；遵医嘱正确进行治疗与康复，如按时注射胰岛素、定时康复锻炼等；意识到医疗或护理措施所引起的不适或不良反应并进行相应的调整，如放疗所致口干、黏膜炎、吞咽困难等；修正自我概念，并接受和适应自己健康欠佳的事实及对治疗的需要，如适应患者角色；学会在健康欠佳或接受治疗情况下，适时调整生活方式以促进自我发展，如结肠癌术后，患者需要适应人工肛门的生活。

（二）自护缺陷理论

自护缺陷理论（theory of self-care deficit） 主要阐述了个体在什么时候需要护理帮助，是整个自护理论的核心。当个体无足够自护能力满足其治疗性自护需要时，个体就会出现自护缺陷，则需要护理帮助以补偿其自护能力的不足。因此，自护缺陷是提供护理帮助的主要原因。疾病或自护需要增加可能会导致个体出现自护缺陷，使得个体的自护能力低于治疗性自护需要。自护缺陷包括两方面，其一是个体的自护能力无法满足自身的治疗性自护需要；其二是照顾者的自护能力无法满足被照顾者的治疗性自护需要，称之为依赖性照护缺陷（dependent self-care deficit）。

（三）护理系统理论

护理系统理论（theory of nursing system） 阐述了以哪种护理系统帮助个体克服自护缺陷以满足其治疗性自护需要，即解释了如何为个体提供护理帮助。护理系统指的是护士为患者所提供的护理行为和患者自身的自护行为所构成的行为系统，根据患者的自护需要和自护能力而设定，主要包括以下三类（表6-1）。

表6-1 奥瑞姆护理系统理论的主要内容

项目	全补偿系统	部分补偿系统	支持-教育系统
适用范围	完全无自护能力	部分自护能力	能自护，需学习
适用情况	神志体力均无 神志清但缺乏体力 有体力但有神志障碍	—	—
护理行为	满足患者所有治疗性自护需要 代偿患者在自护上的无助 支持和保护患者	代偿患者部分自护活动 协助实施一些自护活动 提高患者的自护能力	提供知识、技术、心理方面的支持与指导 提高患者的自护能力
患者行为	接受全部护理照顾	尽力完成一些自护活动 接受护士的帮助 调整自护能力	调整和提高自护能力
举例	昏迷、高位截瘫、精神障碍患者	上肢骨折活动受限患者	高血压患者

1. 全补偿系统（wholly compensatory system） 指患者自护活动受限，完全无能力完成自护活动，护士需给予全面系统的护理帮助。护理行为包括满足患者所有的治疗性自护需要、代偿患者在自护上的无助、支持和保护患者；患者行为主要为接受全部护理照顾。该系统主要适用于以下三种情况。

（1）患者在神志和体力上均无自护能力：如昏迷、呼吸心搏骤停、全麻未苏醒的患者。

（2）患者神志清楚，但无体力完成：如高位截瘫、长期卧床、心肌梗死急性期的患者。

（3）患者神志或智力障碍，但有体力完成：如严重智力障碍或精神障碍的患者。

2. 部分补偿系统（partly compensatory system） 指患者的自护能力可以满足部分治疗性自护需要，而另外一部分需要护士和患者共同参与完成。护理行为包括根据患者自护需要，代偿患者部分自护活动，协助实施一些自护活动，提高患者的自护能力；患者行为主要是尽力完成一些自护活动，接受护士的帮助，调整其自护能力。如上肢骨折活动受限的患者，需要他人协助生活护理。

3. 支持-教育系统（supportive-educative system） 指患者有能力完成治疗性自护需要，但某些自护活动需要学习与他人指导才能完成。护理行为主要是为患者提供知识、技术、心理方面的支持与指导，提高患者的自护能力；患者行为主要是调整和提高自护能力。如护士教会高血压患者如何监测血压、服药、饮食、锻炼等。

奥瑞姆指出，护理系统是一个动态变化的行为系统，同一患者在不同的患病阶段，因其治疗性自护需要和自护能力的变化，其护理系统的选择可能也不同，在实际应用护理系统时，应秉承发展、开放的观点。如一位择期住院手术的患者，术前准备期可选择部分补偿系统；全麻手术期间和术后全麻未苏醒时，可选择全补偿系统；清醒后可选择部分补偿系统；而出院前可选择支持-教育系统。

三、奥瑞姆自护理论的应用

奥瑞姆自护理论在护理实践中形成了三步式护理程序。奥瑞姆对护理程序的定义：护士通过评估患者的自护能力与治疗性自护需要，确定患者为什么需要护理，即诊断患者的自护缺陷，根据患者的具体情况，选择合适的护理系统，为患者制订适宜的护理计划，执行护理措施，并对其结果进行评价。

（一）诊断与处置

诊断与处置（nursing diagnosis and prescription）相当于一般护理程序中的评估与诊断两个阶段，指的是收集资料并对其分析，确定患者为何需要护理帮助，以及需要哪些护理帮助，评估患者的自护能力与治疗性自护需要之间的关系，确定患者是否存在自护缺陷。具体内容如下。

1. 收集资料 评估患者的健康状况、医师对患者健康状况的意见、患者对自身健康状况的认识、患者有哪些自护需要，以及患者的自护能力如何等内容。

2. 分析判断 分析判断所收集的患者资料，包括主观资料与客观资料，对照患者的治疗性自护需要与自护能力，判断有无自护缺陷，并在此基础上分析有哪些自护缺陷，自护缺陷的原因有哪些，患者的自护能力有哪些局限性及发展潜力如何，患者目前和今后一段时间内的治疗性自护需要有哪些。

（二）设计与计划

设计与计划（design and plan）相当于一般护理程序中的计划阶段，护士根据患者的自护能力与治疗性自护需要的关系，为患者选择合适的护理系统，并制订护理计划与护理措施。

（三）实施与评价

实施与评价（management and evaluation）相当于一般护理程序中的实施与评价阶段，需要护士根据所制订的护理计划、设计的护理措施，以及选择的护理系统为患者开展护理服务，并注意患者护理后的结果与所制定的护理目标进行比较与评价，适时修改护理方案，不断调整护理系统。

第三节　罗伊适应模式

适应模式由美国护理理论学家卡利斯塔·罗伊（Callista Roy，1939—）提出，是众多护理理论中较为成熟的理论。适应模式将人看作一个整体性的适应系统，探讨了个体在面对环境中各种刺激时的应对机制、适应方式与适应过程，其主要目的是促进个体的适应性反应，提高个体的适应性，从而提高个体的健康水平。

一、罗伊适应模式对护理学四要素的阐述

罗伊在其适应模式中对护理学四要素，即人、环境、健康与护理有其固有的阐释。

（一）人

在适应模式中，罗伊对“人”的阐释指的是护理的接受者，可以是个人、家庭、群体、社区或社会。罗伊结合了适应、系统与整体这三大概念，将一般系统论所论述的系统的输入、输出、控制、反馈特征作为阐述人是一个适应系统的基本概念框架，人要保持完整性，就需要不断地适应环境。

（二）环境

在适应模式中，罗伊对“环境”的阐释指的是围绕并影响个人或群体行为与发展的所有情况、事件和影响，人体内部和外部的所有刺激构成了环境的主要成分。罗伊认为环境是人适应系统中的输入的一部分，即刺激，包括主要刺激、相关刺激与固有刺激。环境因素所构成的刺激可大可小、可强可弱、可多可少、可积极亦可消极，人是需要付出精力与能量去适应的。

（三）健康

在适应模式中，罗伊对“健康”的阐释指的是一个完整而又全面的人的状态或成为一个完整而又全面的人的过程。人的完整性主要体现在个体有能力达到生存、成长、繁衍、自主与自我实现的完整、稳定和成长。健康与疾病是个体生命历程中的两个必然方面，若适应有

效，则个体保持健康；若适应无效，则个体处于疾病状态。

（四）护理

在适应模式中，罗伊对“护理”的阐释指的是护理通过促进人与环境的互动或整合来增进个体或群体的整体性适应，其目标是促进个体或群体的适应性反应，以达到生理健康、心理健康、社会健康与人际关系健康完整性的目的。因此，罗伊认为护士应全面了解个体的刺激因素与适应水平，通过控制刺激或增强生理或心理应对机制，提高个体的适应水平，促使刺激落在个体的适应水平范围之内，以促进适应性反应的发生，从而维持机体的完整性，增进健康。

二、罗伊适应模式的主要内容

罗伊适应模式以适应（adaptation）为核心，适应是个体或群体通过思考和感觉，运用有意识的选择去建立人与环境之间整合的过程与结果，并指出人是一个整体性的适应系统。

（一）理论框架

罗伊创造性地运用了一般系统论、压力理论、压力与应对模式、适应水平理论等有关系统、整体、刺激、适应水平、应对方式等概念与观点形成了适应模式的基本理论框架，用以阐明人的适应机制（图6-1）。罗伊指出人作为整体性适应系统，可由五部分结构组成，即输入、控制、效应器、输出与反馈。该适应系统输入的是刺激与机体的适应水平；控制过程指的是机体所能采用的应对机制，包括生理调节器和认知调节器两类；这两种应对机制作用于机体的四种效应器，即适应方式，包括生理功能、自我概念、角色功能与相互依赖；适应系统输出的是人通过对刺激的调节与控制在四种效应器上所表现出的最终行为，这些行为变化最终又会作为新的刺激反馈给机体，主要包括适应性反应和无效性反应。如果行为变化得当，能够促进机体适应的完整性，有利于健康的发展，为适应性反应，则会使人继续与环境保持平衡；然而，如果行为变化破坏机体适应的完整性，则不利于健康的发展，为无效性反应，此时人必须改变原有的适应方式，通过寻求帮助、积极治疗、康复、改变认知或学习知识等方法，促使机体重新适应。

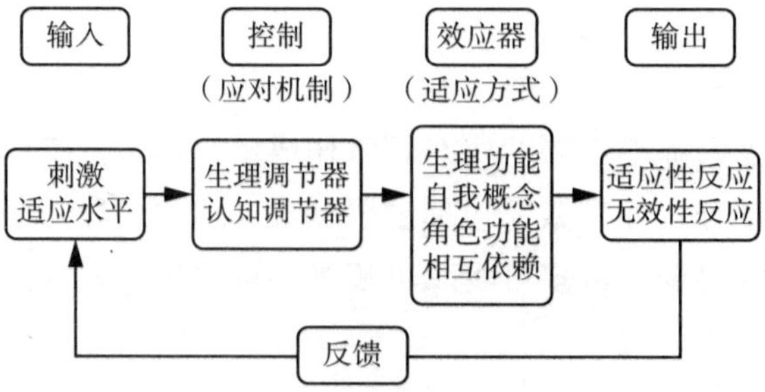

图6-1 罗伊适应模式的基本结构示意

（二）主要内容

罗伊适应模式主要包括刺激、适应水平、应对机制、适应方式与输出五个概念，主要内容介绍如下。

1. 刺激（stimuli） 凡能激发个体反应的任何信息、物质或能量单位都可称之为刺激。刺激可来自机体系统外，即外部环境（如气温、声音、电流等），也可来自机体系统内，即内部环境（如体温、血生化指标、焦虑等）。根据刺激在引发个体反应的过程中所起作用的不同，将刺激分为以下三种。

（1）主要刺激（focal stimuli）：指个体当前所直接面临的、引起机体产生行为变化最主要的、最直接的、必须立即应对的刺激。主要刺激也会随着情境的不同而变化。例如，阑尾炎手术的患者，术后2～3天内，疼痛可能是主要刺激，但是，随着疼痛程度的减轻及其他问题的出现，疼痛不再是其关注的焦点，也就不再是影响该患者的主要刺激。

（2）相关刺激（contextual stimuli）：指所有可对主要刺激所致行为产生正性或负性影响的其他刺激，这些刺激通常是可观察的、可测量的，或由本人诉说的。例如，一位睡眼惺忪的就诊患者，得知这位患者已失眠一月有余，则此时该患者的主要刺激是失眠，通过倾听、泡脚、按摩、音乐疗法等可帮助患者睡眠，那么这些就属于正性的相关刺激。

（3）固有刺激（residual stimuli）：也称剩余刺激，指原有的构成机体特征的刺激，这些刺激可能对当前的行为有影响，但其影响作用并不确切或未得到证实，或者观察者无法察觉到它们的作用，多由人的性格、态度、信念、生活、饮食、价值观、文化等构成，通常不易观察到及测量到。例如，一位心前区疼痛的就诊患者，大汗淋漓，主诉胸口疼痛，刚刚与同事大吵了一架。患者情绪激动，经常熬夜加班。此时，疼痛是该患者的主要刺激，与同事大吵了一架、情绪激动是相关刺激，经常熬夜加班是固有刺激。

2. 适应水平（adaptive level） 指个体所能承受或应对刺激的范围与强度，是输入的一部分。包括适应性反应与无效性反应：适应性反应指的是刺激在个体的适应水平之内，无效性反应指的是刺激超过个体的适应水平。适应水平具有差异性及动态性，不同的个体及同一个体在不同时期所具备的身心水平、经验、能力和其他可利用的应对资源等不同，则适应水平也不同。

3. 应对机制（coping mechanism） 指个体作为一个整体性适应系统在面对刺激时的内部控制与调节过程。分为生理调节器与认知调节器，可通过先天获得，亦可通过后天习得。

（1）生理调节器（regulator）：是个体先天所具备的应对机制，它通过神经-化学-内分泌的作用，调节和控制个体对刺激的自主性反应。例如，冬季，室外气温低，则个体为保持体温的恒定，会收缩毛孔；而夏季，气温高，个体为散发多余的热量，则毛孔会舒张。

（2）认知调节器（cognator）：是个体后天习得的应对机制，它通过大脑高级的认知、学习、信息处理等功能对刺激和行为进行调节和管理。例如，感冒发热、咳嗽、流鼻涕，个体会根据自身情况选择就医并按医嘱服药、多喝水、多休息，注意保暖等。

4. 适应方式（adaptive mode） 指个体通过生理与认知调节器应对刺激后所展现出来的机体具体的适应活动和表现形式，亦称效应器，主要包括如下四方面内容。

（1）生理功能（physiological mode）：指与个体的生理需要相关的适应方式类型，代表个体的生理完整性，即生理健康水平。如对氧气、营养、活动、排泄、休息等的需求。

（2）自我概念（self-concept mode）：指个体在某一特定时间段内对自己的情感、信念与评价，源于自身的感知和他人的评价，经过自我内化而形成，代表个体的心理完整性，即心理健康水平。自我概念包括躯体自我与人格自我两方面：躯体自我，是个体对自己躯体的感知与评价，如外形、样貌、躯体功能等；人格自我，是个体对自己的智力、能力、性情、伦理道德、社会地位以及精神自我等方面的感知与评价，包括自我理想、自我统一及道德-伦理-精神-自我三个方面，如气质、气场、魅力等。

（3）角色功能（role function mode）：指个体履行所承担的社会角色，以及满足社会对其角色期待的情况，代表个体的社会完整性，即社会健康水平。罗伊指出，个体可同时承担多种角色，越是基本的角色则越重要，是最先需要适应的角色。罗伊将个体的角色功能分为主要角色、次要角色与临时角色三大类：主要角色，与个体的性别和年龄有关，例如，儿童角色、青年角色、妇女角色、老人角色等，是个体行为方式的决定因素；次要角色，是个体为完成每个生长发育阶段的特定任务所决定的，由个体所处的社会情形所决定，是个体社会功能的体现，例如，学生角色、教师角色、母亲角色、护士角色等；临时角色，又称业余角色，是人的业余生活或临时性的活动所赋予的角色，例如，志愿者角色、观众角色、小时工角色等。

（4）相互依赖（interdependence mode）：指个体与其重要关系者或各种支持系统之间的相互依赖关系，代表的是人际关系的完整性，即人际关系健康水平。重要关系者是对个体具有重要意义的人，例如，父母、夫妻、母女、妻儿等。支持系统是帮助个体满足爱、尊重、欣赏等需要的一组人群或组织，例如，红十字会、公益组织、民间救助团体等。当个体在面对难以应对的刺激时，常常需要从相互依赖关系中寻求帮助与情感支持，个体必须具有给予并接受爱与帮助的能力。

5. 输出　指内外环境中的刺激作用于个体后，个体通过应对与调节最终产生的行为，是整体性适应系统的输出。罗伊认为系统输出的方式有两种，分别是适应性反应与无效性反应。

（1）适应性反应（adaptive response）：如果个体能很好地应对各种刺激，个体反应或表现良好，则输出的是适应性反应，有利于促进个体的完整性，满足个体生存与发展的需要。

（2）无效性反应（ineffective response）：如果个体不能很好地应对各种刺激，个体反应或表现不良，则输出的是无效性反应，不利于维持个体的完整性，对个体的生存与发展产生威胁或阻碍。

个体输出的是适应性反应还是无效性反应，取决于输入刺激的强度与范围、个体的适应水平、应对机制的综合效应。护理的主要目标是促进个体的适应性反应，减少或消除无效性反应，从而促进个体恢复或维持健康。

三、罗伊适应模式的应用

罗伊适应模式被广泛地应用于护理实践中，与一般护理程序有机结合，形成了以适应模式为基础的六步式护理程序。

（一）一级评估

一级评估（first level assessment），也称行为评估（behavior assessment），是护士通过观察、交谈及检查等方法收集与个体适应方式有关的行为，并明确是否存在无效性反应。

1. 生理功能 包括氧气、营养、活动、排泄、休息等功能。常见的无效性反应表现包括缺氧、休克、营养不良、营养过剩、恶心、呕吐、腹泻、便秘、尿失禁、循环负荷过重、失眠、发热、疼痛、昏迷、瘫痪、压力性损伤、水肿、电解质紊乱、运动障碍、感觉障碍、血糖过高、血压过高等。

2. 自我概念 包括外形、样貌、躯体、精神自我、伦理道德、社会地位等方面的功能。常见的无效性反应表现包括自卑、自我形象紊乱、人格魅力丧失、自我评价过低、无能为力感等。

3. 角色功能 涉及个体在家庭、单位、社会等各种角色的功能，包括主要角色、次要角色与临时角色的功能。常见的无效性反应表现包括角色丢失、角色不一致、角色转移、角色冲突、角色差距等。

4. 相互依赖 涉及个体与其重要关系的人、支持系统的互动状态方面的功能。常见的无效性反应表现包括孤独、冷漠、无助、社会支持缺乏、分离性焦虑等。

（二）二级评估

二级评估（second level assessment），也称刺激评估（stimuli assessment），指护士对引发患者行为改变的三种刺激的评估，找出引发各种无效性反应的刺激。刺激既可以是系统内部的，也可以是系统外部的，可以是生理方面的，也可以是社会心理方面的。

1. 明确主要刺激 按照个体当前所直接面临的、引起机体产生行为变化最大的、最主要的、最直接的、必须立即应对的刺激，即为主要刺激。但是，要注意随着个体健康状况的改变，主要刺激也会随之变化。例如，微生物感染、失血、创伤、疼痛、失眠、焦虑、抑郁、人际关系紧张等。

2. 判断相关刺激 除主要刺激外，其他对个体系统的输出行为有影响的刺激，可理解为诱发无效性反应的刺激。例如，情绪激动、自我概念紊乱、角色功能丢失、家庭功能弱化等。

3. 找出固有刺激 找出原有的构成机体特征的各种刺激，但这些刺激对系统的输出行为影响尚不确切。例如，性别、年龄、文化程度、信仰、饮食、价值观、性格等。

（三）护理诊断

在适应模式中，罗伊认为护理诊断是对“个体作为适应系统”的适应状态的陈述或判断。护士可通过评估明确个体的无效性反应及其原因，从而提出护理问题，确定护理诊断。例如，分离性焦虑与住院有关，其中分离性焦虑是相互依赖方面功能的输出结果，住院是其主要刺激因素。

（四）制定目标

在适应模式中，罗伊认为制定目标就是对干预后的个体应达到的行为结果的陈述。目标的制定应以个体为中心，是服务对象可达到的，且可观察的、可测量的，包括长期目标与短期目标。

（五）干预

在适应模式中，罗伊认为干预包括对护理措施的制定和落实两方面。可通过控制各种刺激与提高个体适应水平两方面来制定护理干预措施，从而使刺激落在个体适应范围内，促进适应性反应。

（六）评价

在适应模式中，罗伊认为评价是对干预后个体行为改变与目标行为进行比较，以判断干预措施是否有效。评价时，护士可继续通过一级评估和二级评估收集个体的健康资料，比较个体的输出行为与目标行为，确定是否达到目标。若目标尚未实现或部分实现，需查找原因并调整、修改护理计划或干预措施；若目标已达到，可终止护理计划或干预措施。

第四节　纽曼系统模式

纽曼系统模式（Neuman System Model）是由贝蒂·纽曼（Betty Neuman，1924—1970年）提出，该模式自创立以来，被广泛应用于护理行业的各个领域。纽曼用系统的观点看待人，认为人是一个为了寻求平衡与和谐而与内外环境相互作用的开放系统，当压力源作用于机体时，机体通过防御功能，应用一级、二级和三级预防控制压力源，以帮助服务对象获得最佳健康状态。

一、纽曼系统模式对护理学四要素的阐述

（一）人

人指的是服务对象，是护理工作的核心。纽曼认为，人是一个整体的开放系统，是由生理（指机体的结构和功能）、心理（指个体的心理过程和关系）、社会文化（指社会和文化功能及其相互作用）、发展（指生命的成长发展过程）和精神（指信仰与信念）五个变量组成，变量之间相互关联，并不断地与环境相互作用，共同影响个体的健康状态。这五种变量彼此间存在着密切的关系并且持续地与其所处的环境发生互动以塑造个体的健康状态。

（二）环境

纽曼主张环境是由身体内外所有因素构成的环境综合，并且强调了“自生环境（created environment）”这一理念，即个人面对外部压力时，为了维护自身的稳定性、一致性和协调性，会主动或者被动地调动并运用其内部及外部的资源，如能量来源与防护机制等，从而实现内在环境和外界环境之间的能量互换，构建出一种独特的生存环境。

（三）健康

在其早期的作品中，纽曼并未提及关于健康的定义，然而随着她的理论体系不断完善，她开始理解到健康是一个持续变化的过程，涉及五个主要变量：生理、心理、社会文化、发展和精神。同时，她还强调了健康是一种“活能量”，如果个体产生的或储蓄的能量超过所耗费的，那么他们的整体性和稳定度就会增加，从而朝着更强的身体状况前进；反之，若这种能量生产和保存无法达到身体的需求，则会削弱他们的整体性和稳定度，导致健康逐渐消退直至最终衰败甚至死亡（图6-2）。

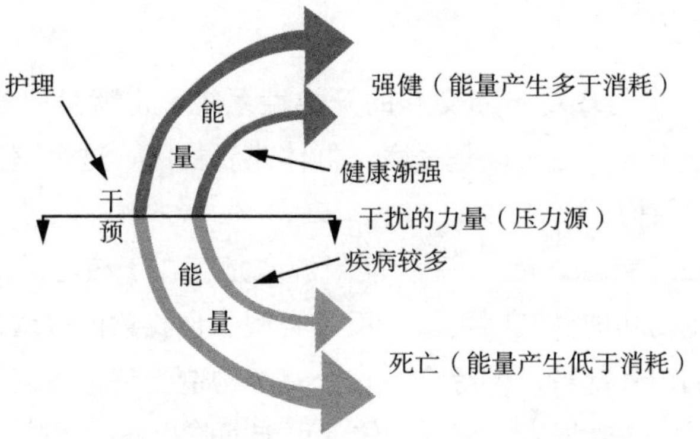

图6-2 强健—疾病连续体示意图

（四）护理

纽曼认为，护理是一门独特的专业，护理的任务是，通过对压力源及其可能产生的应激反应进行准确评估，采取有目的的措施，避免或减轻压力源造成的不良后果，使个体保有、获得、维持最佳的健康状态。

总的来说，纽曼的护理学四要素是一个全面、系统的框架，它强调了对人的整体关注、对环境的重视，以及对护理活动的系统思考，为提高护理质量和满足人们健康需求提供了有力的支持。

二、纽曼系统模式的主要内容

纽曼系统模型构建了一个综合的且基于开放式系统的基础护理理论架构，其包含了四个主要组成部分：服务对象系统（client system）/个体系统（individual system）、压力源（stressor）、反应（response）和预防（prevention）。这四部分内容相互联系、相互影响，为临床护理实践、护理教育、护理管理提供了依据（图6-3）。

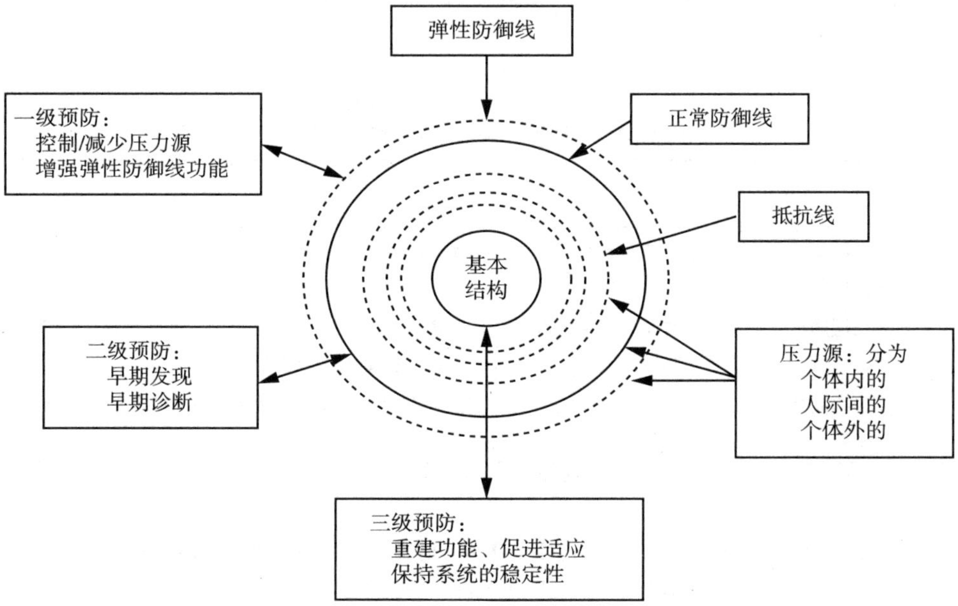

图6-3 防御机制示意图

（一）服务对象系统

纽曼把人看作是一个与环境不断交互的开放性系统，也就是服务对象系统或者个体系统。这个系统可以是一个人，也可以是家庭、群体或者社区。这个整体系统可用一个核心和一系列同心圆来表示其结构。

1. 基本结构（basic structure） 又称能量源，是存在于核心的要素，包括个体的生存需求（如解剖功能、生物功能、基因类型、反应类型、自我意识、认识技能、体内各亚系统的优劣等）及其先天的内外部特征的综合。这个基本构造受到个体五种变量功能状况及互动效应的作用影响，如果它遭受损害，那么个体就可能面临疾病的风险。

2. 抵抗线（lines of defense） 在系统模式图中，紧贴基本结构外围的若干虚线圈称之为抵抗线（如免疫功能、遗传特征、适应性生理机制和应对行为等）。其主要作用是保护基本结构和恢复正常防御线，维持机体内外环境的协调性，促使个体恢复到正常防御线的健康水平。一旦有压力源突破了常规防线，抵抗线就会被自动触发；如果运作良好，它可以协助个人恢复到标准的防护线状况；然而，若是无法有效执行任务，则可能导致身体的能源供应受到损害或完全消耗殆尽，最终导致生命危险。

3. 正常防御线（normal line of defense） 在系统模式图中，位于抵抗线外围的实线圈称之为正常防御线，是个体系统在生长发育的过程中，通过与环境不断互动而逐渐形成的。其主要功能是保护系统的稳定性、完整性及正常功能，如白细胞、机体免疫功能和生理机制等。正常防御线的强弱与个体健康状态或个体系统的稳定程度有关。随着健康的提升，防线会扩大，相反地，如果健康状况下降，则防线也会减小；一旦外部压力触碰到这个防线，那么该个体的系统就会出现失衡甚至患病的情况。

4. 弹性防御线（flexible lines of defense） 在系统模式图中，位于正常防御线之外的虚线圈称之为弹性防御线，是个体系统的一个保护性缓冲器和滤过器，其作用是阻挡外部压力源的直击，起到缓解并保卫常态防御线的作用，从而避免了对个体系统产生压力应激效应。如果弹性防御线的范围更广，其抗压及保护能力就会增强；相反地，若出现失眠、饮食不当、生活无序、家庭突遭变故或心理压力过大的情况，都会削弱弹性防御线的效用。三种防御线见表6-2。

表6-2 纽曼系统模式三种防御线

防御线	位置	功能
弹性防御线	第一层防线 最外层	缓冲器和滤过器；防止压力源入侵，缓冲、保护正常防御线
正常防御线	第二层防线 防御系统的主体	调动个体系统五个变量（生理、心理、社会文化、发展、精神）的变化，对压力源做出适当调节，维持机体的稳定的健康状态
抵抗线	第三层防线 紧贴基本结构外层	保护基本结构和恢复正常防御线，维持机体内外环境的协调性，促使个体恢复到正常防御线的健康水平

注：（1）三种防御线中，弹性防御线保护正常防御线，但弹性防御线极易破坏，常常处在被动中，抵抗防御线保护基本结构。

（2）当个体遭遇压力源时，弹性防御线首先被激活，若弹性防御线抵抗力不足，正常防御线受到侵犯，个体出现压力反应，此时抵抗防御线也被激活，若抵抗有效，个体可恢复到正常健康状态。

（3）抵抗线、正常防御线、弹性防御线三种防御机制，既有先天赋予，也有后天习得的。

（二）压力源

压力源指环境中任何突破机体防御线，引发个体紧张或威胁个体稳定与平衡状态的所有刺激。压力源对个体系统的作用大小取决于压力源的性质、数量和持续时间，同时也受个体所能动用的应对资源、应对能力和既往的应对经验等影响。

1. 个体内压力源（intrapersonal stressor） 指来自机体内部、与个体的内环境有关的压力源，如生理性（疼痛、失眠、腹泻、呕吐）、心理性（焦虑、恐惧、自尊紊乱）等因素。

2. 人际间压力源（interpersonal stressor） 指来自两个或多个个体之间，在近距离内作用的压力源，如夫妻/父子关系、同事/上下级关系、护患关系等。

3. 个体外压力源（extrapersonal stressor） 指来自个体系统外，距离比人际间压力更远的压力源，如环境陌生、医保体系的变革、失业等。

（三）反应

压力反应是个体系统中五个变量，即生理、心理、社会文化、发展与精神的综合反应。纽曼认为，通常情况下压力源都是以多种方式影响机体，突破其三种防线，破坏基本结构，导致整体功能紊乱，从而引发各自不同程度的反应。然而，并不是所有这些反应都会对身体造成伤害，因此它们的结果可能既有负面也有正面。

（四）预防

纽曼根据个体对压力源的反应，提出了三个级别的预防措施。在压力源侵袭抵抗防线之前或之后，可以采用相应的措施。但她主张更早期采用这些措施，即压力源侵袭抵抗防线之前采取护理干预，故被称为预防措施。三种预防措施见表6-3。

1. 一级预防（primary prevention） 是在个人面临压力源并引发压力反应之前实施的干预。一级预防是病因预防，疾病（或伤害）尚未发生时针对病因或危险因素采取的措施，比如健康教育、保护易感人群、健康生活方式、围产期保健等。其目的是强化个体弹性防御线，保护正常防御线，以防止个体的应激反应及可能出现的不良反应。

2. 二级预防（secondary prevention） 是在压力源已经穿过正常防御线，而致机体产生压力反应时实施的干预。二级预防是个体出现症状、体征时（起病初期）采取的措施，重点是早发现、早诊断、早治疗，增强抵抗线，保护基本结构，比如普查、筛查、定期体检等。其目的是减弱或消解身体的压力反应，让个体重新达到稳定的状况并促使其恢复到健康状态。

表6-3 纽曼系统的三种预防措施

预防	时机	目的	措施
一级预防	压力源存在而压力反应尚未发生时	防止压力源侵入正常防线	减少或避免与压力源接触，强化个体弹性防御线，保护正常防御线
二级预防	压力源穿过正常防线，出现症状/体征时	减轻和消除压力反应，促使其恢复到健康状态	早发现、早诊断、早治疗，增强抵抗线，保护基本结构
三级预防	积极治疗后或个体达到相当程度稳定状态时	帮助个体恢复及重建功能，进一步维持机体稳定性，防止复发	与一级预防措施类似

3. 三级预防（tertiary prevention） 是在经过治疗后，个体系统已达到相当程度的稳定状态时，为能彻底康复，减少后遗症而实施的干预。三级预防是个体进入疾病后期采取的措施，措施与一级预防类似，比如机体功能锻炼、健康生活方式、健康教育等。其目的是帮助个体重建，促进个体系统获得并维持尽可能高的稳定性和健康状态，防止复发。

三、纽曼系统模式的应用

根据上述护理的主要内容，纽曼将系统模式与护理程序相结合，把护理方法分成三个工作程序。

（一）护理诊断

在这一程序中，护士首先需要对个体的基本结构、各防线的特征，以及个体内外、人际间存在和潜在的压力源进行评估；然后再收集个体在生理、心理、社会文化、发展与精神五个变量对压力源的反应及其相互作用的资料并分析；最后就其中偏离健康的方面做出诊断并排出优先顺序。

（二）护理目标

护士以保存能量，恢复、维持和促进个体稳定性为护理原则，与患者及家属共同策划护理干预措施并设计预期护理结果。纽曼强调应用一级、二级、三级预防原则来规划具体护理行动。

（三）护理结果

护理结果是护士对干预效果进行评价并证实干预有效性的过程。评价内容包括个体内外部和人际间压力源是否有变动，压力源本质和优先顺序是否发生变化，机体防御功能是否增强，压力反应的症状是否得到了减轻等。根据评价结果，护士结束护理程序或修订、调整护理计划。

第五节　考克斯健康行为互动模式

考克斯健康行为互动模式（interaction model of client health behavior，IMCHB）由谢丽尔·考克斯（Cheryl Cox，1948—）提出，该模式主要由三部分组成：患者的独特性、患者与专业人员的互动，以及患者的健康结果。健康行为互动模式强调患者的主体地位，旨在唤醒他们的自主健康管理意识，增强他们实施健康行动的能力，从而改善他们的健康状况。

一、考克斯健康行为互动模式对护理学四要素的阐述

（一）人

考克斯的健康行为互动模式强调了人在健康行为中的主体地位。个体在认知、情感和行为上的差异，决定了其健康行为的差异。因此，在护理人员与服务对象互动中，应充分了解个体的独特性，提供个性化的指导和支持。同时，护理人员应提供适当情感支持，帮助其建

立正确的价值观和自我效能感，提高其健康行为的维持能力。

（二）环境

考克斯认为，环境因素包括社会环境和生活环境，如家庭、朋友、社区、媒体等。这些环境因素与个体的认知、情感和行为相互影响、相互作用。人通过利用环境来满足自身的需求，同时环境也能对人的各个方面产生影响。

（三）健康

考克斯对WHO的健康的界定表示赞同，即“健康不仅仅是没有疾病和身体缺陷，还要有完整的生理功能、积极的心理状态和良好的社会适应能力”，同时，考克斯在其模式中还强调了健康行为在维护和促进健康方面的重要性。

（四）护理

考克斯认为，护理是与服务对象建立良好互动关系，实施针对个人特质的服务策略，以达到理想的健康效果。鉴于患者有自我决定健康的意愿及行动力，护士应该充分考虑患者的个性化需求，赋予他们最大的自主权来做出选择，这样才能更有效地达成护理的目标。

二、考克斯健康行为互动模式的主要内容

健康行为互动模式，是基于对四个健康的行动转变观念——即柯克思模型整合的服务理念框架中的信仰体系、塞基门纳斯的行为变革概念、艾登生及诺伊玛尔特提出的个人自控策略系统，以及个人的自主调整机制等这些观点的研究基础上逐步发展起来的。该模式用于描述和解释个体与健康服务提供者之间的互动过程，以及这种互动如何影响个体的健康行为和健康结果。该模式主要包括三部分内容：服务对象的独特性（client-singularity）、服务对象与专业人员的互动（client-professional interaction）和服务对象的健康结果（client health outcomes）（图6-4）。

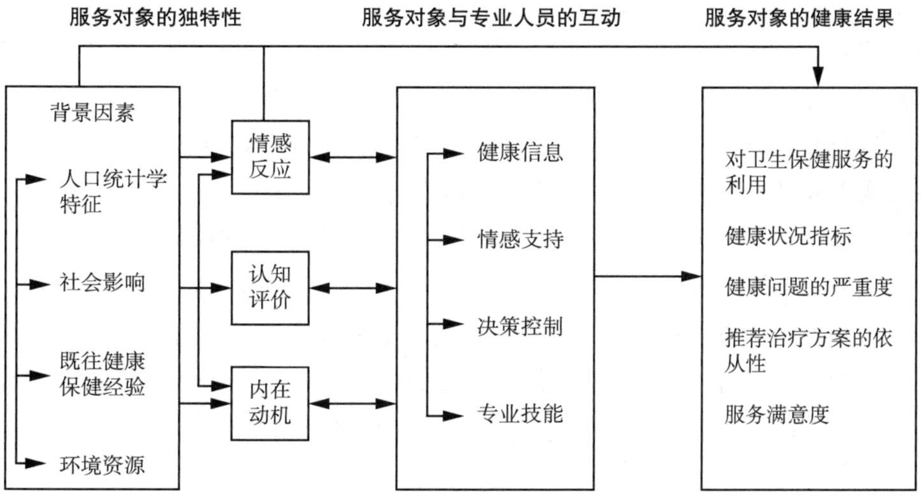

图6-4 Cox健康行为互动模式图

（一）服务对象的独特性

考克斯认为，服务对象的独特性包括背景因素、内在动机、认知评价和情感反应四个变量。其中背景因素是静态变量，而内在动机、认知评价和情感反应是动态变量，考克斯提出背景变量是动态变量的前提，动态变量是健康行为互动模式的核心部分，同时动态变量各因素间相互影响，进而影响个体的健康结果。

1. 背景因素（background variables） 是整个健康行为互动模式的基础，包括人口统计学特征（性别、年龄、民族、婚姻、文化程度、职业、收入等）、社会影响（家人或同伴的影响、社会交往、风俗习惯、信仰等）、既往健康保健经验（个人生长发育状态、客观健康指标、病史等）和环境资源（卫生服务的可行性、医疗保障、个人资源等）。如背景因素在纽曼的护理系统模式中起到了至关重要的作用，它们构成了整个护理过程的基础。这些因素不仅影响个人的健康状况，还对护理工作的实施和效果产生重要影响。比如，糖尿病患者，背景因素中的年龄、家族史、饮食习惯等可能增加个体患糖尿病的风险，社会因素如社区的宣传教育活动、社会支持网络等也会影响个体对糖尿病的认知和自我管理，而医疗保障制度和个人经济状况则可能影响个体获得及时诊断和治疗的机会。因此，在制订糖尿病护理计划时，需要综合考虑这些背景因素，以便更有效地满足个体的需求。

2. 认知评价（cognitive appraisal） 是服务对象对目前健康状况、健康相关行为、与卫生保健服务提供者间关系特征等内容的感知。考克斯认为认知评价会影响服务对象的健康行为。以糖尿病患者为例，如果他们能够正确认知自己的健康状况，意识到疾病的严重性和可能的影响，他们可能会更加积极地采取预防和控制措施。此外，一旦这些患者理解并且意识到健康生活习惯的改善与药物治疗对于控制病情的重要作用，他们更有可能会实施积极的健康行动。同时，考克斯还指出背景因素会对服务对象的认知评价产生直接影响，例如，文化程度、宗教信仰、年龄、患病经历等，但服务对象的认知评价不一定符合客观现实。比如，服务对象因为文化程度低（人口统计学特征），缺乏足够的医疗常识，看到周围的人尽管很胖但是血糖依然正常，也有的人即使体重适中或者偏轻但却有高的血糖（社会影响），因此他们认为“肥胖不会影响血糖值”（不符合客观现实的认知评价）。

3. 情感反应（affective response） 是服务对象能阻碍或促进认知活动，从而影响健康行为的情绪体验，常见的情绪有紧张、焦虑、恐惧、愤怒、忧郁、不确定感等。考克斯认为，情感反应和认知评价相互影响、相互作用，认知评价会引起影响服务对象的健康行为。如对某些疾病（慢性代谢性疾病、流行性传染病等）的负性认知（不治之症、无能为力、家人和社会不理解和不支持等），会使其产生焦虑、恐惧等不良情感反应，而这些不良情感反应反过来影响服务对象的认知活动，从而对其健康行为产生影响。

4. 内在动机（intrinsic motivation） 是服务对象为了追求健康而主动采取某种行为的动机，这种动机来自个体对健康的内在需求和价值观。它包括健康行为的选择、期望、能力需求和自我决策。通过激发内在动机，个体可以更加积极地参与健康行为，提高自我效能感，增强自我控制能力，从而更好地维护和促进自己的健康。例如，糖尿病患者可能会因为内在动机而选择健康饮食、规律运动等行为，而不是受到外部奖励或压力的影响。

（二）服务对象与专业人员的互动

考克斯认为，服务对象与专业人员的互动要素是该模式的核心部分，包括健康信息、情感支持、决策控制和专业技能四部分。该模式强调，互动要素是影响健康结果的主要因素，它可以直接影响服务对象的健康行为，也可以通过影响服务对象的动态变量，使患者感到有能力和自我决定的信心，激发健康责任，间接影响健康结果。

1. 健康信息（health information） 提供健康相关信息可以改变服务对象的内在动机、认知评价和情感反应，从而影响健康行为。专业人员需要向服务对象提供关于健康状况、疾病知识、治疗方案和自我管理等方面的信息。服务对象通过对这些信息的了解和认知，能够更好地理解自己的健康状况，明确健康目标，并做出正确的行为选择。同时，服务对象也需要向专业人员提供自身健康状况和需求信息的机会，以便专业人员能够提供更加精准的护理服务。

2. 情感支持（affective support） 指专业人员对服务对象情感方面的照顾，主要包括情感激励和构建信赖的关系。考克斯认为，专业人员与服务对象互动过程中，服务对象往往面临各种心理压力和情绪困扰，如果专业人员仅提供健康信息却缺少情感的支持，就可能对服务对象的情感反应和认知评价产生负面影响。此外，考克斯还特别指出，在实施情感支持时应维持服务对象的独特性，情感支持应适度，适度的情感支持有助于促进双方的信任关系，提升服务对象的满意度和依从性，若忽视情感支持或情感支持过度，则可能引起服务对象反感甚至出现回避行为。

3. 决策控制（decisional control） 指服务对象个人拥有的权利，参与自身健康行为的决策，以获得理想的结果。服务对象需要拥有一定的决策控制权，参与决策能增强服务对象正性的情感体验和内在动机，有助于其需要的满足和健康行为的建立。服务对象如果缺乏健康相关信息，将会致使其疾病认知评价不正确，进而削弱决策控制的有效性。因此，专业人员应根据服务对象的独特性，给予其适度的决策控制支持，帮助服务对象做出恰当的决策，推动他们自主执行积极的健康行动。

4. 专业技能（specialized skills） 指专业人员的技术能力，如注射、静脉滴注、鼻饲等。考克斯认为，专业技术能力与情感支持、决策控制等因素相互关联。由于服务对象的独特性，服务对象对专业技术能力的依赖程度也各不相同，服务对象对专业技术能力需求越多，他们对决策控制的需求越少，而对情感支持会变得更加重要。

（三）服务对象的健康结果

考克斯认为，任何研究都可以选择一个或多个结果进行效果评价。个体的健康结果是由其健康行为和与健康服务提供者的互动共同作用的结果。通过调整个体与健康服务提供者之间的互动要素，可以促进个体的健康行为改变，从而改善个体的健康结果。健康结果包括以下五个变量。

1. 对卫生保健服务的利用 指在运用卫生资源的过程中，推动健康发展。

2. 健康状况指标 包括主观、客观健康资料和实验室检查结果等。

3. 健康问题的严重度 包括疾病的发展和转归。

4. 推荐治疗方案的依从性 指服务对象按照专业人员提供的治疗方案采取促进健康结

果行为的情况。

5. 服务满意度　满意度不是行为指标，但它可以预示今后的健康行为。对于那些服务满意度高的人，他们可能会更积极地利用卫生资源，以及更好地遵循治疗方案。

三、考克斯健康行为互动模式的应用

自考克斯健康行为互动模式提出以来，其在护理领域的影响力不断扩大，已普遍用于临床护理实践指导（糖尿病患者的饮食和运动指导）、健康筛查（女性宫颈癌、乳腺癌筛查）、健康行为指导（均衡膳食、定期锻炼、规律作息、禁烟限酒、应对压力等积极健康行为，提高抵抗力，预防慢病发生）、健康行为的变量评估（生物医学状态、心理状态、生活方式和社会环境等方面），以及护理干预中变量选择及工具的发展等多个方面。以该模式作为指导护理实践的理论框架进行护理时，可按以下流程进行。

1. 护理对象的评估　根据健康行为互动模式的构成要素，对服务对象的独特性进行评估，必要时对服务对象的家属或照顾者进行评估。

2. 服务对象与专业人员的互动　服务对象与专业人员的互动包括与服务对象家属建立关系、提供必要的健康信息、情感支持，服务对象和专业人员共同决策制订护理计划、提供专业技能满足服务对象的健康需求等。

3. 健康结果的评价　根据服务对象的个体临床特性，选择适当的指标进行评价。

考克斯认为，每个个体都是独一无二的，在护理实践中，护理人员要善于利用服务对象独特性的特点激发他们的健康意愿，并通过这种方式中的核心互动环节，提升服务对象对自身健康的需求，从而推动最优的健康成果。

本章小结

思考题

1. 护理理论的概念及基本术语分别是什么？

2. 刘女士，29岁，某高校博士研究生，异地求学。以上腹部、脐周部疼痛6小时急诊入院。查体：T 39.8 ℃，P 116次/分，R 26次/分，BP 120/84mmHg；右下腹压痛、反跳痛、肌紧张。实验室检查：WBC 12×10^9/L，NEUT%0.84。B超检查显示：阑尾肿大。临床诊断：急性阑尾炎。予接受手术治疗。请问：

（1）刘女士当前存在哪些治疗性自护需要？

（2）应给予刘女士何种护理系统帮助？

3. 罗伊适应模式在护理实践中，一级评估和二级评估分别指的是什么？

更多练习

（张丽娟　王振丽）

第七章　护理程序

教学课件

学习目标

1. 素质目标

（1）能系统全面地分析评估患者的各方面需要，制订有效的护理计划。

（2）理解护理程序基本步骤，是有效完成护理工作的方法。

2. 知识目标

（1）解释护理程序及护理诊断的概念及内容。

（2）阐述护理诊断的优先顺序及排序原则。

（3）叙述护理程序的基本步骤、收集资料的方法及资料分类。

（4）叙述资料收集的内容和方法、护理诊断的排序原则、制订预期目标和护理措施的要求。

（5）阐述临床护理记录常用的记录方法。

3. 能力目标

（1）能运用护理程序的相关理论知识，正确书写护理诊断、护理目标、护理实施、护理评估的工作内容。

（2）能鉴别护理诊断与合作性问题。

（3）能实施护理措施并准确完成护理记录。

护理工作的重要性在于其深度影响人们的健康和生活质量。面对患者复杂多变的健康问题，要想提供科学、有效的健康服务，需要一套科学、系统的解决问题的方法。现代医学模式和护理学发展到一定阶段后，在新的护理理论基础上产生了一种系统而科学地指导护理实践的工作方法，即护理程序（nursing process）。护理程序是一种系统而科学地安排护理活动的工作方法，包括全面评估及分析护理对象生理、心理、社会、精神及文化等方面的需要，根据其需要制订相应的护理计划并加以实施、评价其护理效果，从而使其得到完整的、连续的、适应个体需要的护理。护理程序为护理学科理论指导实践奠定了基础，推动了护理学科的不断发展和进步。

案例

【案例导入】

患者，张某，男性，42岁，汉族，大学文化，公司职员。因反复发作性呼吸困难8年，加重3天入院。患者于8年前开始出现呼吸困难，感冒后可加重，久治不愈，反复发作。3天前患者受凉后再次出现呼吸困难，不能平卧。门诊拟重度哮喘收治入院。患者平时生活可以自理，无吸烟史，无过敏史。小便量少，大便正常。睡眠差。查体：神志清醒，痛苦貌，端坐位，呼吸急促，呼气费力，桶状胸，双肺布满哮鸣音及少许湿啰音，心音遥远，心律齐，腹软，肝脾未触及，双下肢无水肿。T 36.3℃，P 126次/分，R 28次/分，BP 134/82mmHg。结合实验室检查，诊断为“支气管哮喘”。

【请思考】

针对目前该患者的情况，请写出护理诊断。

【案例分析】

第一节　护理程序的概述

护理程序是护理实践中的一项核心指导原则，深刻体现了护理专业的独立性和科学性。护理程序不仅贯彻了“以患者为中心”的科学护理观，更是引导护士在纷繁复杂的护理工作中，能够做出准确、有效的判断，识别护理对象现存的或潜在的健康问题，制订出符合护理对象需求的护理计划，合理安排护理活动，并通过其健康状况的改变确定护理措施是否有效，从而提高护理质量，为护理的系统化科学化方向发展，提供了理论基础。

一、护理程序的概念及发展史

1955年，美国护理理论学家莉迪亚·海尔（Lydia Hall，1906—1969年）提出护理程序应以患者为中心，通过观察、测量、收集资料及分析结果的科学方法，来指导护理实践。随后的护理学发展延续了其理念，并在此基础上进一步深化和拓展，美国护理学家约翰逊（Johnson，1919—1999年）、奥兰多（Orlando，1926—2007年）、威登贝克（Wiedenbach，1900—1998年）等尝试将护理程序描述为三个步骤，提出不同的护理程序模式。约翰逊将护理程序分为评估、决定及行动三个步骤，强调了护理过程中的评估和决策环节，通过评估患者的状况和需求，制订适当的护理计划，并采取相应的行动来实现护理目标；奥兰多首次使用了“护理程序”一词，并将护理程序定义为包括患者行为、对护士的反应及护理行动。不仅关注患者的行为和需求，还重视护士对患者的反应，以及实施的护理行动。这一模式强调护患之间的互动和沟通，提高护理效果。而威登贝克则将护理程序分为识别、行动及评价三个步骤，首次将评价纳入护理程序中。这一模式突出了评价在护理过程中的重要性，通过评价护理行动的效果，及时调整护理计划，确保患者得到高质量的护理服务。三种不同模式的护理程序，均强调了护理过程中的系统性、科学性和以患者为中心的理念。

1967年，美国护理学家海伦·尤拉（Helen Yura，1929—2015年）在1967年完成了第一本权威性的教科书《护理程序》，确定护理程序的四个步骤——评估、计划、实施及评价，为护理实践提供了基本的指导框架。1973年，美国护理学家盖比（Gebbie）和拉文（Lavin）在其中加入了“护理诊断”这一关键步骤，使护理程序更加完善。同年，美国护士协会（American Nurses Association，ANA）正式将护理程序列为护理实践标准，包括评估、诊断、计划、实施及评价五个步骤。这一举措标志着护理程序在护理学界的正式确立和广泛应用。

1982年，美国注册护士执照考试将护理程序纳入考试大纲。1984年，美国医疗机构认证联合委员会进一步推动了护理程序在医疗机构中的普及和应用，强调护理程序在医疗机构中记录护理全过程的重要性。1994年，美籍华裔学者袁剑云博士来华讲座，将系统化整体护理概念引入中国，这标志着护理程序开始在中国得到更广泛的关注和应用，不仅丰富了中国的护理理论体系，也为中国的护理实践提供了新的思路和方法。随后2001年，袁剑云博士又在我国介绍以护理程序为基本框架的临床路径，使得护理程序在我国护理工作中的运用更加深入和广泛，帮助医疗机构和护理人员更好地理解和实施护理程序，提高了护理工作的效率和质量。未来随着医学模式的转变和护理实践的不断创新，护理程序将继续发挥重要作用，为人类的健康事业做出更大的贡献。

（一）护理程序的概念

护理程序（nursing process）是一种有计划、系统而科学的护理工作方法，目的是确认和解决护理对象对现存或潜在健康问题的反应，同时也是一个综合、动态、决策和反馈性的思维及实践过程。

1. 综合　指运用多学科的知识和技能来解决护理对象的健康问题，不仅包括医学护理学方面，也包括教育心理学、社会学、管理学等学科的内容。

2. 动态　指根据护理对象健康问题的不断变化随时提出并调整护理措施。

3. 决策　指护士应针对护理对象的健康状况所提出的护理问题，决定采取哪些护理措施并制定出具体解决问题的方法。

4. 反馈　指实施原定护理措施的效果又反过来决定和影响后续护理计划的制订，是作为判断原定护理程序正确与否，以及实施新的护理程序的依据。

因此，护理程序是一个以促进和恢复健康为目标的系列性护理过程，涵盖了评估护理对象的健康状况、列出护理诊断、制订护理计划、实施护理计划及评价护理结果的一系列过程。

（二）护理程序的特点

护理程序作为一种科学的护理工作方法，具有个体性、目标性、动态性、系统性、科学性等特点。

1. 个体性　在运用护理程序的护理实践中，需充分考虑护理对象的个体特性，应根据其具体的生理、心理和社会特征，以及不同的健康问题和需求，来制订和实施护理计划。个体性是护理程序中不可或缺的一部分，要求护士具备高度的专业素养和人文关怀精神，为护理对象提供个性化的、高质量的护理服务。

2. 目标性　是护理程序核心特点之一，确保了护理工作的方向性和有效性。通过设定目标，护士能够有计划、有组织地开展护理活动，确保每一项护理措施都是围绕实现目标而进行。目标性还强调了护理工作的个性化。由于每个护理对象的健康状况和需求都是独特的，护士需要根据个体的具体情况来设定目标。这使得护理活动更加符合护理对象的实际情况，能够更好地满足其整体需求，帮助其达到最佳健康状态。

3. 动态性　强调了护理工作的持续性和灵活性。护理程序的运用并非局限于某一特定时间，而是贯穿于整个护理过程，随着护理对象的健康状况和需求的变化，而不断调整和优化。护理对象的健康状况是不断变化的，可能随时出现新的问题或需求。因此，护士需要时刻关注其状况，并根据实际情况动态调整护理计划，可能涉及重新评估护理对象的健康状况、修改护理诊断、调整护理措施等。

4. 系统性　护理程序以系统论为理论基础，确保护理工作的各个步骤有序、连贯地进行，强调护理活动之间的内在联系和相互依赖，使得每一项护理活动都成为整个护理系统中的有机组成部分。在护理实践中，要求护士从全局和整体的角度出发，全面考虑护理对象的健康问题。评估、诊断、计划、实施和评价这五个步骤相互关联影响，构成一个完整的护理循环。

5. 科学性　护理程序的科学性是其得以有效应用和推广的重要基础。在吸收多学科理论成果的基础上，结合现代护理学的理论观点，构建而成的一种科学的工作方法。这种科学性不仅体现出其理论基础的深厚和广泛，还体现在其实践应用的有效性。在护理程序中，系统理论、需要层次理论、沟通理论、压力与适应理论等多学科的理论观点得到了充分的应用。这些理论为护理程序的制订和实施提供了科学的指导和支持，使得护理工作更加有针对性、更加符合护理对象的实际需求。

（三）护理程序的基本步骤

护理程序由评估、诊断、计划、实施和评价五个步骤组成。五个步骤是相互联系、相互影响，交织重叠，有序进行的循环往复的过程。

1. 护理评估　是护理程序的第一步，是运用科学的方法和途径系统、动态、连续地收集有关护理对象健康状况的相关资料，并对其进行整理、核实、分析、记录的过程。

2. 护理诊断　是通过分析，将资料归类，得出判断，提出有关护理对象的生活、心理、社会方面的健康问题，以护理的专业性语言加以描述和说明。

3. 护理计划　是护理程序中的核心环节，针对提出的护理诊断，通过科学、规范的方法，制订出一系列切实可行的护理措施，以确保护理工作的有序、高效进行。首先需要对护理诊断进行优先级排序，确定预期目标，考虑患者情况制订针对性的护理措施，最后成文。

4. 护理实施　是将护理计划转化为实际行动的关键环节，涉及按照护理计划的要求，有组织、有步骤地为护理对象提供具体的护理措施，并动态记录这些措施的执行过程。是将护理计划转化为实际行动的重要过程。

5. 护理评价　是护理程序中的关键环节，是对护理活动的成效进行评估，以确保护理工作的质量和效果。通过将护理对象的健康变化情况与预期目标进行比较，确定护理措施的达标程度，分析原因。根据评价结果，决定是否需要对护理计划进行修改。护理评价的意义在于为护士提供反馈，以便其了解护理工作的效果，并据此调整护理策略。这有助于确保护理工作的连续性和有效性。

（四）护理程序对护理工作的意义

1. 对护理对象的意义　强调以护理对象为中心，从生活护理到心理、社会护理，为其提供更系统全面、个体化及高质量的护理。同时护理对象也可通过参与健康护理活动，增进维护自身健康的意识和技能，提高对护理目标的责任感。

2. 对护士的意义　护理程序为护士提供了一个系统化、科学化的工作框架。从评估、诊断、计划、实施到评价，每一步骤都有明确的指导，确保了护理工作的连贯性和完整性。此外，护理程序还有助于提升护士的沟通和协作能力。在护理过程中，护士需要与护理对象、家属，以及其他医务人员保持密切的沟通与合作。通过与护理对象的沟通，护士可更好地了解其需求和感受；通过与家属的沟通，护士可建立信任关系，获得家属的支持和配合；通过与其他医务人员的沟通与合作，护士可共同制订和执行护理计划，确保护理工作的顺利进行。

二、护理程序的理论基础

护理程序以多种理论为基础，包括系统论、信息论、控制论等，这些理论相互联系、相互支持，共同为护理程序提供坚实的理论支撑。同时，心理学、行为学等护理相关学科的理论也在护理程序的实践过程中发挥着重要的指导作用。

（一）系统论

系统论在护理程序中扮演着至关重要的角色，为护理程序提供了坚实的理论基础。由美籍奥地利生物学家贝塔朗菲（Bertalanffy，1901—1972年）于1947年提出的。将有机体视为一个整体或系统，强调系统内部各要素之间的相互联系和相互作用，以及系统整体与外部环境的关系的重要性。在护理程序中，系统论的应用体现在多个方面。首先，护理程序本身被视为一个开放系统，与外界环境不断进行物质、能量和信息交换。这个系统通过输入、转换、输出与反馈的过程，与周围环境相互作用，保持与环境的协调、平衡并维持自身的稳定。在护理过程中，系统的输入包括护理对象的健康状况、护士的知识与技能水平、医疗设施等；经过评估、诊断、计划和实施等处理与转换过程后，系统的输出则是实施护理计划后护理对象的健康状况。此外，系统论还强调系统的整体性、层次性和动态性等特点。护理程序注重从整体上把握护理对象的健康状况，同时考虑到不同层次的护理需求，也是一个动态的过程，需要根据实际情况和反馈不断调整和优化护理措施。系统论的应用还体现在护理程序的评价和反馈环节。通过对护理对象健康状况的评价和反馈，可以了解护理目标的实现程度，并据此调整和优化护理计划。这种循环往复的过程正是系统论中反馈机制的具体体现。

（二）信息论

信息论是由美国学者克劳德·香农（Claude Shannon，1916—2001年）于1948年创立。

是一种深入探究信息特性、本质及测量方法的科学，其研究领域涵盖了信息的获取、传输、存储、处理及交换的普遍规律。在护理程序中，信息论为护士提供了有效的工具和方法，使其能够更准确地获取护理对象的信息，制订更加科学、合理的护理计划。同时，通过信息的传输和交换，护士之间，以及与医师、家属等其他相关人员之间的协作得以加强，从而提高了护理工作的整体效率和质量。信息论还赋予了护士与护理对象交流的能力和技巧，通过有效的沟通，护士能够及时了解护理对象的真实感受和需求。通过运用信息论的原理和方法，护士能够更好地理解、处理和应用信息，为护理对象提供更加优质、高效的护理服务。

（三）控制论

控制论是由美国数学家维纳（Wiener，1894—1964年）于1948年首先提出。控制论是一门研究机器和动物控制及通信的规律，即各种开放系统的控制规律的科学。控制论在护理程序中的应用是一个极具价值的实践。通过引入控制论的原理，护理程序得以更加精确和高效地执行，从而实现对护理对象健康状况的有效管理和调节。在此过程中，护理对象作为系统的输入端，将自身的健康状况、需求等信息传递给护士。护士则作为系统的控制主体，接收并分析这些信息，通过专业知识和技能进行诊断，并制订出相应的护理计划。这一计划随后作为输出信息，被传递给护理对象，以实施具体的护理措施。控制过程是一个多次反复的循环，每一次循环都更加贴近实际需求，更加精准地解决其健康问题。通过这种方式的反复调节和控制，护理程序能够确保护理对象的健康状况得到持续改善，直至问题消除或康复。

（四）其他理论

在护理程序应用的过程中，还引入了其他理论，这些理论相互补充、相互支持，共同构成了护理程序的理论基础。人类基本需要层次理论在护理中起着至关重要的作用，帮助护士识别护理对象的生理、安全、爱与归属、自尊与被尊重，以及自我实现等需求，护士能够预测其尚未表达的需要或可能出现的问题，并据此制订护理计划和措施；压力与适应理论也是护理中的重要概念，护士需要观察和预测护理对象面对压力时的生理和心理反应，并据此制订护理计划，采取护理措施以减轻压力，提高其适应能力；成长与发展理论强调了成长与发展阶段，以便为其提供更为贴切和有效的护理服务；解决问题理论则为护理程序提供了方法论基础，护士需要明确护理对象的健康问题，制订与问题相关的目标，并寻求解决问题的最佳方案和评价效果；评判性思维是另一种在护理中广泛应用的思维方法，要求护士在护理程序的每一个环节都运用逻辑推理、疑问态度、自主思维等方法，以提供多层面的护理，从而提高整体护理质量；循证护理与护理程序是相辅相成的，循证护理充实了护理程序的内涵，为其提供了更为科学、可靠的依据。以上这些理论在护理程序中的应用是系统而全面的，共同构成了护理工作的理论基础，为护士提供了科学的指导，使护理工作更加精准有效。

第二节 护理评估

护理评估要求护士以目的明确、计划周详和系统性的方式，来收集护理对象的资料，并对这些资料进行整理和分析。评估的目的在于建立护理对象现存或潜在的健康问题的基础资料，为后续的护理活动提供科学的依据。评估是护理过程的基础与核心部分，收集的资料是否全面，将直接影响到护理诊断的准确性和护理计划的有效性。护理评估贯穿于护理程序的全过程，是明确护理诊断和开展护理措施的基础，也是评价护理效果的参考。通过护理评估，护士可以全面了解护理对象的健康状况，为制订个性化的护理计划提供依据；同时通过评估护理效果，护士可以不断优化护理措施，提高护理质量。

一、护理评估的概念

护理评估（nursing assessment）是护理程序的第一步，是指系统、有计划地收集护理对象生理、心理、社会、精神和文化等方面的资料，并加以整理和分析的过程。目的是明确护理对象的健康问题，为制订预期目标与护理措施，实施护理活动提供可靠依据。护理评估是护理程序的基础，护理评估是否全面、准确直接影响护理诊断的准确性及计划的制订和实施。

二、护理评估的方法

护理评估的方法包括交谈、观察、体格检查和查阅资料。

（一）交谈

交谈通常是获得护理对象第一手资料的方法，也是最重要的资料来源方法。护理评估中的交谈是一种具有明确目的和计划的交流方式。它不仅是收集护理对象资料的重要手段，更是建立良好护患关系、促进有效沟通的关键环节。

1. 交谈的目的　交谈法的目的之一是有效地收集与护理对象健康相关的资料和信息，有助于护士全面了解护理对象的健康状况，为后续的护理工作提供科学依据；同时交谈法还旨在为护理对象提供有关病情、检查、治疗、康复的信息，以及心理支持和社会支持系统的资料，对其进行有针对性的健康教育和心理咨询。

2. 交谈的分类　交谈一般分为正式交谈和非正式交谈两种形式。正式交谈具有明确的目的性和计划性。事先通知护理对象，确保双方都有充分的准备。这种交谈形式常用于收集新入院患者的健康状况资料、出院前的健康指导等重要环节。通过正式交谈，护士能够系统地获取护理对象的病史、症状、生活习惯等信息，为制订护理计划和措施提供可靠的依据。非正式交谈发生在护士日常工作的各个环节中，一般不需要事先安排或预约。护士与护理对象之间的交流更加轻松、自在，可以谈论一些与护理无关的话题，如家庭、工作、兴趣爱好等。这种交谈形式有助于拉近护士与护理对象之间的距离，建立亲密、信任的关系。同时，非正式交谈也是护士了解护理对象隐性资料的重要途径。

（二）观察

观察包括视觉观察、触觉观察、听觉观察和嗅觉观察等多种方式。这些观察方法各有特点，能够帮助护士全面、准确地了解护理对象的健康状况。

1. 视觉观察　是护理评估中最常用的一种方法。通过仔细观察护理对象的外貌、精神及意识状态、皮肤、黏膜、呼吸、引流液及排泄物的颜色性质等，护士可以初步判断护理对象的整体状况，以及是否存在异常情况。例如，观察皮肤的颜色和湿度可以判断是否存在脱水或感染等问题；观察引流液的颜色和性质可以了解伤口的愈合情况等。

2. 触觉观察　通过手部感觉来判断护理对象某些器官或组织的物理特征，如脉搏的节律和速率、皮肤的温度和湿度、肿块的位置及表面性质等，可以提供更为直接准确的信息。

3. 听觉观察　通过听觉仔细辨别护理对象的语调、呼吸的声音、咳嗽声音等，以及借助听诊器听心音、呼吸音及肠鸣音等，护士可以进一步了解护理对象的呼吸、循环和消化等系统的功能状况。

4. 嗅觉观察　嗅觉可辨别体表、呼吸道、胃肠道或呕吐物、排泄物等的异常气味，护士可判断疾病的性质和变化。例如，某些疾病会导致体味发生改变，通过嗅觉观察可以及时发现这些变化并采取相应的护理措施。

在实际应用中，护士应根据具体情况选择合适的观察方法，并结合其他评估手段如交谈法和体格检查等，获取全面准确的护理对象信息，为制订个性化的护理计划提供科学依据。

（三）体格检查

体格检查是护士收集护理对象资料的重要手段，是护理评估中不可或缺的一环，也是确保护理计划针对性和有效性的关键步骤。护士通过系统地运用望、触、叩、听等检查手段，或借助一些辅助器具，对护理对象的生命体征和各个系统进行全面细致检查，能及时发现病情变化及其潜在的健康问题。与医师所做的体格检查有所不同，护士应将重点放在护理评估中出现问题之处，收集与确定相关资料。例如，对于一位脑血栓肢体活动障碍患者，护士应着重检查患者的肢体活动、感觉和肌肉张力等情况，以便更准确地评估患者的健康状况，为后续的护理提供有针对性的指导。

（四）查阅资料

查阅资料涉及护理对象医疗病历、护理病历、各种检查报告及相关文献等。护士可系统地了解护理对象的病史、诊断、治疗方案，了解病情变化、护理措施的执行情况及护理效果等关键信息，有助于护士快速把握重点，为后续的护理工作提供指导。

三、护理评估的步骤与内容

护理评估包括收集资料、整理资料、分析资料和记录资料四部分。

（一）收集资料

收集资料是护理程序的开端，护理程序的所有步骤均建立在资料的收集基础上。若收集的资料不全或不准确，不仅会影响对护理对象健康状况的全面评估，更可能导致诊断不准确、护理计划制定有误，以及实施的护理措施不当。收集资料时必须从整体护理理念出发，确保所收集的资料全面、准确、客观。这不仅要求护士关注护理对象的身体状况，包括生理机能、疾病症状、体征变化等，还要了解其心理、社会、文化、经济等多方面的信息。

（二）整理资料

整理资料是将收集到的资料进行核实、分类，以找出服务对象的护理需求，确定护理问题。

1. 核实资料 指对一些不清楚或有疑点的资料，护士需进行重新调查、确认，并补充新的资料，以确保所收集到的资料真实、准确。核实资料十分重要，未经核实的资料会存在错误偏差，导致错误的护理计划。

（1）核实资料的完整性：全面检查所收集的资料，避免某些方面出现遗漏。

（2）核实主观资料：主观资料来源于护理对象的主观感受，是评估其健康状况的重要依据。由于个体差异、感知偏差或主观意识的影响，主观资料可能存在一定的误差或偏差。为了确保评估的准确性，需要用客观资料对主观资料进行核实。例如，当护理对象自觉发热时，护士可以通过测量体温这一客观指标来核实其主观感受。如果测量结果显示体温正常，护士可以进一步询问护理对象是否有其他不适症状，或者观察其面色、出汗等体征以综合判断。当护理对象自述“我感觉心慌”时，护士可以通过测量脉搏这一客观指标来加以证实。如脉搏异常，可以进一步进行心电图等检查，以明确诊断。

（3）澄清模糊资料：是确保评估准确性和制订有效护理计划的关键步骤。当发现资料内容不够完整准确时，护士需要采取进一步的措施来取证和补充。以患者主诉“腹痛”为例，这是一个相对模糊的症状描述。为了澄清这一资料，护士需要详细询问患者腹痛的具体部位、性质（如钝痛、锐痛、绞痛等）、持续时间、诱发因素（如饮食、运动等），以及缓解方式等，可更准确地了解患者的腹痛情况，从而为其制订针对性的护理计划。

（4）核实可疑的非正常值：如心电监护仪显示患者心率为120次/分，而患者并无心悸不适，这时护士应检查心电监护仪和听诊患者的心率。

2. 整理分类 将收集的资料进行归纳、分类，以找出护理对象的护理需求。避免重复和遗漏，有助于护士确定护理问题，做出正确护理诊断。临床常用的整理分类方法有以下三种，可按美国社会心理学家马斯洛的人类需要层次论、美国护理理论学家戈登（Gordon）提出的11种功能性健康型态、北美护理诊断协会（North American Nursing Diagnosis Association，NANDA）分类法进行整理分类。

（1）根据基本需要层次论分类：即将收集到的资料按马斯洛（Maslow）的五个需要层次理论进行分类。

1）生理需要：如体温38℃、呼吸道阻塞、水肿、电解质紊乱、大小便失禁、头痛、腹痛、睡眠型态紊乱等。

2）安全需要：如对医院环境感到陌生和孤独无助，手术前恐惧，对疾病预后的顾虑，对各种检查治疗产生恐惧，对医务人员的技术不信任，担心经济问题等。

3）爱与归属的需要：如想念家人、害怕孤独，喜欢有人陪伴探望等。

4）尊重的需要：如由于外貌受损而不敢见人，怕被他人歧视等，尊重护理对象的个人习惯、价值观、宗教信仰等。

5）自我实现的需要：担心住院影响工作或学习，以及失聪、失语、瘫痪、截肢等会影响实现人生价值等。

（2）根据功能性健康型态分类：按照戈登的11种功能性健康型态分类如下。

1）健康感知与健康管理型态：涉及个体的健康观念、健康维护行为以及遵医嘱情况。

2）营养与代谢型态：关注个体的食物和液体摄入与利用，包括营养状态、液体平衡等。

3）排泄型态：关注个体的排便与排尿功能。

4）活动与运动型态：评估个体的日常生活、休闲娱乐及锻炼方式。

5）睡眠与休息型态：关注个体的睡眠、休息和放松模式。

6）认知与感受型态：涉及个体的神经系统感知功能与脑的认知功能。

7）自我认识与自我概念型态：关注个体对自身和自身价值的看法。

8）角色与关系型态：评估个体在社会中的角色以及与他人的关系。

9）性与生殖型态：关注个体的性与生殖健康。

10）压力与应对型态：评估个体在面对压力时的应对方式和能力。

11）价值与信念型态：涉及个体的价值观、信仰和生活哲学。

（3）根据护理诊断领域分类：将收集到的资料按照NANDA分类法的十三个护理诊断领域进行分类。

1）健康促进：对健康或正常功能的认识，用于保持和加强健康或正常功能的策略。

2）营养：摄入、吸收和利用营养的活动，维持组织、修复组织和产生能量。

3）排泄/交换：从机体分泌和排出代谢废物。

4）活动/休息：能量的产生、保存、消耗或平衡。

5）知觉/认知：包括注意力、定向力、感觉、感知、认知和沟通的人类信息处理系统。

6）自我感知：个体对自我的认识。

7）角色关系：个体与群体之间的积极和消极联系或关系，以及这些联系的表达方式。

8）性/生殖：性身份、性功能和生殖。

9）应对/应激耐受性：与生活事件/生命过程的斗争。

10）生活准则：被认为真实和具有内在价值的活动、风俗习惯或机构相关组织、思想和行为潜在的原则。

11）安全/保护：避免危险、躯体伤害或免疫系统损伤；保护免受损失；保护安全。

12）舒适：生理、心理和社交舒适或轻松的感觉。

13）生长/发展：经过发育性里程碑的躯体维度、器官系统成熟和进展的适龄增加。

（三）分析资料

分析资料是将资料收集、核实、组织后对其进行分析，找出异常，发现问题，为护理诊断做准备。

1. 找出异常 资料收集后应将其与正常标准进行比较，找出异常所在。目的在于发现护理对象的健康问题。要求护士根据所学知识，掌握常用指标的正常值，以发现异常的情况。

2. 找出相关因素和危险因素 某些检查指标在正常范围内，但由于存在特定的危险因素，患者仍可能面临健康风险。分析资料时应判断造成异常情况的相关因素，找出潜在的危险因素，有助于护士预测患者可能发生的问题，做好预防工作。

（四）记录资料

记录资料不仅是评估的总结，也为后续的护理计划和措施提供了依据。尽管目前资料的记录没有统一的格式，但根据资料分类方法进行记录是科学、有效的做法。许多医院采用电子表格，取代了传统的纸质表格，既高效、方便、快捷，又节约纸张，实现了资源共享。无论何种记录方式，均应全面、客观、准确、及时，并符合医疗护理文件书写要求。

（五）资料的来源

1. **护理对象本人** 护理对象本人是收集资料过程中最主要的信息来源，只要其意识清醒、精神稳定，并且具备基本的沟通能力，就可以作为收集资料的主要来源，所提供的资料具有极高的真实性和针对性。收集资料的过程中，护士确实需要注意到一些可能妨碍资料收集的因素，包括但不限于护理对象的情绪状态、健康状况、沟通技巧，以及文化背景等。例如，情绪低落或焦虑的护理对象可能不愿意分享太多信息，或者提供的信息可能带有一定的主观性和偏见。如果护理对象存在沟通障碍，如语言不通或听力受损，也会直接影响资料的收集。

2. **护理对象的亲属或关系密切的人员** 除了护理对象本人，其配偶、子女、朋友、邻居、保姆等亲属和相关人员也是重要的资料来源。他们与护理对象有着密切的关系，能够提供关于其日常生活、行为习惯、情感状态等方面的间接资料。这些资料往往能够补充和证实护理对象本人提供的直接资料，为护士提供更全面、更准确的信息。此时他们是主要的资料来源，护士应在病历上注明资料来源。

3. **其他医务人员** 当护理对象寻求健康帮助时，无论住院与否都必须与各类医务人员接触，如医师、理疗师、营养师、检验人员及其他护士等。护士可从与患者接触过的医务人员处获取重要的健康资料。

4. **病历和各种检查报告** 目前和既往的病历、既往健康检查记录及实验室检查和诊断性检查报告等，均是护理对象现在和既往健康状况资料的来源。护士通过阅读病历和各种检查报告可了解护理对象的基本资料（职业、信仰、婚姻状况等），及时掌握护理对象病情的动态变化，监测护理对象对护理措施的反应。

（六）资料的内容

1. **一般资料** 包括姓名、性别、出生日期、出生地、民族、信仰、婚姻状况、家庭成员及职业等。

2. **现在健康状况** 包括本次发病情况，目前主要的健康资料，即护理对象主要的不适主诉，包括目前的治疗、用药情况，近期进行各种检查的结果，以及目前的饮食、营养、睡眠、排泄、自理、活动等日常生活型态等。

3. **既往健康状况** 涵盖了患者过去的患病经历、身体创伤、住院和手术情况、变态反应、预防接种史、传染病历史，以及日常生活习惯和嗜好等多个方面。这些信息对于全面了解患者的健康状况、识别潜在风险、制订个性化的护理计划至关重要。

4. **家族史** 有无家族遗传性疾病，家族其他成员是否患有与护理对象类似的疾病。

5. **护理体检的检查结果** 如身高、体重、体态、生命体征、精神及营养状况等。

6. **实验室及其他检查结果** 查看最近检查的报告和数据，准确判断其病情的发展趋势。

7. **护理对象的心理状况** 包括性格特征、情绪状态和变化、对疾病的认知和态度、康复的信心、病后精神状况、希望达到的健康状态、人格类型、应激事件和应对能力等。

8. 社会文化状况　包括工作或学习情况、宗教信仰、价值观、医疗保险待遇及经济状况、医疗条件，家庭成员的态度及对疾病情况的掌握，以及社会支持系统等。

（七）资料的种类

1. 根据资料的来源分类　可分为主观资料和客观资料。

（1）主观资料：是护理对象对自身健康状况的认知和体验。是护理对象本身所经历的、感觉的、想到的，主要由本人描述，如“我感觉越来越疼”“皮肤瘙痒”“我夜间呼吸费力”“全身乏力”等均为主观资料。其他由患者家属或对患者有重要影响的人提供的资料是基于看法而非事实，也可称为主观资料，例如，患者母亲陈述“他今天好像比较烦躁”。

（2）客观资料：是护士通过一系列专业手段和方法，如观察、会谈、体格检查和实验室检查等，所获得关于护理对象的真实、可测量的信息。客观资料是客观存在的事实，不仅有助于护士全面了解护理对象的健康状况，还能用来证实主观资料的真实性和准确性。包括阳性体征、辅助检查结果、护理对象的行为表现等，如“患者全身大汗”“口唇发绀”“血压160/120mmHg”“手术切口渗血”“肺部湿啰音”“X线检查提示肺部有阴影”等都是客观资料。在收集客观资料时，护士需要遵循一定的原则和方法。首先，要确保收集的资料具有准确性和可靠性，避免受到主观因素的影响。其次，要注重资料的完整性和连贯性，以便对护理对象的健康状况进行全面、系统的评估。

主、客观资料都是提出护理诊断的重要依据，护士收集资料时，两种资料需同时收集，并将两方面的资料加以分析比较，相互证实资料的准确性和真实性。

2. 根据资料的时间分类　可分为既往资料和现时资料。

（1）既往资料：记录了护理对象过去所患的疾病、症状、诊断结果、治疗经过，以及疾病的转归等信息。这些信息对于判断护理对象当前健康状况、预测疾病发展趋势，以及制订护理计划具有重要意义，包括既往史、过敏史等。

（2）现时资料：直接反映了护理对象当前的健康状况，现时资料主要包括护理对象当前的生命体征、饮食、排便、睡眠状况等多个方面。

第三节　护 理 诊 断

一、护理诊断的发展

护理诊断的概念最早于1950年由美国护理学家路易斯·麦克迈纳斯（Louise McManus，1896—1993年）提出。这是一个里程碑式的时刻，标志着护理诊断理论的诞生。在提出初期，护理界的许多同仁对“护理诊断”一词持有异议。直到1953年，弗吉尼亚·弗莱（Virginia Fry）认识到护理计划中应包括护理诊断这一步骤，并强调护士应充分发挥独立性功能。1973年，ANA正式将护理诊断纳入护理程序，并授权在护理实践中使用。同年，美国全国护理诊断会议的召开，提出了护理诊断的基本框架，并成立了全国护理诊断分类小组，旨在对现行的护理诊断方法给予推广、考察和确认，极大地推动了护理诊断的发展和应用。随着时间的推移，护理诊断逐渐得到更广泛的认可和应用。NANDA的成立，进一步推动了护理诊断的发展和完善。至2000年，NANDA已经审定通过了155项护理诊断，护理诊断逐渐由不成熟阶段发展到成熟阶段。2003年NANDA为体现护理诊断在全球的广泛应用，更名NANDA-International（NANDA-I）。

目前医疗文件及护理教材普遍采用护理诊断或护理问题来描述患者的健康问题，这两者之间既存在区别，又有联系。护理诊断特指NANDA体系中所列出的条目，每个诊断都具有明确的名称、定义、诊断依据和相关因素等要素，为护士在临床实践中提供了标准化参考。然而护士在临床工作中遇到的部分问题无法用NANDA体系中的护理诊断加以描述。新发现的护理问题经过广泛讨论和严格论证可能发展为护理诊断，也可能被证实为错误或重复的问题。NANDA作为一个专业的组织，每两年召开一次会议，对现有的护理诊断进行审查和修订。

二、护理诊断的概念与命名意义

护理诊断（nursing diagnosis）是护士在全面评估护理对象的基础上，运用评判性思维对所收集的健康资料进行分析和判断的过程，从而确定护理对象现存的或潜在的健康问题，以及相关因素，是护理程序的第二步。

（一）护理诊断的概念

1990年，NANDA提出并通过了护理诊断的定义：护理诊断是对现存的或潜在的健康问题及生命过程反应的一种临床判断，不仅是对疾病的诊断，而且包括对健康问题的识别和评估。这些预期结果通常是通过护理职能来实现。

知识拓展

NANDA-Ⅰ分类形态Ⅱ（Gordon功能性健康型态评估理论架构）领域和类别

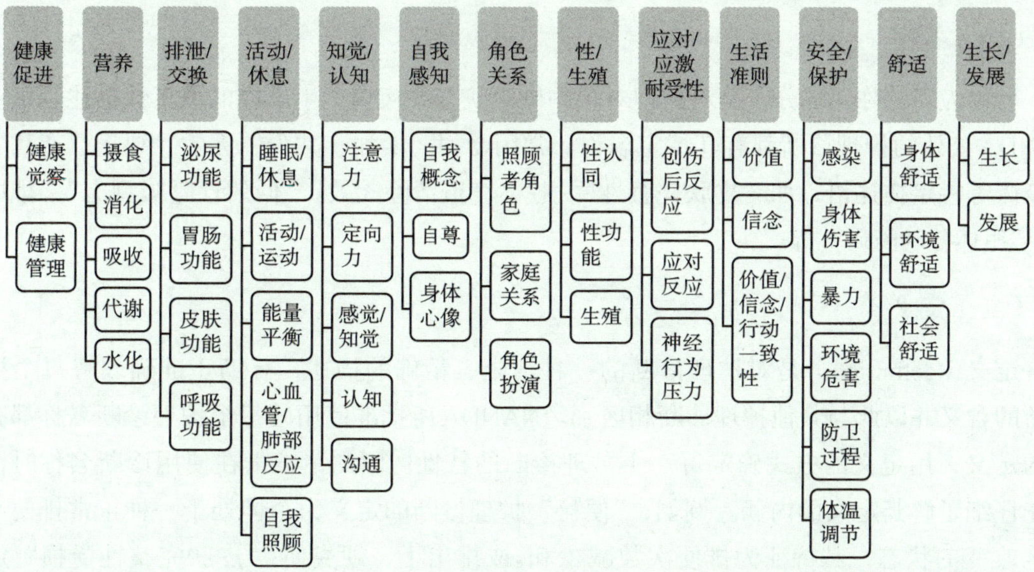

（二）使用护理诊断的目的与意义

使用统一命名的护理诊断对于促进护理学科发展、提升临床护理质量、引导护理教育和研究方向，以及促进护理信息管理现代化等方面都具有重要意义。

1. 有助于促进护理学科的发展　通过标准化和规范化的护理诊断术语，护理学科能够更加清晰地界定自身的专业范围和特点，从而推动学科向科学性和专业性的方向发展。

2. 能够提升临床护理的质量　护士能够依据标准化的诊断名称，有针对性地制订护理计划，为服务对象提供高质量的护理服务。这不仅体现了护理以人的健康为中心的理念，还有助于提升护理工作的专业性和有效性。

3. 有助于引导护理教育和研究方向　通过明确和规范的护理诊断，护理教育和研究可以更加聚焦于实际问题，提高教育和研究的条理化程度，进一步推动护理学科的发展。

4. 能够促进护理信息管理现代化　标准化的诊断名称有助于护理信息的储存、提取和共享，使得利用计算机进行护理资料管理成为可能，从而提高护理工作的效率和准确性。

三、护理诊断的组成与分类

NANDA在《护理诊断手册》中明确指出每个护理诊断的四个基本组成：诊断的名称、定义、诊断依据，以及相关因素或危险因素。这一框架为护理人员提供了一个清晰、标准化的方法，用于描述和理解患者的健康问题。此外，还对大部分护理诊断定义进行了修订，特别是诊断性指示术语的部分。诊断的名称是对患者健康问题的简洁、明确的描述，概括了患者当前或潜在的身心状况。定义则是对诊断名称的详细解释，帮助护理人员更深入地理解该诊断的内涵和特征。诊断依据是做出护理诊断的临床证据或标准，包括患者的症状、体征、病史，以及相关的检查结果等，是护理人员判断患者健康问题的基础，也是制订护理计划的重要依据。相关因素或危险因素是与护理诊断有关的、可能影响患者健康状况的因素，了解相关因素有助于护理人员更全面地评估患者的健康状况，并制订更具个性化的护理计划。

（一）名称

名称为问题陈述部分，是对护理对象的健康状态或疾病产生反应的概括性描述。每一项NANDA公认的护理诊断都有其特定名称。常用受损、增加、减少、无效、缺乏、紊乱、功能障碍等特定描述语，如“皮肤完整性受损”“气道清除无效”“低效性呼吸型态”“排尿受损”“躯体移动障碍”等。

（二）定义

定义（definition）是对护理诊断的一种清晰、精确的描述，有助于准确理解每个护理诊断的含义并以此与其他护理诊断相区别。NANDA所批准使用的每个护理诊断名称都有相应的定义，用定义的方式确定每一个护理诊断的特性。因此，护士在使用诊断名称时，应首先仔细了解其定义的内涵。例如，“便秘”护理诊断的定义为个体处于一种正常排便习惯发生改变的状态，其特征为排便次数减少和/或排出干、硬粪便；“皮肤完整性受损”定义为角膜、皮肤或黏膜组织破损或机体结构受到侵害（切口、皮肤溃疡、角膜溃疡或口腔破损）；“低效性呼吸型态”定义为个体呼气、吸气活动过程中肺组织不能有效扩张和排空的状态。

有些护理诊断的名称十分相似，但仍可通过定义中的差异而区分。如“功能性尿失禁”的定义是个体处于由于无能力或难以及时到达卫生间而尿失禁的一种状态；“反射性尿失禁”的定义是个体在没有排泄意识或膀胱不满胀的感觉下不自觉排尿的一种状态。虽然二者都是尿失禁，但前者诱因可能是躯体移动障碍或环境因素，后者诱因可能是脊髓损伤、肿瘤或感染引起的反射弧水平以上神经冲动传输障碍导致无法抑制的膀胱收缩。因此，确定护理诊断时必须对诊断的定义有充分的认识从而加以鉴别。

（三）诊断依据

诊断依据（defining characteristics）是对护理诊断具体特征的详细阐述，也是做出该诊断的临床判断标准。通常由护理对象所表现的一组症状和体征，以及相关病史等构成。这些依据不仅反映了护理对象的当前健康状况，而且揭示了潜在的健康问题或风险。潜在的护理诊断的诊断依据则更多地聚焦于原因本身，即危险因素。根据其在特定诊断中的重要程度，还可以分为主要依据和次要依据。

1. **主要依据** 指形成某一特定诊断所必须具有的一组核心症状和体征，以及相关病史信息，是诊断成立的必要条件。对于确立护理诊断具有决定性的意义。

2. **次要依据** 是对主要依据的补充和支持，并对诊断的形成起重要的支持作用，可能是症状、体征、病史等。例如，“便秘”中，肠鸣音减少、自述肛门部有压力和胀满感等都是次要依据；“体液不足”中，主要依据反映了患者摄入液体的不足和体内水分的负平衡状态，而次要依据为血清钠升高、尿量减少等。

在做出护理诊断时，必须参照这些诊断依据，以确保诊断的准确性和有效性。通过仔细评估患者的症状、体征和病史，护士可以综合主要依据和次要依据，制定出针对性的护理措施，帮助患者恢复健康。

（四）相关因素或危险因素

相关因素（related factors）指引发护理对象健康问题的直接原因或情境。对于现存的护理诊断为相关因素，而对于潜在的护理诊断则为危险因素。主要包括以下五个方面。

1. **病理生理因素** 涉及护理对象身体内部的生理或病理变化，如器官功能异常、内分泌失调等。这些因素可能导致或加剧健康问题。

2. **治疗相关因素** 包括药物治疗、手术治疗或其他治疗方法的副作用或并发症。例如，某些药物可能导致恶心、呕吐等不良反应。

3. **情境因素** 涵盖了护理对象所处的环境和社会背景，如家庭关系、工作环境、社会支持等。这些因素可能对护理对象的心理状态和健康产生影响。

4. **年龄因素** 随着年龄的增长，人体的生理功能和代谢过程会发生变化，导致某些疾病的风险增加。年龄也是影响健康的一个重要因素。

5. **心理和精神因素** 护理对象的心理状态，如焦虑、抑郁等情绪问题，以及精神压力，都可能对健康产生负面影响。

在护理实践中，护士需要全面考虑这些相关因素和危险因素，以便为护理对象制订针对性的护理计划和措施。

（五）护理诊断的分类

护理诊断的四种类型——现存的、潜在的、健康的及综合的护理诊断，为护士提供了全面评估护理对象健康状况的框架。

1. 现存的护理诊断（actual nursing diagnosis） 关注的是护理对象当前正在经历的健康问题或反应，可以直接观察和评估。例如，一个患者可能正经历着疼痛或呼吸困难，这些都是现存的护理诊断，指对护理对象进行评估时所发现的当前正存在的健康问题或反应的描述。重要依据是护理对象主要症状和体征。现存的护理诊断用三部分陈述，即PES公式，具有健康问题（problem，P）、原因（etiology，E）、症状和体征（symptoms and signs，S）三个部分。例如，呕吐、腹泻、大汗3天，目前皮肤干燥、尿少，就提出现存的护理诊断为体液不足：皮肤干燥、尿少，与液体丢失过多有关。

目前，临床上趋向于将护理诊断三部分陈述简化为两部分，即P＋E，而省略S。例如，皮肤完整性受损：与局部组织长期受压有关。

2. 潜在的护理诊断（risk nursing diagnosis） 指尚未发生，但根据护理对象的状况，存在明显风险或危险因素，未来很可能发生的健康问题。这些危险因素若不加以处理，可能导致健康问题的发生。例如，长期卧床的患者可能存在压疮的风险。要求护士具有预见性，能够识别危险因素，预测可能出现的问题。观察和预防是护理干预的重点。

潜在的护理诊断用“有……的危险”进行描述，潜在的护理诊断用两部分陈述，即PE公式，因症状和体征目前尚未发生，所以只有护理诊断名称和危险因素，而没有临床表现，因此，潜在的护理诊断没有S，只有P、E。如肥胖患者长期卧床，虽然目前皮肤完好，但有潜在的护理诊断。例如，有皮肤完整性受损的危险：与肥胖致长期卧床有关。

3. 健康的护理诊断（wellness nursing diagnosis） 关注的是护理对象从当前健康水平向更高健康水平发展的可能性。这种诊断类型更多地关注预防和促进健康，而非治疗现有的疾病或症状。表示护理对象目前具有的健康行为，目的是强化这些行为促进健康。如帮助患者建立更健康的生活方式，以预防慢性疾病的发生。健康的护理诊断用一部分陈述，只有P。例如，愿意加强母乳喂养。

4. 综合的护理诊断（syndrome nursing diagnosis） 是由特定的情景或事件引起的一组现存的或有危险的护理诊断。这种诊断类型通常涉及多个健康问题或反应，需要综合考虑多种因素来制订护理计划。例如，一个经历重大手术的患者可能同时存在疼痛、感染风险、营养不良等多个问题。

护士在制订护理计划时，需要结合护理对象的实际情况，明确不同类型的护理诊断。这要求护士具备敏锐的观察力和评估能力，能够准确识别护理对象的健康问题，并判断其属于哪种类型的护理诊断。同时，护士还需要根据护理诊断的结果，制订出满足个体需要的护理计划，以确保护理对象能够得到最合适的护理照顾。

四、护理诊断的陈述结构与方式

护理诊断的陈述主要有健康问题（P）、原因（E）、症状和体征（S）三个基本要素。

P——健康问题（problem，P）即护理诊断的名称，指护理对象现存的和潜在的健康问题，需应用简单的术语说明个体的健康问题。

E——原因（etiology，E）相关因素/危险因素，指导致护理对象健康问题的直接因素、促发因素或危险因素。是对引起问题的相关因素或危险因素的描述，以“与……有关”的语句陈述。

S——症状和体征（symptoms and signs，S）是健康问题的具体表现，也包括实验室和仪器检查结果。

其陈述方式主要有以下三种。

（一）三部分陈述

PES公式，多用于现存的护理诊断。例如，低效性呼吸型态（P）：呼吸困难（S），与脊髓损伤导致通气量减少有关（E）。营养失调（P）：肥胖（S），与进食过多有关（E）。

（二）两部分陈述

PE公式，多用于潜在的护理诊断，只有护理诊断名称和相关因素，而没有临床症状和体征。例如，有皮肤完整性受损的危险（P）：与长期卧床导致局部组织长期受压有关（E）。

另外两部分陈述，除了PE还有SE，有些现存的护理诊断，如便秘、腹泻等既是症状也是名称。

（三）一部分陈述

只有P，多用于健康的护理诊断。例如，母乳喂养有效（P）。

以上三种陈述方式中，两部分陈述的PE公式最为常用。

五、护理诊断陈述的注意事项

（一）使用统一的护理诊断名称

应使用NANDA所制定的护理诊断名称，具有明确、简单、规范等特点，而且能够准确反映患者的健康问题，为护士提供清晰的指导。使用统一的护理诊断名称，有助于护理工作者之间的交流与探讨，有利于护理事业的国际化发展，在护理教学方面，使学生接受准确、一致的信息，对于护理教学的规范也具有重要意义。

（二）贯彻整体护理观念

一个护理诊断针对一个健康问题。考虑护理对象存在的健康问题要全面，应包括生理、心理、社会各方面。一个护理对象可有多个护理诊断，并随病情发展变化而变化。列出的护理诊断名称和相关因素或危险因素都应体现整体护理的理念。

（三）明确相关因素

相关因素往往是造成问题的最直接原因，也是护理计划中制定措施的关键。对于相关因素的陈述，应使用“与……有关”的陈述方式。

1. 相关因素应在护理职责范围内 相关因素的选择直接决定了护理措施的有效性和可操作性，是护理范围内可处理的。应具体且有针对性，能反映患者问题的本质，以便于制定具体的护理措施。如“气道清除无效：与体弱致咳嗽无力有关”较“气道清除无效：与肺气肿伴感染有关”更为合理。体弱、咳嗽无力可以通过护理措施改善其咳嗽、咳痰的有效性，而“肺气肿伴感染”则更多地涉及医疗诊断和治疗的问题，超出了护理的职责范围。感染需要医师进行专业的诊断和治疗，护士虽然可以监测患者的病情变化，但无法直接处理感染这一根本问题。故不属于护理职责范围。

2. 同一护理诊断可以有不同的相关因素　同一护理诊断可因相关因素不同，导致不同的护理措施。如“气道清除无效：与术后切口疼痛有关”和“气道清除无效：与痰液黏稠有关”，这两个护理诊断虽然均为“气道清除无效”的问题，但前者的护理措施的重点在于如何在保护切口、减轻疼痛的前提下，帮助患者有效地咳出痰液，后者的护理措施的重点在于如何稀释痰液，使其易于咳出。因此，正确识别相关因素在选择有效护理措施中至关重要。

3. 避免将相关因素与临床表现相混淆　书写护理诊断时常省略S，只有P、E，因此在确定护理诊断的相关因素时，必须严格区分相关因素与临床表现，避免混淆。如“睡眠型态紊乱：与醒后不易入睡有关”中，“醒后不易入睡”实际上是“睡眠型态紊乱”这一护理诊断的临床表现，而非其相关因素。“皮肤完整性受损：与骶尾部溃疡有关”中，“骶尾部溃疡”是“皮肤完整性受损”这一护理诊断的临床表现，而非其相关因素。

（四）护理诊断“知识缺乏”的陈述

“知识缺乏”在陈述上有其特殊之处，是针对护理对象具体缺乏的知识进行陈述，应为“知识缺乏：缺乏……方面的知识”，而不使用“与……有关”的陈述方式。如“知识缺乏：缺乏母乳喂养的知识”“知识缺乏：缺乏糖尿病的防护知识”。知识缺乏的相关因素可不列出，直接陈述所缺乏的知识即可。

（五）护理诊断用词应恰当

在书写护理诊断的相关因素时，应该保持客观、专业，避免使用可能引起误解或争议的词句。同时也应该尊重护理对象的尊严和权利，避免对其进行不必要的批评或价值判断。需谨慎以避免使用可引发法律纠纷或带有批评、价值判断色彩的词句。如“皮肤完整性受损：与护士未定时给护理对象翻身有关”“有受伤的危险：与护士未加床档有关”这样的表述，易被误解为护理人员的失职导致了后续问题，可能会引起法律上的争议。如“有口腔黏膜完整性受损的危险：与患者懒惰不爱刷牙有关”“社交障碍：与患者缺乏道德有关”。护理诊断的主要目的是客观地描述和评估患者的健康状况，以便为患者提供最佳的护理方案，而非对患者或护理人员进行批评或指责。

六、护理诊断与合作性问题、医疗诊断的区别

（一）合作性问题——潜在并发症

卡尔佩尼托（Carpenito）于1983年提出的合作性问题（collaborative problem）概念，在护理实践中具有重要的意义。护理过程中有两类问题需解决。一是护士需要直接采取措施解决的问题，即护理诊断，通常涉及患者的日常护理需求、生活自理能力、心理状态等方面，通过护士的专业技能和护理手段，如健康教育、心理疏导等，可以得到有效的解决。二是需

要与其他医务人员共同合作解决，属于合作性问题的范畴，涉及患者的疾病诊断、治疗方案、药物治疗等方面，需要医师的专业知识和判断。

合作性问题有其固定的陈述方式，即“潜在并发症（potential complication）：××”。潜在并发症可简写为PC，例如，“潜在并发症：电解质紊乱”可简写成“PC：电解质紊乱”。

在护理过程中，需区分哪些属于护理诊断，哪些属于合作性问题。有些并发症可通过护理措施来预防和处理的，属于护理诊断的范畴，如皮肤因长期受压而导致的“有皮肤完整性受损的危险”可通过护理措施预防或处理，即为护理诊断；有些并发症是护士无法单独预防或处理的，这就需要医师和其他医务人员的合作，即属于合作性问题的范畴。如术后患者的伤口“出血”，护士可以密切监测患者的伤口情况，及时发现出血迹象，但具体的止血措施需要医师的介入，如重新缝合、使用止血药等，一般情况下，护士的主要职责在于密切监测病情，发现有危险征兆立即向医师汇报，准确执行医嘱，配合采取辅助的护理措施。

（二）护理诊断与医疗诊断的区别

护理诊断和医疗诊断在功能和目的上存在显著的差异。护理诊断关注的是护理对象对其现存的或潜在的健康问题的反应，主要是描述个体、家庭或社区的健康问题或生命过程反应的一种临床判断，这些判断是护士为达到预期结果而选择护理措施的基础。医疗诊断是医师根据病史、症状、体征和实验室检查等所确立的疾病名称，主要关注疾病的病因、病理生理过程，以及疾病的分类和命名。其目的是为医疗团队提供治疗疾病的依据，指导医师制定治疗方案。二者主要区别见表7-1。

表7-1 护理诊断与医疗诊断的区别

项目	护理诊断	医疗诊断
诊断核心	护理对象对健康问题/生命过程问题的反应	对个体病理生理变化的临床判断
问题状态	现存的或潜在的	多是现存的
决策者	护理人员	医疗人员
职责范围	护理职责范围	医疗职责范围
适用范围	个体、家庭、社区	个体
数量	可同时有多个	通常只有一个
稳定性	随着健康状况变化而变化	一旦确诊不会改变
陈述方式	PES 公式	特定的疾病名称或专有名词

护理诊断是护士通过综合评估护理对象的健康状况，识别其生理、心理和社会方面的需求与问题，进而提出的专业判断。护理诊断不仅关注现存的健康问题，也着眼于潜在的健康风险，为制订个性化的护理计划提供依据。更加注重患者的整体健康状况，包括生理、心理和社会方面的需求与问题。一个患者可能只有一个医疗诊断，但根据其具体情况，可能会有多个护理诊断。护理诊断是护士在护理实践中不可或缺的一部分。它有助于护士全面了解患者的需求与问题，制订个性化的护理计划，从而提高护理质量，促进患者的康复和健康。

第四节 护 理 计 划

护理计划（nursing plan）是护理程序的第三步。护士为护理对象做出护理诊断后，运用多学科知识，制定出个性化的具体的护理措施，使护理活动有计划、有组织、有系统地进行，以满足护理对象的需要。

一、护理计划的目的和意义

1. 指导及协调护理活动、提供护理评价的标准　将对护理对象的健康状况，按重要程度进行分类与安排，为护理活动提供目标导向和执行依据，是护士能够满足患者需求，实现有效的护理措施的行动指南。护理计划有助于不同班次护理人员之间的互动交流，确保了医疗护理服务的连贯性和一致性，进而保障护理对象获得稳定、安全且优质的护理照护。其中预期目标确定是护理计划的重要步骤，同时可为护理评价提供依据。

2. 实现个体化护理，增进护患关系　护理计划鼓励护理对象的参与制订，为护理对象的个性化护理提供保障，调动护理对象积极配合的同时，也进一步增进护患关系。

3. 提高护士业务水平，保证护理质量　制订详细的护理计划需要护士综合运用医学、护理学、人文社会科学知识及评判性思维等技能，以促进护士工作能力和护理服务水平的提高。

二、护理计划的种类

护理计划的开始是由护士首次与护理对象建立护患联系，而终止则是在护理对象离开医疗机构后。根据接触时间的不同，护理计划可以分为住院护理计划和出院护理计划。

1. 住院护理计划　护理对象办好住院手续，进入病房，护士收集资料进行分析后，制订个体化的住院护理计划。并随着住院时间的延长持续收集新的资料，对住院期间的护理计划再做出修改。护士根据最新获得的评估资料，判定护理对象的健康状况，确定本班优先解决的问题，制订本班护理计划，提高护理效率。

2. 出院护理计划　是住院护理计划的延续。护士根据护理对象的目前状况及出院后需求及时修订延续性的护理计划，可以通过建立医院与社区、康复机构、养老机构等健康服务机构的有效沟通，提供恰当的出院后延续性护理，可有效降低护理对象再次入院率。

三、护理计划的过程

护理计划的制订包括四个步骤：排列护理诊断的优先顺序、确定预期目标、制定护理措施、护理计划成文。

（一）排列护理诊断的优先顺序

在实际的护理操作过程中，通常会遇到多个护理问题/诊断。护士会对这些护理诊断和合作性问题进行排序，并根据问题的严重性、迫切性来合理地安排护理工作。

1. 护理问题分类　一般根据对生命活动的影响程度将护理问题分为首优问题、中优问题和次优问题三类。将对护理对象生命和健康威胁最大的问题放在首位，其他的依次排列。

（1）首优问题：指对护理对象的生命威胁最大，需要立即采取行动解决的问题。如昏迷患者可能会面临的“气体交换受损”，休克患者面临的“心输出量减少”“体液不足”，儿童会因各种原因导致“体温过高（严重的）”等问题。在紧急情况下，急危重的患者往往会同时存在几个需要优先解决的问题。在临床工作上有些患者尽管处于非危重症状态，但在他们存在的护理问题中，有些问题即使不会直接影响到生命安全，却是最紧迫的健康风险，因此，这些问题也是我们应该首先考虑并加以处理的，也属于首优问题。

（2）中优问题：指虽不直接威胁生命，但也能导致护理对象身体不健康或情绪变化的问题。如“急性疼痛”“焦虑”“睡眠型态紊乱”“恐惧”等。

（3）次优问题：指护理对象在应对发展和生活变化时所遇到的问题，与此次疾病的发生及预后不直接相关或者关系不大，但是同样需要护士给予帮助，使问题得到解决，便于护理对象达到最佳健康状态。如患有惊厥的患儿可能面临“肥胖”的问题，这个问题的出现与当前疾病没有直接的关联，在病情严重阶段，护士会将其视为次优问题，待患儿病情好转后再进行解决。

2. 排列护理诊断的注意事项

（1）按照马斯洛需要层次论进行排序：马斯洛需要层次论认为，人的低层次需要得到满足，才能考虑更高层次的需要，所以应首先解决未被满足的生理需要。例如，与呼吸功能有关的“气体交换受损”，与水有关的“体液不足”“体液过多”，与排泄有关的“尿潴留”等。

（2）排序时要考虑护理对象的主观感受：护理对象是具有独立个性的人，同样的需求针对不同的人，其重要性可能不同。在与治疗和护理原则不产生冲突的前提下，护士满足护理对象的基本需求层次，同时要尊重护理对象的需求，以便让护患双方能够就护理诊断的排序达成一致。

（3）分析评估护理诊断间的关联性：当确定诊断顺序的时候，需要考虑护理诊断间是否有相互关系。例如，如果问题A构成了问题B的原因，那么应该优先解决A。比如，一术前患者存在“焦虑：与即将接受手术有关”和“知识缺乏：缺乏预防术后并发症的知识”两个问题，护士认为缺少相关知识容易引发术后诸如尿潴留、便秘等问题，因此，他们会首先处理“知识缺乏”的问题，然而此时患者的情绪紧张，无法充分理解或接纳护士的关于知识缺乏的教育内容，这样健康教育就达不到预期效果。在这两个诊断之间，可以认为焦虑是知识缺乏的相关因素之一，故此时护士应先采取措施减轻患者的焦虑情绪，再针对知识缺乏进行相关教育。

（4）重视护理诊断顺序的可变性：随着病情的改变、患者反应的变化，护理诊断的先后顺序也会发生变化。如在心肌梗死急性期“活动无耐力”的护理诊断与“急性疼痛”“心输出量减少”等严重威胁患者生命的问题相比属于中优问题，但患者度过急性期，在病情恢复期，“活动无耐力”就有可能由中优问题变成首优问题。

（5）重视“潜在的护理诊断”和合作性问题：一般情况下，优先处理现存的护理问题，然而有时潜在的护理诊断和合作性问题更为关键，它们应当被视为首优问题并立刻实施解决方案或者持续监控。如白血病患者接受化疗后，白细胞被破坏至极低水平，出现“有感染的危险”；甲状腺术后患者“有出血的危险”。这些潜在的问题一旦出现就可能危及生命，应列为首优问题。

（6）科学地安排和解决护理问题：在实际的临床护理工作中，并非只有当前一个护理问题被彻底解决之后，才开始处理下一个护理问题。通常情况下，需要同时处理多个问题，甚至在处理过程中可能会遇到新的护理问题。护士要科学地安排，及时调整护理诊断的排序，确保首优问题优先解决。

（二）确定预期目标

预期目标是护士期望护理对象接受护理措施后在功能、认知等健康状态或者行为、情感（或感觉）方面的改变。预期目标针对护理诊断而提出，是评价护理措施的标准。

1. **目标的种类** 可以根据达到目标所需要的时间长短分为短期目标和长期目标。

（1）短期目标：又称近期目标，指能在较短的时间内（几小时或几天，通常少于1周）达到的目标，适合住院时间短、病情变化快的患者。如“1天后，患者能顺利咳出痰液”“24小时后患者学会注射胰岛素”等。

（2）长期目标：又称远期目标，指需要较长时间（数周、数月）才能达到的目标。长期目标需要护士针对一个长期存在的问题采取连续的护理干预措施才能解决。例如，白血病患者接受化疗期间，面临“有感染的危险”这一护理诊断，设定的目标为“在化疗期间患者不发生感染”。为达到这个护理目标，护士需要在整个化疗期间连续做好预防感染的工作，才能保证目标的实现，这个目标即为长期目标。有时候长期目标也可以通过系列的短期目标来完成，如“体重过重”的护理对象，长期目标是六个月内体重下降12kg，这一目标需要一系列相同的“每月体重减轻 2kg”的短期目标来实现。

2. **目标的陈述方式** 目标的陈述包括主语、谓语、行为标准、评价时间、条件状语（表7-2）。

（1）主语：护理目标的核心是期望护理对象能发生的改变，因此，目标的主语是护理对象，包括患者、孕妇、产妇等。主语也可以是护理对象的生理功能或机体的一部分，例如，患者的皮肤、尿量和体重等。有时护理对象在目标陈述中充当主语，可以被省略。

（2）谓语：是行为动词，指护理对象将要完成的且能被观察到的或者测量到的行为。

（3）行为标准：即主语完成该行为后所要达到的程度，可以是时间、速度、距离、数量等。

（4）评价时间：评价时间指护理对象应在何时达到目标中陈述的结果，即何时对目标进行评价，如3天内、4小时、出院前等。这一要素可以督促护士帮助护理对象有计划地尽快达到目标。

（5）条件状语：指护理对象实施该行为时所处的条件状况，如在护士的协助下、在学习之后、借助拐杖等情况。然而，并不是所有的目标陈述都包含了这一部分。

表7-2 目标的陈述方式

评价时间	主语	条件状语	谓语	行为标准
住院期间	患者的皮肤	—	保持	完整、无破损
出院前	患者	—	学会	自我血糖监测
2周后	患者	拄拐	行走	50m

3. 确定预期目标时的注意事项

（1）目标应以护理对象为中心：目标描述的是护理对象的行为，需要说明患者将要做什么、如何做、何时进行、达到何种水平，而非护理活动本身，更不是描述护士的行为或者护士实施的护理措施。如“住院期间教会患者使用血糖仪测血糖”就应改为“出院前患者学会使用血糖仪测血糖”。

（2）目标要有明确的针对性：一个护理诊断可以包含多个预期目标，但一个预期目标与一个护理诊断相对应。在一个预期目标里，仅允许存在一个行为动词，一旦这个目标被实现，相关的问题就应该得以解决。例如，“2天内患者能够有效地咳嗽并且每日饮水量达到1500ml”，假如2天内患者只达到了每日饮水标准却未能实现有效的咳嗽，则很难判断目标是否达成。对于这种情况，可分别设置几个独立的预期目标，确保每个目标中只有一个行为动词。

（3）目标应切实可行：设置目标时除了要考虑临床的实际条件和护士的专业能力，还要考虑护理对象的身心状况、智力水平、既往经历及经济条件等。如要求截瘫患者3个月内下床行走是不能达到的。

（4）目标应具体可评价：所设定的行为标准必须可观察或可测量，使用的行为动词要清晰明了，避免使用含糊不明确的词句。例如，不能用“食欲增强”“活动适量”等描述预期效果，应加上具体的行为标准将其量化，如可写成“2天内患者心率维持在70～90次/分”“3天后患者能吃完医院配制的标准膳食”“手术后第3天患者能下床步行3次，每次持续15分钟”。

（5）目标在护理范畴之内：即可以通过护理手段达到预期目标。例如，“体温过高：与肺部感染有关”，预期目标是“3天内患者的体温恢复正常水平”。这个目标超出了护理的工作范畴，通过护理措施不能达到，因此可以改为“发热期间患者主诉舒适感增加”。

（6）目标应由护士和护理对象共同制定：鼓励护理对象参与预期目标的制定，让其认识到健康的提升不只是医务人员的职责，也是护理对象自身的责任。护患应齐心协力，以保证目标的达成。

（7）关于潜在并发症的目标设置：潜在并发症属于合作性问题，仅仅依赖护理手段往往无法避免并发症的发生。因此，护士的主要职责在于监测并发症的发生及发展。如“潜在并发症：手术切口出血”设置目标“住院期间患者不发生手术切口出血”就不合适，而应该是“护士及时发现手术切口出血并配合抢救”。

（三）制定护理措施

护理措施也称为护理干预，指护士为帮助护理对象达到预定目标所采取的具体方法。必须依据护理诊断结果，结合护理对象的实际需求，运用护理专业知识和经验来制定护理措施。

1. 护理措施的类型　可分为独立性、合作性和依赖性三种护理措施。

（1）独立性护理措施：指不依赖医师的医嘱，护士运用护理知识和技能可以独立完成的护理活动。如护士协助患者完成日常生活护理、皮肤护理、检查及手术前后的指导、提供健康教育和咨询、提供心理支持等，如指导腹部术后患者咳嗽时保护切口。

（2）合作性护理措施：指护士与其他医务人员共同合作采取的措施。如护士与康复师一起协商、讨论，为患者制定的康复措施。

（3）依赖性护理措施：是护士执行医嘱的措施，如遵医嘱给药、输液等，均为医师开具处方或监管的范围。如“遵医嘱给药”“记录24小时出入量”等。护士执行依赖性护理措施时不能机械地执行，要掌握相应的专科知识，如给药时要掌握相应的药理知识，对医师开出的医嘱有疑问时，要确认医嘱无误后才能执行。

2. 制定护理措施时的注意事项

（1）护理措施应具有科学依据：这些科学依据可以来源于自然科学、行为科学及人文科学等领域。在此科学的基础上，护士需要运用个人的知识技能和临床经验，结合护理对象的实际情况制定出合适的护理措施。禁止将没有科学依据的措施用于护理对象。

（2）护理措施应有针对性：护理措施应针对护理诊断的原因而设置，其目的是实现预期的目标。一个护理目标可以通过几项护理措施来达成。

（3）护理措施应切实可行、因人而异：制定护理措施时不仅要符合护理对象的病情、年龄、性别、认知情况，还要考虑医院现有的条件、设施，以及病房护士数量、护士的知识与技术水平是否能胜任等。制定护理措施时应参阅医嘱和有关病历记录，护理措施与医疗计划应一致，不能相互矛盾。

（4）护理措施应保证患者的安全：在护理过程中，必须始终把护理对象的安全置于首位。护士应充分考虑到护理对象的病情和承受能力，应确保患者的安全。

（5）护理措施应具体、有指导性：具体的护理措施有利于护士和护理对象准确、容易地执行。护理操作需有可操作性，如包括具体的日期、具体的内容、执行的方法、执行的时间和签名。

（6）鼓励护理对象参与制定护理措施：在制定护理措施的过程中鼓励护理对象或家属的参与，以保证护理措施达到最佳效果。

（四）护理计划成文

护理计划是将护理诊断、预期目标、护理措施和护理评价以一定的格式记录下来。护理计划的书写格式多样，不同的医院有各自的具体要求，不同的科室、病房有各自的特点。但任何成文格式，都需要能够真实反映护理对象的情况和问题，能够促进护理工作、方便使用。书写护理计划有助于医疗护理团队成员之间进行沟通，方便工作时间与资源的分配，促进护理质量的提升。例如，个体护理计划表，见图7-1。

标准护理计划是根据临床实践经验，推测出某一特定护理诊断或健康状态下护理对象的共性问题，由此而成的护理计划表格。在护理具体患者过程中，护士可在标准护理计划表

科别××科室　病室×××　床号××　姓名×××　住院号××××××

开始日期	护理诊断	护理目标	护理措施	效果评价	停止日期	签名
2022-8-19	肥胖：与摄入量过多有关	1. 1周内体重下降1～2kg	1. 指导患者控制每日摄入量在7.0MJ内。 2. 鼓励患者餐后户外散步，每日至少0.5小时。 3. 进行1次合理饮食的健康教育	体重下降1.5kg	2022-8-26	××
		2. 1周内会制定低脂肪食谱	1. 每日指导患者制定食谱1次。 2. 告知患者低脂食物的具体名称	能独立制定低脂肪食谱	2022-8-26	××

图7-1　个体护理计划表

上，勾画出与患者相关的护理诊断、预期目标和护理措施，并标明日期和签名。标准护理计划可以缩短护士的书写时间，减轻工作负担，但是容易使护士关注常规问题，忽略个体的特殊问题。因此，护士在做护理计划时，应以标准化护理计划为基本框架，经过评判性思维后再对照标准护理计划制订个性化的护理计划。这样既可发挥标准护理计划的优点，又可为护理对象提供个性化护理，制订出一份完整的护理计划单（心血管护理计划见表7-3）。

表7-3 心血管内科标准护理计划表

护理诊断	预期目标	护理措施
1. 体液容量过多：与右心室充盈增加，静脉淤血有关	患者水肿部位皮肤完整、无感染	1. 及时准确记录24小时出入量。 2. 指导患者计算液体出入量，指导其每日液体入量＝前1天出量＋500ml。 3. 指导患者低钠饮食（避免含钠多的食物如咸味食品、发面食品、罐头食品、熟食和含味精的食物等），控制摄盐量2～3g（约为可乐瓶盖一半）。 4. 遵医嘱正确使用利尿药，观察利尿药的不良反应，如乏力、低血钾、低血钠、代谢性碱中毒等，并指导患者遵医嘱补钾。 5. 肢体水肿者，抬高双下肢促进下肢静脉回流。 6. 保持床单清洁、干燥，避免水肿部位皮肤刺激。及时修剪指甲，避免患者的手抓破皮肤，保持皮肤完整性
2. 活动不耐受：与机体心输出量下降，氧的供需失调有关	患者活动时心率、血压无异常，无不适感	1. 评估患者对所有活动的耐受水平并准确记录，观察患者活动中有无心悸、气短、头晕等不适表现。 2. 详细制订合适的活动计划，包括活动时间、活动量及范围。 3. 指导患者掌握活动与休息的界限，如果出现呼吸急促、头晕、心搏加速或脉搏、呼吸较活动前加快10%，则应立即停止。 4. 将日常用品置于患者易于取用的地方，鼓励患者在活动能力范围内自理。 5. 提供患者使用方便且安全的设备，如扶手、拐杖等
3. 知识缺乏：缺乏控制高血压的知识	1. 患者及家属能正确复述高血压的标准。 2. 患者及家属能复述高血压常见诱因及其预防方式。 3. 患者及家属能复述所用降压药的用法、剂量、及不良反应	1. 评估患者和家属对控制高血压相关知识的了解程度。 2. 讲解控制高血压的重要性和高血压的标准。 3. 讲解高血压的诱因，指导患者掌握预防方法 （1）保持情绪稳定方法。 （2）适当运动。 （3）低钠饮食。 （4）劳逸结合、保持良好的作息时间。 4. 教会患者及家属测量血压的方法。 5. 指导患者遵医嘱服用降压药，讲解降压药的剂量、用法、不良反应等，说明擅自停药、加大或减少剂量的危害性，必要时提供详细的药物书面材料。 6. 指导患者和家属正确识别需要就诊的症状及体征

第五节 护理实施

护理实施（nursing implementation）是护理程序的第四个步骤，是将护理计划付诸实践的过程。有效执行不仅能够解决护理对象的健康问题，也能确认护理计划是否切实可行。为确保护理对象得到优质的护理，需要护士具备丰富的专业知识、熟练的操作技能及良好的人际沟通能力。

一、护理实施的过程

（一）实施前的准备

实施前要求护士思考以下几个问题，即解决问题的五个“W”。

1. **做什么（what）** 护士在实施护理措施前需再次对患者进行细致评估，并检查拟定的护理计划的科学性和安全性，确认护理诊断是否准确，预期目标是否恰当。若发现现阶段的护理计划不符合当前护理对象的实际情况，则需要对护理计划做出相应的修改，包括：①修订护理诊断，删除与护理对象当前状况无关的护理诊断，添加符合其实际状态的护理诊断。②调整护理诊断的优先顺序和预期目标，标明修订时间。③修订护理措施，使之与新的护理诊断相对应。在实施过程中，护士每次直接面对护理对象，就可以执行不同护理诊断所对应的多项护理措施，从而一次性处理好多个问题。因此，护士应将准备给护理对象实施的干预措施组织起来，以保证措施正确有序的执行，从而提高工作效率。例如，护士在早晨到达患者床边，依次对患者的昨晚睡眠状况进行评估（主要是针对睡眠型态紊乱），协助患者翻身并检查受压迫部位的皮肤（针对可能出现皮肤完整性受损的危险），同时记录患者24小时的尿量（针对体液容量过多）。

2. **谁去做（who）** 不同的患者采取个体化的照护，确定执行者。例如，护理措施是由护士单独完成，还是与其他医务人员共同完成，以及需要多少人协同完成。护理计划可以由护士、医师、其他医护人员或者患者及家属和护理员在护士的指导下协助完成。

3. **怎样做（how）** 确定实施过程将使用的用物、操作技术或技巧，分析技术操作规范或仪器操作步骤。如遇到新的护理知识和相关技术，需要查阅资料、请教专家或者请专业人士协助。预测过程中可能出现的并发症或存在的危险因素（risk factor），采取必要的预防措施，合理利用资源，备好应急预案。

4. **何时做（when）** 根据护理对象的具体状况、健康状态、医疗协作等多个方面因素，选择何时开始执行护理措施。如健康教育应选择在患者情绪稳定、与其他医疗或护理措施无冲突时进行，饮食指导的教育可安排在家属探视时进行。

5. **何地做（where）** 确定实施护理措施的场所十分必要，对于涉及护理对象隐私的操作，尤其注意环境的选择和管理。

（二）实施过程

在实施护理计划时，护士需要利用护理操作技术、交流沟通能力、观察能力、协同工作和应对变化的能力来帮助护理对象实现预期的健康目标。

实施的过程主要包括六个方面。

1．协调组织落实所计划的护理活动。

2．正确执行医嘱，确保医疗与护理的有机结合。

3．解答护理对象及家属咨询的问题，鼓励护理对象参与措施的实施。

4．及时评价措施实施的效果及护理质量，观察病情，处理突发急症。

5．持续收集资料，及时、准确地完成护理记录，科学有效地更新、补充护理计划，重视预防与治疗相结合。

6. 协调与其他医务人员的关系，相互配合，做好交班工作。

二、实施护理计划的技能与方法

1. 操作技能 即护士运用各种护理技术执行护理计划，如吸氧技术、鼻饲技术、雾化吸入技术、静脉输液技术、心肺复苏等。

2. 管理技能 护士将护理计划进行排序，必要时委托其他护士或医务人员执行护理措施，确保护理活动有效进行，使服务对象最大限度地受益。有些护理活动并不直接针对护理对象，如仪器设备的管理、医院环境的控制、物资供应等。

3. 咨询和教育 在进行健康咨询教育服务时，护士需要评估服务对象对信息的需求，以及影响其接收信息能力的相关因素，如文化和社会因素等。护士还需要向服务对象及其家属提供疾病预防、治疗、护理等方面的教育。不仅要解答服务对象对健康问题的疑问，还要合理运用沟通技巧为其提供心理支持，帮助其认识并管理现存的压力，鼓励他们掌握有关知识，以达到自我维护健康和促进健康的目的。

4. 记录与报告 详细记录护理计划的执行状况及患者病情的变化，及时向医师汇报患者的身心反应和疾病进展。

三、护理实施的动态记录

护理记录是护理实施阶段的重要内容，是护理活动交流的重要形式。护士将实施过程全面精准地记录下来，有利于其他医护人员能及时了解护理对象的状况，为接下来的治疗和护理提供必要的信息和参考，并可以作为护理质量评价的一部分。护理记录也是护士辛勤工作的最好证明。

1. 护理记录的内容 包括实施护理措施后，护理对象和家属的反应，以及护士观察到的效果；护理对象出现的新的健康问题与病情变化，以及所采取的治疗和护理措施；护理对象的心理状态，以及各种症状、体征等要一并记录。

2. 记录的要求

（1）护理记录应该实时、准确地呈现护理对象的健康问题及其发展情况。

（2）阐述要简洁明了、重点突出，展现出动态性和连贯性。

（3）护理记录应该客观且明确，避免使用含糊或不清晰的词句，以防止产生误解。

3. 记录的方式 临床护理记录可以用文字或表格形式描述，记录的方式有多种，目前各地没有统一规定，在此主要讨论两种方法。

（1）PIO记录：是整体护理中最常采用的方式，PIO由问题（problem）、措施（intervention）、结果（outcome）三个词英文名称的第一个字母组合而成。PIO记录方法见表7-4。

1）PIO记录原则：以护理程序为框架；反映护理过程中的全部步骤和动态变化；内容应具体、真实、及时、完整且连贯；避免与医疗记录重复，但合作性问题必须进行记录。

2）PIO记录方法：具体内容如下。

P＝问题（problem）指护理诊断/合作性问题，应注意记录提出问题的日期和时间。

I＝措施（intervention）是针对护理对象出现的问题已经实施的护理活动，做了什么就记什么，而不是在护理计划中列举出的针对此问题的全部护理措施。

O＝结果（outcome）指实施护理措施后的结果，即对问题处理后按预期结果或病情观察规律进行评价反馈后的记录，包括患者的生理指标、症状改善和心理状态等，并标明记录的日期和时间。有两种可能的结果：一种是当前问题已解决；另一种则是当前问题部分得到了解决或者没有得到解决。如果采取的措施适宜，那么下一个负责护理的人将继续观察并记录；如果采取的措施不合适，那么下一个负责护理的人将重新审查并制定新的护理措施。

表7-4 PIO记录方法

PIO	记录内容
P＝问题（problem）	护理诊断/合作性问题
I＝措施（intervention）	针对护理对象出现的问题已经实施了的护理活动，做了什么就记什么
O＝结果（outcome）	实施护理措施后的结果，包括患者的生理指标、症状改善和心理状态等

（2）以问题为中心的记录（problem-oriented record，POR）：是以护理诊断为基础，根据每一问题做出护理干预措施的书面计划，按照主观资料（S）、客观资料（O）、评估（A）、计划（P）、干预（I）、评价（E）的格式（SOAPIE）进行记录。SOAPIE记录方法见表7-5。

SOAPIE格式的记录包括以下几个方面。

S＝主观资料（subjective data）是护理对象、家属或相关人员所提供的资料。

O＝客观资料（objective data）是通过对护理对象进行实际检查而获得的资料，包括身体状况如肌力、血压、心率，或者行为反应如情绪等。

A＝评估（assessment）是护士对所收集的主观和客观信息资料进行整理和分析，以明确护理问题并判断患者的现状或发展趋势。

P＝计划（plan）是将对护理对象进行的治疗和护理措施。假如每天的计划是重复的，则无须在每天的记录表中填写。

I＝干预（intervention）是实际执行的护理措施。

E＝评价（evaluation）是在执行护理措施后，对服务成效和存在的问题进行的评估。

表7-5 SOAPIE 记录方法

SOAPIE	记录内容
S＝主观资料（subjective data）	护理对象口头所提供的资料
O＝客观资料（objective data）	对护理对象进行实际检查获得的资料，如肌力、血压、心率；或行为反应，如情感等
A＝评估（assessment）	对所收集的主客观资料进行整理分析，明确护理问题
P＝计划（plan）	将对护理对象进行的治疗和护理措施
I＝干预（intervention）	实际执行的护理措施
E＝评价（evaluation）	执行护理措施后，对服务成效和存在的问题进行的评估

在临床护理记录上可以将主观资料（S）和客观资料（O）并入第三步评估（A），形成以评估为起始的记录方式（APIE），该方式也得到广泛使用。

第六节 护理评价

护理程序的最后一步是护理评价（nursing evaluation），护理评价是将护理对象的健康状况与预期目标进行系统的、有计划的比较，从而做出评定的过程。尽管护理评价是护理程序的最终环节，但它始终贯穿于整个护理活动过程中。通过评价发现新问题，做出新的诊断和计划，使护理程序循环进行下去。

一、护理评价的目的与意义

1. 了解护理对象对健康问题的反应　护理的目的在于帮助护理对象处理健康问题。通过对其健康状况的评价，护士能够了解他们是否正在向有益于健康的方向发展，包括生理、心理和行为表现。

2. 验证护理效果　通过对护理效果的评价，能够了解在执行各种护理措施后，护理对象的需求是否得到满足，健康问题是否已经得到解决，以及预期目标是否实现。

3. 监控护理质量　护理评价是对护理质量进行监测的重要方法。通过自我评价、同行评价和专家评价等，实时检查护理程序的实施效果，持续推动护理服务内容和方法的优化，以达到提升护理品质的目标。

4. 为制定护理计划提供依据　护理评价可以了解护理诊断的正确性，预期目标的设置是否适当，护理措施的执行状况，以及存在的优点和缺点。护士通过对护理评价的记录，为科学地制订护理计划提供了依据，并为护理研究和护理理论的进步提供了资料。

二、护理评价的过程

（一）收集资料

为评价预期目标是否达到，护士可通过直接访谈、查阅病历、评估护理对象等方式收集护理对象目前健康状态的相关资料，包括主观资料和客观资料，资料涉及的内容应与评估所包含的内容一致，收集时要注意两者的统一性。护理评估收集的资料是与正常值做比较，以确定护理问题；护理评价是将收集的资料与预期目标做比较，确定已知的问题是否有改善、恶化或未发生改变。要注意，护理评估与护理评价获取信息的手段有相似之处，但其目的不同。

（二）评价预期目标是否实现

执行了护理措施后，我们可以通过以下两个步骤来评价原先计划中的预期目标是否已经实现。

1. 列出的护理措施执行后，护理对象的实际行动或反应的变化。

2. 将护理对象的反应与预期目标比较，判断预期目标实现的程度：①预期目标完全实现。②预期目标部分实现。③预期目标未实现。

例如，预期目标为“患者术后1周能独立行走50m”，术后1周的评价结果可能为：①患者术后1周能独立行走50m，无不适感——目标完全实现。②患者术后1周能独立行走20m，因体力不支未能坚持——目标部分实现。③患者术后1周站立时即感心悸，无法行走——目标未实现。

（三）分析原因

如果预期目标部分实现或者完全未实现，可以从以下五个方面进行分析。

1. 护士所收集的资料是否真实、全面、准确？
2. 制定的护理诊断是否正确？
3. 预期目标是否合适？
4. 护理措施的拟定是否恰当、有针对性？
5. 护理措施的执行是否有效落实？

（四）重审护理计划

在对护理对象的健康状况进行再次评估后，通常会有以下四种可能。

1. 停止　护理对象的问题已解决，即目标全部实现，则这个护理诊断和相应的措施就可以停止。

2. 修订　目标部分实现或未实现，重新收集资料，分析造成目标未实现的原因，或者因病情变化出现新的问题，则针对护理诊断、预期目标、护理措施加以修改。

3. 取消　原有潜在的护理问题未发生，经过深入评估和收集数据，确认无误后再予以取消。

4. 继续　如果继续保持预期目标和适当的护理措施，并且护理问题已经有所改善，但还是存在，那么计划就会继续进行下去。

三、护理质量评价

质量评价是管理的主要职能。护理评价是一个衡量预期护理目标实现程度与成果的关键步骤，它贯穿了整个护理工作的全过程。通过有效地实施护理质控措施，可促使护理人员的护理行为、职业素质及伦理标准都符合质量标准的客观要求，从而提升护理工作效能、护理水准并优化科学管理方式。

（一）护理质量评价原则

应遵循实事求是的原则。评价应当基于真实的事件，对实际情况与预设的标准及需求进行比较，而这些标准需要被评价对象理解并能在实践过程中测量到，所制定的标准应该是适度的，且需在同等级别的人员之间进行比照，不能过于严苛或者宽松。设定得太高的标准并非所有护理人员都可达成。

（二）护理质量评价步骤

制定目标，明确实现目标的客观标准，测量并解释实现进展的程度，同时对未来的工作提供建议。

（三）护理质量评价的内容

1. 护理人员的质量评价

（1）基本素质评价：通过政治素质、业务素质、职业素质三个层面进行全方位的评价；从日常医德表现及工作行为来观察其政治及职业素养；通过技术测试和理论考核等方式来评定业务素质。

（2）行为过程评价：主要是对护理活动过程的质量进行考核。检查护士在整个护理过程中，各个环节是否贯彻了以患者为中心的服务理念。

（3）行为结果评价：结果质量是对护理服务成效进行衡量。对护理人员质量评价的内容大多包括定性资料，例如，护士的护理工作和服务态度满意率、护理人员年终考核合格率等方面。

（4）综合评价：即将多个标准综合起来进行评价，包括所有与护理人员工作结果相关的活动。例如，对预期的目标达成情况、行为模式、素质水平、预期的工作成果，以及工作的具体指标要求等方面进行全面评估。

2. 临床护理活动的质量评价

（1）基础质量评价：即要素质量评价，这是建立在护理服务组织架构和计划之上的评价内容，主要关注执行护理工作的基本条件，包括质量控制组织架构、护理单元设施、仪器、护理人员、环境，以及各项规章制度的建立和执行情况等。①质量控制组织架构：根据医院规模，可以设立二至三级质量管理机构，并能定期进行质量控制活动。②护理单元设施：按“综合医院评审标准”来评价。③仪器：所有的器械和设备齐全且性能良好，急救用品的完好率应达到100%。④护理人员：根据病床数及病情配备护理人员，数量、人员构成、人员的质量应符合医院分级管理要求。⑤环境：病房布局合理，患者床位安排合适，护理单元安全、清洁、整齐、舒适、设施齐全。⑥各项规章制度的建立和执行情况：有无各类、各项工作质量准则和质量管理标准。

（2）环节质量评价

1）评价主要内容：①应用护理程序开展整体护理情况。②实施心理护理及健康教育的数量及质量。③执行医嘱的准确率及执行临时医嘱的及时性。④动态观察病情，护理记录的及时性及完整性。⑤以患者为中心，开展主动护理。⑥与参与医疗护理其他部门之间的协调关系情况。

2）常用评价指标：①进行护理技术操作的合格率。②完成基础护理的合格率。③完成特护和一级护理的合格率。④填写各种护理表格的合格率。⑤执行一人一针一管率。⑥常规器械消毒灭菌的合格率。

（3）终末质量评价（护理结果评价）：是对护理活动的最后结果进行评估，包括每位患者的最终护理效果，或者是对一组患者的护理效果进行质量评价。

此外，也可按三级护理标准来评价护理工作的质量。选择和确定护理结果的标准受多种因素的影响，护理结果不仅取决于护理的效果，还与其他医疗辅助诊断、治疗效果和住院时间等综合因素密切相关。

以上三大质量指标构成了一个完整的体系，体现了对护理任务全方位的要求：通过护理要素质量评价，可以掌控整个质量管理的方向；针对具体的护理过程环节质量评价，有助于执行措施并保证护理工作的顺利运行；最后终末护理结果的质量评价，是监控护理质量的关键手段。

（四）护理工作质量评价组织机构及方法

1. 采用垂直控制和横向控制相结合的方法 从护理部主任到科护士长，科护士长到护士长，护士长到护士，自上而下层层把关，形成了一套逐层监督的管理体系，即为垂直控制。在我国，医院一般是在护理部下面设置质量管理委员会。质量管理委员会一般由护理部主任（副主任）带领，各部门护士长参与，根据具体项目（如护理理论、实际操作等方面）或不同区域划分（如门诊、手术室等地域范围）来评估审查相关内容。由于护理工作的质量受到许多内外部环境的影响，包括团队间的协作、不同部门的关系等，只有做到垂直质量控制与横向质量控制紧密结合，才能实现全面且高效的质量控制。

2. 回顾性质量控制 又称反馈控制。这类方式主要关注工作实施的结果，并将之与管控的标准相对比，以识别出已存在或者潜在的问题，对其发生的原因及对未来可能的影响加以解析，以便迅速地修正，从而阻止类似情况的重复发生。例如，在护理质控中，压疮发病率、重大错误发生的频率等都属于这一类的监控指标。反馈控制是一个逐步提升的过程，它的重点落在实际操作的效果评估之上，目的是预防已经出现的不良后果持续发展，或是防止同样的状况重新发生。

3. 评价 多采用定期自查、互查互评或上级检查方式进行，此外，还有服务对象评价（满意度评分）和随机样本调查等。评价时间点可以选择固定的周期，如每月、每季、每半年度或者每年进行全局性的评估，也可以选择非固定时段以方便各级护理工作人员及质量管理人员根据实际情况按照质量控制的标准来实施评估。

本章小结

思考题

1. 简述护理诊断的三种陈述方式。

2. 简述护理评估中收集资料的方法。

3. 马某，男，48岁，农民，小学文化，近3日发热，在家自行服退热药后可明显出汗，体温有下降，但不久又发热，有咳嗽，无明显咳痰，咳嗽时伴胸痛，为进一步治疗收住入院。查体：T 38.8 ℃，P 118次/分，R 25次/分，BP 102/63mmHg。听诊双肺呼吸音粗，有干湿啰音，大便4～6次/日，稀薄无黏液，小便量减少，其余正常。X线检查提示双肺下侧有片状浸润阴影，伴胸腔积液。入院后医嘱予抗炎补液治疗。

针对目前情况，请问该患者的主要护理诊断有哪些？

更多练习

（潘汝池　卢桂芳）

第八章　科学思维方法与临床护理决策

教学课件

学习目标

1. 素质目标

（1）能够从评判性思维的标准出发，增强评判性思维意识，树立专业信念，培养适应临床护理需要的科学思维。

（2）正确理解循证护理的核心思想。

2. 知识目标

（1）描述评判性思维、循证思维、循证护理的概念及基本要素。

（2）描述循证护理的基本要素。

（3）简述护理评判性思维不同层次的特点。

（4）举例说明影响评判性思维的因素。

（5）阐述培养评判性思维能力的策略。

（6）叙述循证护理实践的步骤。

（7）阐述临床护理决策的概念、类型、模式、步骤及影响因素。

3. 能力目标

（1）针对具体临床问题，以维护服务对象利益为基础，能够为服务对象提供有效的护理专业决策，并为此承担相应责任。

（2）具备基本的循证思维能力，能够针对具体临床问题，提出循证护理实践的方法。

科学与技术的飞速发展，学科知识的日新月异与人类思维的能动作用密切相关。护理学作为一门综合性的应用学科，其发展需要护士充分发挥科学思维的能动作用。护士必须具备的核心能力为评判性思维、专业决策和循证护理。因此，为了优化护理服务的品质，推动护理专业发展，护士必须主动去学习、培养和提高评判性思维、专业决策与循证护理的能力。

在实践中，护士要运用科学思维的方法来解决实际问题。例如，分析数据、观察现象及进行实验研究等方式，可以帮助护士更好地理解患者的情况并做出正确的判断。同时，护士还应该学会如何使用各种工具和技术来辅助自己的工作。

案例

【案例导入】

吴某是某大学护理专业二年级学生，在护理实践课上与同学进行角色体验学习“肌内注射”操作项目实训。在练习过程中她不断思考并向老师提出了这样的问题:“注射原则要求注射前排尽空气，可是要掌握无痛注射方法，除了必须做到进针、拔针快，推药缓慢而匀速之外，倘若拔针过程中出现药液外渗，仍然会给患者造成疼痛等不适，在注射前可否不排尽空气?如果是这样，是否会给患者造成危害呢?”

【请思考】

1. 学生提出的这个问题是什么问题?这个问题是否重要?

2. 如何运用科学的思维方法帮助学生解决这个问题?

【案例分析】

第一节　科学思维方法的概述

学习知识、解决问题、探索新知、创造未来，都离不开人类思维的能动作用。而科学思维则是一种能够有效应用于现实世界的思维模式，它包括归纳法、演绎法、比较法等多种方法。这些方法能够用于解决复杂的问题，从而找到更好的解决方案。人类的智力体系中，科学思维占据了主导地位，参与并主导所有的活动。在实践过程中有效运用科学思维对护理学科的发展具有重要意义。

一、思维的概念及特征

思维（thinking）是人类大脑复杂的认知活动，它是以感觉、知觉和表象为基础的一种高级的认知过程。人类通过思维认识客观事物的本质和内在联系。

（一）思维的概念

鉴于思维本身的复杂性，人们很难对其进行系统而全面的定义。不同学科，应用不同的研究方法，对思维做出了不同的描述、界定。

1. 哲学中思维的概念　思维是基于表面现象和概念，进行深入分析、综合、判断和推理等认知活动的过程。思维属于人类特有的一种精神活动，进行思维活动需要通过深入的分析、综合、判断、推理，而非一时冲动。思维的主体就是那些能够进行采集、传递、储存、提取、删除、比较、筛选、判断、排序、分类、变换、转化、整合及表达等活动的实体。思维的主体不仅有自然进化而形成的动物（如人类），而且，包括逐渐发展完善的人工智能产品。

2.《辞海》所阐述的思维定义　思维是人类大脑对真实世界的总结和间接的反应，而语言则是思维的工具和载体。

（二）思维的特征

思维是多维的、复杂的，从不同的角度进行界定，可以提出多种不同的属性，但都包括以下特征。

1. 概括性 思维的概括性是揭示事物之间的联系，把具备相同性质的事物提炼出来，对其加以概括，从而获得对一类事物共同特征的认识。例如，人的腋温一般会在36～37℃的范围内，脉率为60～100次/分，呼吸为16～20次/分，同时，血压也会维持在（90～139）/（60～89）mmHg的范围内。这就是根据客观事物的共性使用数字来加以概括。

2. 间接性 思维的间接性指人们通过其他事物的表象或者现有的知识经验，对客观事物进行间接推断。例如，护理人员能够根据对患者全身状况的评估和实验室检查结果来推断他们的病情、进行疾病的诊断。这种思维的能力，把根本没有直接关系的现象联系在一起，通过这些内在的规律，我们就能成功地揭示这些事物的本质。

3. 抽象性和对象性 思维是一种抽象的理性认识，思维运作过程具备一定的形式和方法，同时也遵循着某种特定的规律。如对医师的抽象就是，将“能给人看病”这个本质属性提取出来，而舍弃大小、形状等非本质的属性。思维是针对特定对象的思维，没有对象的思维，只会成为单纯的文字游戏。

4. 物质属性 大脑是人类进行思维的物质器官。因此，思维具有物质属性。在大脑发育不健全或者遭遇伤害的情况下，人们无法进行正常的思维活动。

综上所述，我们对思维的定义是人类的大脑对客观事物间接的、概括的反应，这种行为能够通过语言表现出来，并能够揭示事物内在本质特征和规律的理性认识活动，是认知过程的高级阶段。具体来讲，思维是人类大脑在对现实事物感知的基础上，对所获得的信息进行分析、综合、判断和推理的认识活动。总的来说，思维既具体，又抽象；既复杂，又特殊。只有正确理解思维模式，才能在工作中有效地运用。

二、科学思维的概念及形式

（一）科学思维的概念

科学思维（scientific thinking）是人类智力系统的核心，参与并支配其他一切活动。科学思维是人类在学习、认识、说话、操作或其他活动中表现出来的理解、比较、综合、分析、概括、抽象、推理、讨论等元素构建的综合思维。科学思维是人类对以往认识过程和规律的概括和总结，是对知识经验的程序化和规范化的具体表现。

（二）科学思维的形式

科学思维根据划分标准的不同而有多种形式。依据思维形态的不同，可分为动作思维、直观思维（形象思维）和抽象思维（逻辑思维）；依据思维寻求答案的路径的不同，可分为聚合思维（求同思维）和发散思维（求异思维）；而依据思维是否具备创新性，我们可以将其分为再生性思维（常规性思维）和创造性思维。科学思维是各种思维类型的综合运用，护理专家们根据自身学科发展也提出了一些其他的思维类型，如评判性思维和临床决策思维等。

三、护理思维的概念及特征

（一）护理思维的概念

护理思维（nursing thinking）是护理人员在临床实践活动中形成的思维方式，是在解决护理问题时所具有的倾向性和心理准备，这种模式受个人的知识、经验、思维的影响，是在感性材料的基础上发生的。护理思维是一般思维在护理实践中的具体应用，它既具有思维的普遍特征，又由于临床认识的特殊性而具有自身的思维属性。人们只有在实践中去影响客观事物和受到客观事物影响的时候，才能发现事物的特点，并进一步揭示其本质。积极的护理思维面对新知识、新技术、解决护理中的新问题时会带来良好的效果，相反，则给临床护理工作带来一定的负面影响。

（二）护理思维的特征

1. **整体性** 思维的整体性是指把研究对象作为一个整体来加以考察，从而揭示其内在的运动规律和本质特征，以达到对研究对象的最佳处理。整体护理模式就集中体现了护理思维的这一特征。

2. **科学性** 思维的科学性突出表现在思维是否有条理，分析是否合乎情理，判断、推理是否有理有据，结论是否符合逻辑关系等。护理工作涉及面广，患者病情复杂，这就要求护士要具备科学的逻辑思维，在判断、分析问题时要严谨求实，杜绝发生任何纰漏。

3. **灵活性** 思维的灵活性是指思维不受特定条件限制，思路宽广、灵活性强，能提出新颖、独特的见解。护理人员在工作时要善于根据客观事物的不断发展和变化，灵活地分析、判断，抛弃错误观点，做出果断的决策。

4. **创造性** 思维的创造性是人类思维能动性的突出表现，任何学科的发展都离不开思维的创造性。没有创造性思维，护理人员就不能及时、准确地发现问题、做出护理评估，并根据患者的具体病情采取有效的护理措施。

5. **前瞻性** 思维的前瞻性是人们利用现有的知识和经验来预测事物的未来或者不确定的情况的思维特征。护理人员在执行护理活动时必须具有前瞻性思维，以便更好地了解服务对象的病情及未来的发展趋势，制订出相应的治疗计划，做出有预见性的临床决策，才能全面掌握患者的病情资料，及时、动态、全面地观察患者病情变化。

知识拓展

护理思维在临床实践中的应用

护理人员较医师与患者的接触更为密切。一位高水平的护理人员在思维方法上具有其特殊性，更能够观察到一些容易被医师忽视的重要情节。例如，在抢救有机磷农药中毒的患者时，有经验的护士要比年轻护士更能发现阿托品化，及时提醒医师减量；高血压导致脑出血患者开颅手术后，如果发现患者不时有清水样“鼻涕”流出，应意识到有脑漏的可能，即刻留取标本检验后证实为脑脊液。再次行修补手术，有效防止了患者颅内感染等造成的严重并发症。

第二节　评判性思维与护理

一、评判性思维

护理工作的独特性、疾病的复杂性，以及无法预测的风险，这些都给护士们带来了更大的挑战。随着护理模式的转变、功能的扩大，以及各类新型医疗技术的普遍应用，护士在护理实践过程中会遇到各类临床难题，这就需要他们运用评判性思维去探究并处理这些问题。

（一）评判性思维的概念

评判性思维（critical thinking），也可以翻译成批判性思维。“critical”这个词源自希腊的“kritikos”，其含义是提出疑问、揭示事物的实质、进行分析和判断。这是20世纪30年代德国法兰克福学派的学者提出的一种思维方式。在20世纪70年代，评判性思维已经成为一种教育的理念与价值观，并且已经融入了教学过程。这种理念主张我们需要对教育习以为常的现象及全社会的文化系统，具有深度的反思能力和积极的批判精神，此外，它也强调了注重培养学生评判性思维能力，激励学生积极参与评判性的讨论，并且对教师的权威和教材内容提出疑问。到了20世纪80年代以后，评判性思维作为美国高等教育的重要组成部分备受关注，被逐渐引入医学和护理领域，受到了高度重视。1989年，美国护理联盟协会（National League for Nursing，NIN）在护理本科的认证指南中将评判性思维能力作为衡量护理教育质量的重要标准。在20世纪末，开始引入评判性思维，评判性思维是护士应具备的核心能力之一。《中国护理事业发展规划纲要（2005—2010年）》强调：护理教育应“注重分析解决问题能力、沟通与团队合作能力的培养”。

评判性思维到目前为止尚无确切的定义，专家们从不同角度对评判性思维的概念进行描述。1964年，沃森与格拉泽首次提出了一个被广泛接纳的定义，他们认为评判性思维是一个包含技能发展、主体知识和实践者态度的综合体。美国哲学学会（American Philosophy Association）经过两年的深入研究，把评判性思维定义为有目标和自我调整的判断过程，在这个过程中，将会产生解释、分析、评价和推理。除此之外，具有代表性的观点如下。

1. 1981年，约翰·麦克佩克（John E.Mcpeck）阐述了评判性思维的概念，即采用反思、质疑的态度从事活动的技能和习惯。

2. 1994年，片冈八寻（Kataoko Yahiro M）和塞勒（Saylor C）首次在护理学界提出了评判性思维的概念，阐述了评判性思维是关于护理问题的解决方法的反思与推理思考的过程，他们强调，评判性思维着重于决定相信什么或做什么。

3. 1995年，戈登（Gordon）详细阐述了评判性思维的过程，包括运用思维形成结论、做出决策、提出推论，以及进行反思。

4. 1999年，阿尔法罗及勒费弗尔（Alfaro-LeFevre）经过多次研究，对评判性思维做出了较全面的阐述。评判性思维的要素包括：①必须是有目的的和以结果为导向的思维。②受到患者、家庭和社区需要的驱动。③以护理程序和科学方法原则为基础。④需要知识、认知技能及经验。⑤受职业标准和伦理道德指导。⑥需要一定的策略，例如，能最大限度地发挥人类最大潜能的策略，弥补人性弱点的策略。⑦需要持续的自我评估、自我调整，并且努力提升。

综上所述，我们可以将评判性思维的定义概括如下：评判性思维是一种理性思维，评判性思维理论是一个完整体系，反思和推理是评判性思维的实质过程，护理评判性思维的基本目的是做出决策，评判性思维应用护理程序作为指导框架。因此，我们将评判性思维定义为个体在复杂情景中，能灵活地应用已有的知识和经验对问题的解决方法进行选择、识别，并在反思的基础上进行分析和推理，从而做出合理的判断和正确取舍的高级思维形式。在护理领域，评判性思维是对护理理论和临床护理决策有目的、有意识地自我反思、推理及做出决策的过程。

（二）评判性思维的特点

评判性思维是护理人员在临床实践过程中发展的思维判断过程。它既具有思维的普遍属性，又由于临床认识的特殊性而具有自身独特的思维特点。

1. **实证性** 在研究和处理问题的过程中，评判性思维需要大量搜集相关信息，同时也积极、审慎地思考外界的刺激、信息、他人的看法或者“权威”的观点。我们需要积极主动地应用所学的知识和技能探索问题产生的原因和论据，从而进一步做出合理的判断。

2. **全面性** 评判性思维基于现实情况进行分析和决策，我们需要全面了解现状，一方面我们要在思维的角度客观地考虑正反两方面的依据，准确掌握问题的进展，分析和评价要从全方位、多角度来进行。另一方面，评判性思维能够博采众长，广泛吸取不同的观点，进行分析、交流后做出合理的判断。

3. **主动性** 评判性思维是人们应用主观逻辑思维对事件进行评价与决策，主动地参与到相应的活动中去，而非消极地坐以待毙或者默默接受。这种思维方式不仅需要人们听从指示，更要求他们积极地展开有益的反思，同时做出自己的判断。

4. **独立性** 评判性思维在思考和解决问题过程中，不盲目、被动接收他人的观点，要求个体独立思考，形成自己独特的见解。当接受某种思想或事物时，不人云亦云、随声附和，自己独立思考判断后，决定采纳或拒绝，不受其他因素的干扰，有自己独到的见地。这是评判性思维过程中的求异思维的过程。

5. **创造性** 评判性思维以创新为宗旨，它是对思维的再思维，是运用已有的概念、规律和原则通过持续提出问题，从而产生富有创新性的思维和观点。

知识拓展

评判性思维与创造性思维

创造性思维是创造出新颖、独特的概念，用新的方法解决新问题的思维方式。评判性思维与创造性思维之间既有联系，又有区别。二者的相同点在于都是需要进行超越常规解决问题的思维。但二者也有本质的区别，评判性思维需进行归纳推理与演绎推理，侧重于辐合思维，目的是做出合理决策，其决策对象已知、方向明确。创造性思维侧重于发散思维和思维转换，知觉、顿悟、灵感、想象力具有重要作用，目的是产生新的精神或物质产品，其最初的对象、方向往往不明确。

对于同一问题，使用惯性思维只会想到：常规的解决方法就是这样的。使用评判性思维首先会产生疑问：这种方法是否合适？原因是什么？而创造性思维会从一开始就探索：是否还有其他方法？

（三）评判性思维的构成

评判性思维主要包括三方面因素：认知技能、知识经验和情感倾向。

1. 认知技能　认知技能是护理评判性思维的核心，又被称为心智技能或智力技能，指借助于内部语言在大脑中进行的智力活动方式或动作方式。认知技能涵盖了感知、想象、思维与记忆，以抽象思维为核心组成部分，所以我们也将其称作思维技能。护理评判性思维的内涵丰富，其根本还是思维的一种评判性分析、演绎推理、归纳总结的过程。如在患者静脉输液过程中，对服务对象是否出现输液反应现象的观察和判定就是护理人员认知能力的体现。因此，护理人员在处理问题时必须要具有合理的、完善的认知技能和坚实的理论基础，才能实现感性知识经验向理性认识的飞跃；具备较好的评判性思维认知技能，在临床实践中灵活运用评判性思维，不断提高解决临床问题的能力，护理人员方能在实践中进行准确、合理的判断。

美国哲学学会（American Philosophy Association）认为，评判性思维由六种认知技能及相应的亚技能组成，其中核心技能包括解释、分析、评估、推论、说明和自我调控。

（1）解释：证明陈述推理结论的正确性，用科学论据来表述推论。

（2）分析：对陈述进行鉴别，并解释各种不同的问题、概念、描述或者其他表达形式之间的推论性关系。

（3）评估：是对相关信息的可信程度进行评估，同时也是对推理关系的逻辑强度进行评判。

（4）推论：指根据相关信息推测可能发生的情况，从而得出合理的结论。考虑其他相关因素，并从数据、陈述、原理、证据、判断、信仰、概念、观点、提出问题或其他表现形式中得出结论。

（5）说明：理解和表达经验、情形、数据、事件、判断、信仰、规律、惯例、程序或标准的意义和重要性。

（6）自我调控：有意识的自我监控认知行为，进行分析、总结及评价自我的推论性判断。

2. 知识经验　护理专业知识经验是护理评判性思维的基础。护理人员必须具备相关专业知识、医学基础知识、人文社会科学知识，并在临床实践中不断总结经验，才能在解决患者健康问题时，应用评判性思维，做出准确的护理临床决策。护理评判性思维离不开这一重要基础。

3. 情感倾向　是评判性思维者应具备的人格特征，包括进行评判性思维的心理准备状态、意愿和倾向。具备良好评判性思维态度倾向的人具备较强的评判精神，在解决问题、做出决策时能有意识地、积极主动地对思维过程进行科学评判。评判性思维包括某些特定的态度倾向。

（1）质疑与反思：进行评判性思维时，要对事物的变化充满好奇，善于对已有的思想观点提出疑问，不盲目服从。如对患者的护理问题要保持好奇和质疑的态度，不断判断、推论并渴望获得有意义的相关信息。

（2）谨慎与独立思考：护理人员在面对服务对象的特殊问题时，能够独立思考、努力找出多种解决问题的方法，对问题深思熟虑，谨慎地做出合理的护理决策。

（3）公平与公正：能深刻认识到自己的感知、价值观点及知识的局限性。允许他人有不同意见甚至相反意见，善于从他人观点中找出新思路，在发现自己的思维有缺陷时愿意理解并能接受。因此，在解决护理问题时，要客观、公正地评价所有的观点，做到正确、全面评估，并不断进行自我观点的修正，而不受主观判断、个人歧视或团体的偏见的影响。

（4）执着与负责：愿意用自己的知识和能力持续地进行思考和探索，坚持不懈地找出解决问题的途径。为护理计划的制订、护理措施的实施负责，对无效的护理决策及时调整以适应临床需要。

（四）评判性思维的层次

决定临床问题能否得到有效解决的核心要素就是评判性思维的水平。个体所处的评判性思维层次与其解决护理问题的能力水平密切相关。因此，护理人员需要认识到自身所处的评判性思维的层次，并持续提升自己的评判性思维能力。片冈八寻（Kataoka Yahiro）和塞勒（Saylor）的观点是，护理评判性思维能力的发展由低到高可以划分为三个层次：基础层次、复杂层次和尽职层次。

1. **基础层次** 评判性思维是建立在一系列规则之上的，是一种具体思维。思维者在此层次，坚信所有的问题，权威的专家都会给出一个正确的答案。在为服务对象进行医疗护理服务的过程中，那些具备初级评判性思维能力的护士一般都会遵循这项工作的操作流程，参照规范程序手册，以满足服务对象的个性化需要。此阶段是个体推理能力发展的初级阶段，个体尚未积累充足的评判性思维经验。通过接受专家的各种见解和价值观，护理人员能够提升自己的评判性思维能力，从而实现向更高层次的发展。经验匮乏、技能欠缺或者态度过于固执的情况，常常会阻碍我们的评判性思维能力提升到更高的水平。

2. **复杂层次** 在这个复杂的层次，个体开始摒弃权威的观点，自主地对所选择的方案进行分析和验证，针对具体问题进行具体地分析，思考能力有了一定程度的提升，个体的主动性也随之增强，认识到问题可以通过多种途径来解决。在这个层面上，护理人员在做出最终决策前会评估各种方法的利弊，选择出最合适的解决方案。面对复杂多变的问题，我们愿意跳出既定的规则，从多个角度进行思考，并在一定程度上运用各种创新的手段来解决同一个问题。

3. **尽职层次** 在护理专业信念的引领下，尽职层次的护理人员开始以保护服务对象的权益为核心，做出专业的决策，并承担相应的责任。在这个层面上，护士需要思考如何处理各种复杂的临床问题的备择方案，并根据方案的可行性来选择恰当的护理行动，同时需要遵循专业的规定和要求。在某些特定的情形下，护士有可能会依据自己的专业知识和经验来判断是否延迟行动或者不采取行动，但这些选择必须在专业允许的范围内，充分评估、充分考虑后果后做出最终的决策。

（五）评判性思维的标准

护理评判性思维的标准包括智力标准和专业标准。明确评判性思维的标准可以提高护理人员的评判性思维的能力，使其思维更加有效、可靠，从而做出合理的临床护理决策。

1. **智力标准** 是评判性思维应该具备的智力特点。评判性思维普遍适用的智力标准包括14项内容，即评判性思维需具备清晰、准确、详尽、正确、相关、可靠、一致、合理、深入、概括、完整、有意义、适当和公正的特点。当护理人员在分析和判断护理实践问题时，应当采用上述标准来做出临床护理决策。

2. 专业标准 指护理判断的伦理标准、评价标准及专业责任标准。这些标准对于护理人员来说非常重要，因为护理工作涉及患者的生命安全及其健康状况的维护。在护理工作中，护士应用评判性思维的专业标准，可以保护患者的安全和利益，提高护理服务的质量。

（1）伦理标准：指护士在执行护理活动中以关怀、人道及负责的态度对待患者，并将职业道德伦理标准作为行为指南。伴随着科技的飞速进步和社会的稳步发展，对患者的照顾已经超越了仅仅运用科学知识的范畴，而是需要考虑到与之相关的伦理问题。当执行护理任务时，护士的伦理决策和日常生活的决策存在差异，必须遵循相应的职业伦理规范。因此，在进行评判性思考的过程中，必须主动地明确自己的信念和价值观，并且需要理解和领悟患者、家属及同事对临床实际问题的各种观点。基于专业价值观及伦理原则要求，做出公正、满足患者需要且对患者健康有益的护理决策。

护理人员在进行评判性思维的过程中，必须按照自主、公正、诚实、仁慈、保密、负责的伦理原则来指导临床护理的决策。在遵循上述原则之后，评判性思维还需要运用专业标准、其他伦理守则和权利法案来指引自己的道德行为。

（2）评价标准：这些标准是由相关临床机构和专业组织发展所制定的护理标准。在日常护理实践中，护士通常会采用的评价标准有三类：第一类是对有关临床现象的正确识别标准，例如，在评估患者头晕的特性时，护士将会考虑头晕的起病时间、持续时长、部位、严重程度、类型、表现、促发因素、缓解因素，以及其他症状等评价标准；第二类评价标准是对药物使用过程中相关现象的正确识别标准，例如，当医护人员对药物疗效进行评价时，必须关注症状和体征的变化、药物有无副作用，以及实现预期目标的难易程度等评价标准；第三类则是对患者接受健康教育效果进行有效识别的标准，例如，患者是否可以重新回顾已经掌握的知识，并且能够正确地使用已经掌握的技能，或者他们是否可以在家中高效地利用已经掌握的知识和技能等。

（3）专业责任标准：护士必须对自己的护理专业实践行为负责，专业责任标准明确了护理人员在提供护理服务中应当担负的责任和义务。此类标准的构成包括四个方面：一是国家的相关政策和要求，二是护理实践中已经明确规定要达到的标准，三是由专业学会制定的实践指南，四是专业组织执行的实践标准。

（六）评判性思维能力的测量

对护理评判性思维能力的准确评价有助于护理人员、护生了解他们的评判性思维能力的水平。目前，评判性思维的能力的评估尚无统一的测量工具，评价护理评判性思维能力主要采用以下几种方法来进行。

1. 加利福尼亚评判性思维心智特征评估量表（California Critical Thinking Disposition Inventory，CCTDI） 该量表用于评估评判性思维中的人格倾向。CCTDI将评判性思维的心智特征分为七个类别：寻求真相、开放思维、分析能力、系统化能力、自信心、好奇心，以及认知成熟度。所有类别都包含若干陈述作为测试项目，形成七个自量表，共计75个条目。

2. 加利福尼亚评判性思维技能测验（California Critical Thinking Skill test，CCTST） 由

彼得·法乔恩（Peter Facione）以美国心理协会（American Psychological Association，APA）的评判性思维理论作为基本框架进行设计和编写，是一种多项选择测试表。CCTST包括分析、评价、推论、归纳推理和演绎推理五个子量表，34个测验项目组成。APA定义提出的六种核心技能由前三个子量表共同测量，而最后两个子量表主要用来评估传统的归纳和演绎能力。CCTST简体中文版经修订和测试信度和效度良好。

3. Watson-Glaser评判性思维评价量表（Watson-Glaser Critical Thinking Appraisal，WGCTA） 该量表由沃森及格拉泽于1964年共同制定，该量表主要用于测试评判性思维能力中的逻辑推理能力及创造力。这个量表包含了80个项目和5个类别。代表护士在工作中各种问题和争议，是评估护理人员评判性思维能力的最为普遍使用的测量工具。

4. Ennis-Weir评判性思维短文测试（Ennis-Weir Critical Thinking Essay Test，EWCTET） 通过受试者将给予的特定问题写成短文，以此来评估受试者的评判性思维能力。

5. Cornell评判性思维测试（Cornell Critical Thinking Test，CCTT） CCTT有X、Z两卷，主要用来测量广泛性的评判性思维能力，例如，观察、假设、可信度、归纳、演绎、价值判断等。

二、评判性思维能力的培养

护士评判性思维能力（nurse's critical thinking capability）是在复杂的情境中，护士灵活应用已有的经验与知识，对面临问题及解决方法进行选择，在反思的基础上进行分析、推理，做出合理的判断，以及进行正确取舍的能力。护理教育者应从护理临床实践的特点出发，可采用以下策略和方法发展护理评判性思维能力。

（一）培养原则

护理人员的评判性思维能力的培养对提高护理质量有重要影响，需遵循以下原则。

1. 注重实践的原则 培养评判性思维的最终目的是使护理人员做出合理的临床护理决策，这一切离不开具体的实践。因此，护理人员要注重创造实践条件，在实践过程中逐渐培养自己评判性思维的能力。

2. 全面培养的原则 要从全方位、多角度进行有计划、有目的的整体全面发展培养，注意把认知技能、知识经验与态度倾向三者有效地结合起来进行培养，而不是孤立、片面地强调某方面的能力。

3. 贯穿全程的原则 思维的培养是一项长期的、系统的工程。对整个过程中的规律性思考的塑造是一项持久且有序的任务。护理评判性思维的培养要在已有的护理思维知识与经验的基础上，自始至终积极培养；同时，要注意在实践当中加强一贯性的应用和训练。

4. 重视方法的原则 思维的培养是一个非常复杂的过程，重视有效的培养方法对促进护理人员、护生的评判性思维能力至关重要。应注重不断地总结、分析、反思各种有效途径，并在实践中不断运用和完善。

（二）培养条件

1. 创造评判性思维氛围 营造一个自由、民主、开放的环境，以便护理人员能够进行评判性思考。在这种情况下，他们有能力自由地阐述自我见解、质疑、做出肯定或否定的判断，并向权威发起挑战。建立一个有助于评判性思考的环境，对于增强专业护士的评判性思维能力具有极其重要的作用。护理人员需要主动营造一个鼓励各种观点并公正审查这些观点的环境，激励他们在做出决定之前检验证据，以防止盲目顺从群体意愿的倾向。

2. 培养评判性思维的情感态度　当进行评判性思维活动时，个体需要具备正向积极的情感和态度。因此，在提升个体的评判性思维能力之前，我们必须高度重视并强化个人情感态度的培养，同时也应该塑造出个体努力、探索、公正等个体特征。护理人员需要经常自我反省，自己是否拥有批判性思维的情感态度，如好奇心、公正、谦虚和执着等。对已经具备并且需要进一步培养的评判性思维的情绪态度进行定期的评估。如果我们想要培养公正的态度，就可以有意识地搜集与自己观点相反的信息，这样就能为理解他人观点提供实际的机会。

3. 提高护理教师的评判性思维能力　增强护理教师的评判性思维能力，这将对学生产生直接的影响。当我们要训练学生的评判性思维能力时，教师的行为起到了重要的示范效果。教师如果具备出色的评判性思维能力，就能够在教育过程中指导学生应用质疑的态度、评判性思维的策略和手段来学习和应用。

（三）培养方法

1. 实践反思法　这种方法主要应用于临床见习和实习阶段，旨在训练护生的评判性思维，同时对于提升初级护士的评判性思维能力也非常有效，这是一种学习者在完成医疗护理操作后，对自己的操作经历进行反思并做出记录的学习方法。实践反思法需要教师必须具备强烈的带教意识，清楚地认识到评判性思维能力在护理实践中的重要地位，并鼓励学生主动探究和提出质疑，这是实施实践反思法所必需的。在实际运用中，我们可以挑选出具有典型意义的病例，并期望学习者在实践或见习后，对他们最为深刻的护理活动、感受或体验，以及思维过程进行记录。实践反思法的内容主要包括：①患者的健康问题，以及这些问题的相关依据。②临床现状是否与教师和学生的预期有所出入，以及如何进行评估。③在实际的临床操作中，学生观察到的行为和态度，以及这些行为和态度的合理性。④与患者沟通和交流的策略、技巧和效果。⑤利用所学的医学知识解决的临床问题。⑥实践者的情感态度发生的转变。⑦在实践中产生的新观点或疑问等。通过自我反思，学习者可以对自己的思考方式提出疑问，同时，教师也能通过记录来发现学生思维中的问题，从而进行有针对性的教育和指导。例如，定期组织科室或实习团队的讨论会，主要是针对遇到的问题和观点进行探讨，并分享在实践中的收获和感悟等。我们还能挑选出一些富有典型意义的体会和见解，让同伴们共同讨论并分享，从而增强临床实践的成效。教师应该特别关注学生的分析、推理、判断和得出结论的思考过程，以及他们思维能力的发展情况，并且要及时将这些信息反馈给学生。

2. 归纳性思维的教育模式教学法　希尔达・塔巴（Hilda Taba）在20世纪60年代提出的归纳性思维的教育模式，也被称为Taba教学法。塔巴主张，仅在整理完资料之后，学习者才能进行归纳和综合。Taba教学法是以“护理程序”为指导，利用多样化的医疗场景，以及学生积极主动的思维活动，来提升他们的观察、比较、分析、综合、推理、假设、论证等能力。归纳性思维教育模式分为三个阶段：第一阶段，学习者需要对各种事物进行观察和分类；第二阶段，老师会运用精心设计的问题来引导学习者进入分析推理的思维过程，探寻其背后的原因并进行临床推理；第三阶段，学生需要提交他们的学习报告。Taba教学法要求老师拥有高超的评判性思维技巧，擅长通过选择病例、启发式提问来引导学生进行评判性思维的训练。

3. 苏格拉底询问法　也称作苏格拉底问答法，由古希腊哲学家苏格拉底提出，通过提出与评判性思维有关的问题，并对其进行深度思考和解答，从而增强个人的评判性思维的技巧。主要询问的内容包括五个方面，即问题、假设、观点、证据或原因，以及结果（表8-1）。

表8-1　苏格拉底询问法五个方面的主要问题

设计范畴	主要问题
针对“问题”	问题是否清楚、可理解，是否被正确识别？ 该问题重要吗？ 该问题还能再细化吗？ 怎样才能说明该问题？
针对“假设”	你设想……，这样的吗？ 你能用其他设想替代吗？为什么？ 这种假设总是有效的吗？
针对“观点”	你似乎采用了……的观点，为什么？ 不同意你的观点的人会说些什么？ 你能用别的方法看该问题吗？
针对“证据”或“原因”	你有什么样的证据？ 有理由怀疑这些证据吗？ 你是如何知道的？ 你的思想发生了什么变化？
针对“结果”	会发生什么样的效果？ 发生的可能性有多少？ 可替代的方法是什么？ 可涉及的结果是什么？

4. 促进评判性思维的九个问题　思考这些问题，可以帮助护士在各种临床情境中应用评判性思维做出合理且有效的临床决策。

（1）期望达到的主要结果是什么？护理人员清晰地描述期望在临床实践中观察的主要结果，以便他们的思维目标明确。期望达到的主要结果即在护理计划终止后期望观察到的有益结果。预期结果可能源于标准护理计划，也可能是由护理人员提出的。

（2）为了达到主要结果，应提出哪些问题？为了达到主要结果，护理人员应当提出一些有关问题，同时采取必要的行动去预防、控制或解决问题。解答这些问题将有助于护理人员确定优先顺序。在临床实践过程中，护理人员会遇到许多现存的和潜在的健康问题，需要对这些问题进行精简并提出迫切需要解决的问题。

（3）在何种环境下？由于问题发生的时间、地点、发生和发展状况，以及患者的文化背景等相关资料的差异，其评判性思维的方法也会有所不同。

（4）需要哪些知识？拥有相应的知识储备是进行评判性思维的必备条件。拥有必要的知识储备是进行评判性思考的基础。比如，假设护理人员对正常血压、血压下降常见于哪些疾病的情况不了解，那么在面对血压降低的患者时，就会很难做出正确的应对。在进行临床护理决策时，需要掌握三个方面的知识：与特定问题相关的知识，例如，健康问题的临床表现、诊断、常见病因、危险因素、并发症及其预防和处理方法；护理程序及相关的知识和技能，例如，伦理学、健康评估、人际沟通等；相关学科的知识，例如，解剖学、生理学、病理生理学、药学、心理学、社会学等。

（5）允许误差的空间有多大？在临床实践中，误差的空间通常很有限，主要取决于患者的健康状况和干预的风险。在允许的误差范围较小的情况下，护理人员需要仔细地评估并检验所有可能的解决方案，以便做出审慎的决策。

（6）决策的时间有多少？在面对一些难以做出决策的临床情境时，如果时间允许，护理人员可以借助教科书等资源，从容地展开独立思考。倘若决策的时间不够充足，那么就需要运用已有的知识或者立刻将问题提交专家，以便能够及时实施护理措施。临床护理决策的时间主要取决于护理问题的急迫性和与患者接触的时间，护理人员需要根据实际情况来确定需要完成的决策，以及需要尽早完成的决策。

（7）可利用的资源有哪些？正确识别有用的资源，如电脑、教科书、临床专家等，可以帮助护理人员获取评判性思维所需要的信息。

（8）必须考虑哪些人的意见？要找到有效解决问题的方法必须考虑主要参与者的意见。在考虑过程中，患者的意见至关重要，其他比较重要的还有家属、重要关系人、护士和相关的第三方人员（如保险公司）等的观点。

（9）影响思维的因素是什么？护理人员的思维会受到多种因素的影响，认识到影响评判性思维的因素可帮助护理人员更加客观地进行思考。

三、评判性思维的应用

（一）发展评判性思维的意义

1. 有利于提高护理人员的业务水平　护理人员面临复杂的临床环境，护理风险无处不在，无时不有。因此，对护理人员提出了更高的要求和挑战。发展评判性思维能力，会促使护理人员在面临问题时能够有效分析、辨别、评价与决策，从而获得解决问题的最佳方案，提高自身业务水平。

2. 有利于提高临床护理质量　随着护理人员角色和功能范畴的扩大，护理人员不断在临床工作中发挥独立性的功能。临床护理问题日益复杂多变，为了保证护理质量安全，护理人员必须针对复杂的信息，做出合理判断，才能够为患者提供高质量的护理服务。

3. 有利于护理专业的发展　护理专业的发展离不开护理人员自身的创新能力。创新能力的发展，要求护理人员善于发现问题、用评判性思维方式去分析和解决问题，从而促进护理专业的发展。

（二）评判性思维在护理实践中的应用

1. 评判性思维在临床护理实践中的应用　在护理临床实践中，评判性思维与护理程序之间保持着密切的联系和依赖性的关系，尽管它们都涵盖了解决问题、做出决策，以及进行创造性思考这三种内心活动，但它们并不完全一致。实际上，护理程序就是一种解决问题的策略，它为护理人员的临床护理活动提供了一个指导性的框架。但护理程序是按照既定的模式进行的，容易导致护理人员形成思维定式，缺乏创造性和反思性思维。若护理人员在运用护理程序解决问题的每个步骤中都能采取评判性思维的态度和技巧，他们就能够对服务对象病情变化进行深入的研究，并根据服务者的症状、体征，以及获取的其他信息进行合理的推断，做出有效决策。例如，为患者进行静脉输液过程中，护理人员就应该运用评判性思维不断思考和分析：患者的病情是否得到缓解和改善？是否会出现不良反应？一旦出现不良反应，怎样处理？如何保证患者用药安全等一系列问题。通过不断评估、分析、判断和选择，达到最佳治疗效果。

在护理程序中评判性思维的应用阐述如下。

（1）评估阶段：护理人员需要正确区分患者的重要资料与相关资料是否与健康问题有关，核实、整理和组织资料，并根据护理理论或护理相关理论的概念对资料进行正确分类，这些活动均需运用评判性思维技巧。

（2）诊断阶段：护理人员需要找出线索的类别并判断线索之间的联系，然后根据这些线索做出推理。一经证实，确定形成护理诊断，形成护理诊断的过程实质上就是一个评判性思维的过程。

（3）计划阶段：护理人员需要采用评判性思维谨慎地做出临床护理决策，就如同护理人员根据已有的知识和经验，结合患者的具体情况，做出“可能的”或“有危险的”护理诊断，同时对首优、中优和次优的问题进行合理的排序，制定预期目标，充分考虑相关因素，并依据相关因素制定合适的护理措施。在明确评价标准、选择、解释、假设所选择的护理措施处理患者问题，以及运用多学科知识等思维活动中，评判性思维的技巧的应用非常重要。

（4）实施阶段：为护理计划的执行阶段。护理人员运用护理和相关学科的知识和护理专业技能完成所制订的护理计划为患者解决问题，这种“运用”并非简单的“记忆”知识和原理的思维过程，它也是一个评判性思维的过程。在此阶段，需要针对患者护理问题，设定护理目标，制订护理计划，进行具体护理操作，观察并监测、记录患者反应，并及时给予反馈和处理。经过比较、分析和判断形成科学的认知，把握学科知识和技能。

（5）评价阶段：护理人员通过观察等方法收集资料，并将所收集的资料与预期目标相比较，分析影响因素，做出评价、判断预期目标是否达到。此阶段要对整个护理实践过程进行动态的、连续的、评判性的评估、反思和评价。

2. 评判性思维在护理教育中的应用 在护理教学过程中，除了为学生传授知识外，重要的是注重培养学生的综合能力。对于护理实践来说，评判性思维的能力至关重要。因此，教师需要在发挥自身主导作用的同时，尽力确保学生在教育过程中占据主体地位。在护理教学过程中，我们应该激励学生积极思考、参与并提出问题，以此来培养他们的创新思维和反思能力。在教学过程中，护理专业的教师将评判性思维融入常规课程中，并对其进行了深入的研究和讨论。评判性思维教学的教学方法与单纯灌输知识的教学方法的区别见表8-2。

3. 评判性思维在护理管理中的应用 采取评判性思维来做出有效的临床护理决策是护理管理者的重要职责之一，因为正确的决策是达成高效管理的重要保障。护理管理过程中，采用评判性思维，能够协助护理管理者在决策过程中对传统的管理观念和手段提出挑战，对各类复杂的现象、事物和人群进行有效分析和判断，从而做出有效的护理临床决策。

表8-2 单纯灌输知识教学与评判性思维教学的区别

区别点	单纯灌输知识教学	评判性思维教学
学生与教师的关系	以教师为主体向学生传授知识。学生深信教师是权威的、不容置疑的	教师与学生是平等的，二者互相学习，共同探讨，教学相长
知识与学生的关系	学生理解、记忆知识	对知识、技能进行质疑、探究和推断
教师与学生的作用	教师向学生传达知识信息。学生接收、存储信息并加以行动	教师引导、鼓励学生进行探讨和质疑。学生主动质疑、探讨和评价信息
教学方法	讲授、灌输、教条式教学	探索、讨论、引导式教学
教学特点	学生被动听讲、缺少主动思考	学生主动学习、进行独立判断与选择
质疑的作用	好学生理解学习内容，毫无疑问	部分学生没有完全进入学习状态

4. 评判性思维在护理科研中的应用 护理科研实质上就是对护理现象深入研究和探索的过程，这需要研究人员拥有好奇心和评判性思维能力，需要对现存的各类观点、方法、现象、常规等进行质疑、假设、推理、求证，然后在这个基础之上进行调查或试验，通过新的、全面的证据来提出新的观念、新的方法、新的理论及模式。

第三节 循证思维与护理

循证医学已经逐渐发展成为一门科学体系，其核心思想是审慎、明确、理智地将最新的最佳证据与临床情境、专业判断和患者偏好及需求结合，针对患者做出不同的临床决策，解决临床实践问题。循证医学所体现的对科学研究的重视、专业判断的重视，以及对患者意愿的尊重及人文精神和人际关系的融合，使循证演变为一种思维理念，越来越受到相关行业的认可和应用。培养具有循证思维的护理专业学生，也是提高其临床思维养成、促进其科学思维形成的重要途径。

案例

【案例导入】

马先生，35岁，突然倒地，呼吸反应微弱，四肢无力，脸色苍白，家属拨打120立即送至附近医院急诊中心，脑CT检查：脑干出血，压迫延髓，影响呼吸中枢，立即接呼吸机辅助呼吸，进行保守治疗，促进血块吸收。患者转入重症监护室，给予患者留置导尿。根据护理常规，留置尿管通常为1～4周更换1次。责任护士小张阅读一篇文献时发现，对于长期留置导尿的患者“不建议定期或固定时间更换导尿管”，她比较迷惑。

【请思考】

小张应该如何处理导尿管更换事宜呢？

【案例分析】

一、循证思维与循证护理的概念

（一）循证思维

1．循证思维的概念　循证思维是针对临床问题开展辩证分析、逻辑推理，科学获取有效的证据，并结合临床问题、科研结论、专业判断和患者需求做出合理决策、理性抉择的过程，是对疾病诊疗和照护做出最佳决策的一种思维方式，其关键在于如何获取证据、评价证据和应用证据。

2．循证思维的特点

（1）循证思维是一种科学思维：科学的特征是运用科学方法对事物进行研究，以发现事物的规律。人们对物质世界进行探究时，物质世界具有直观性和可观察性，因此它是证据的可靠来源，而规律的特征是可重复性和普遍性，这是“循证”思维的前提。同时，科学的基本特征是可检验性，任何科学理论都需要内在原理和对应规则，尤其重视假说在科学理论中的作用，科学知识的发展就在于从不完善的、不具体的理论转换为新的假说，进而演绎新的理论，该过程遵循科学证据对假说进行“证实”或“证伪”的辩证过程，这正是科学理论形成的重要方法和手段。因此，“循证”既通过整合研究建构理论，具有“证实”的内涵，同时又具有审视、评价理论的要素，具有“证伪”的思想。循证思维一方面从科学证明的角度阐释科学以“证实”，另一方面又从科学发现的角度探索科学以“证伪”，较好地体现了自然科学思维方式的本质，因此循证思维是一种科学思维。

（2）循证思维是更深入的临床思维：临床思维包括临床实践和科学思维两个关键要素。循证思维则是临床思维的基石，连接了临床实践与科学思维，是更深入的临床思维，它既注重知识的系统性、健康的整体观，同时又不断产生问题，从而不断激励创新。有效利用现有的知识解决复杂的、有意义的临床问题，是建立临床思维的最佳途径，并可激发学生积极主动学习的愿望。在循证思维的引导下，可培养护理学专业学生通过健康评估、护理操作等临床实践发现问题，并基于PICO原则［研究对象（population，P）、干预/暴露（intervention/exposure，I）、对照/比较（control/comparison，C）、结局（outcome，O）］启发学生从不同角度看待和解决问题，引导学生从单项思维向多边思维转变，根据临床问题全面检索和分析文献，对资料进行筛选、评价、分析、综合，帮助学生从临床表现、诊断、治疗、护理、康复等方面全方位探索解决患者问题的途径，实现个体化护理。

（3）循证思维可以对临床问题进行辨析、逻辑推理和科学决策：循证思维是针对临床问题展开的系统思考、分析、判断的过程，其间涉及多种逻辑推理，是结合临床问题、科研结论、专业判断和患者需求做出合理决策、理性抉择的过程。

（二）循证护理

循证护理起源于以“实证”为基础的医疗实践，即循证医学实践。循证医学理论及实践框架的确立，为循证护理建立了指导体系。循证护理的核心思想是评判性地接受现有的专业知识，并将其转化为可应用于临床护理实践的证据。

1．循证护理的概念　循证护理的发展源于循证医学。这种理念最初是由阿奇·考克兰（Archie Cochrane）于20世纪70年代提出的。阿奇·考克兰是一名英国临床流行病学家，他的观点强调了应该以合理的数据为基准来指导医护人员的日常行为决策过程，并因此被后人称为“Cochrane”原则或标准操作规程（standard operating procedure，SOP），而这一思想也成为现代卫生保健领域中的一种重要策略工具之一。1992年，加拿大医学家大卫·萨基特（David Sackett）等人在其职业生涯里不断完善并深化了循证医学的理念，他们认为循证医学的主要原则在于谨慎且清晰地运用当前最优的研究成果来制定针对个人病患的诊疗策略。1993年，由英国发起的Cochrane全球合作网络开始运作，该组织汇集来自世界各地的相关研究数据并对单一疗法的效果进行综合评估与评定，从而提供高效且安全的治疗方案，以此节省公共卫生支出。而在2000年版《怎样实践和讲授循证医学》一书中，萨基特等人进一步阐述了循证医学的含义："循证实践要求所有医务工作者都应基于最新的科研发现及理论基础，执行相关的专业操作。"

循证医学的兴起对护理学学科的发展有着深远的影响。1996年英国约克大学护理学院成立了全球首个“循证护理中心”，首次提出了循证护理实践的概念。同年，澳大利亚乔安娜·布里格斯研究所（Joanna Briggs Institute，JBI）循证卫生保健中心成立，总部设在澳大利亚阿德莱德大学，在全球拥有70余个分中心和协作组，覆盖近50个国家。该中心旨在推广循证实践在全球护理及相关学科领域的应用，是目前全球最大的循证护理协作网（Joanna Briggs Collaboration，JBC）。自1997年起，我国的香港大学护理学院、上海复旦大学护理学院、台湾阳明大学护理学院、北京大学护理学院先后设立JBI循证护理分中心。这些分中心的主要目的是运用循证实践的理念开展临床护理、护理研究和护理教育，以提升护理实践的安全性、科学性和有效性。

循证护理（evidence-based nursing，EBN），又名实证护理或以证据为基础的护理，是循证医学在护理专业中的应用。循证护理是护士审慎、明确和明智地将当前所能获得的最佳的研究证据与其临床经验以及患者的意愿相结合，在某一特定领域做出符合患者需求的临床护理决策的过程。

2. 循证护理的基本要素 循证护理是一种理念和工作方法。实施循证护理时，需要重点关注其核心元素：①所有可获得的来自系统研究的最佳证据。②护士的专业判断。③患者的需求和偏好。④证据应用的情境。

（1）最佳证据：指来自设计严谨、具备实际医疗价值的研究成果。在遵循科学依据的护理实践过程中，使用包括临床流行病学的基础原理、临床研究的技术手段及研究品质评估准则等工具，从不同渠道获取的研究数据中挑选出最新且最具影响力的信息。这种信息的来源经过精确定义与选择，其研究方式得当、实验结果可靠、治疗方案对于患者有利，从而能提升护理水平。

（2）护士的专业判断：指护士利用其深厚的临床知识和丰富的工作经历，通过熟练的技术来解决临床上的难题。这种专业性的决定是在遵循科学依据的基础上实施护理工作的前提条件之一，即要求护士具备全面的医学理论体系、大量的实践操作经验以及能够迅速识别并处理问题的能力。只有这样，他们才有可能运用过去的医疗经验准确地找出存在的问题，并且把从研究中获取的信息有效地融入现实的临床环境中，从而给患者带来最合适的治疗方案。

（3）患者的需求和偏好：是开展循证护理决策的关键。患者希望得到护理帮助，期望接受最佳的护理服务以康复。现代护理注重为患者提供个性化、人性化的护理。患者的需求各不相同，即使是同一阶段的同一疾病患者，其需求也可能有所不同。因此，护士应秉持以患者为中心的理念，充分利用自身丰富的临床经验，结合对患者个体需求的评估，运用循证获取的证据，力求以最佳方式满足患者需要。

（4）证据应用的情境：不同的临床环境会对证据的使用效力和实用性产生不同的影响，所以我们在使用证据时需要考虑到特定的场景。换句话说，某些研究结果在某个特殊的环境中表现出显著的效果并不意味着它适用于所有的情况。这种差异可能是由社会资源分配、医疗机构的基础设施和技术水平、文化和宗教信仰等多种因素导致的。

在循证护理实践中，最佳证据是核心，护士的专业判断是必备条件，患者的需求和偏好是关键因素，具体的情境是证据应用的前提。护士应当将以上四点融为一体，在特定的医疗环境中，利用最新、最优秀的证据，根据患者的需求和喜好，运用个人的临床经验和专业技巧，为患者提供最优质的护理服务。

二、循证护理实践的意义

循证护理是引导科学有效地开展实践决策的理念和方法，开展循证护理对有效促进护理学科发展及合理利用卫生资源具有重要的意义。

1. **有效利用卫生资源** 基于世界医疗健康领域的资料数据急速增加，以及对治疗效果与经济效益的要求日益提高的大环境下，有效地运用现有医学证据成为一种新的趋势——所谓的“循证护理”模式应运而生了。这种方法能够高效地使用已知的科学依据来指导临床决策过程并防止无效的研究工作出现；与此同时它还能降低因操作过程中存在的不确定因素所导致的无谓消耗，从而节省宝贵的医药费用、加快新型疗法及技术的发展速度，以更快速度适应公众的健康服务需要。

2. **提高临床护理的科学性和有效性** 循证护理的核心思想是运用现有的最佳研究证据，同时融合医护人员的知识积累和个人体验以满足患者需求。通过这种方式，我们可以构建出一种基于现有最优科研成果且兼具科学性、实用性、高效性和适用性的诊疗策略，从而向患者提供优质服务。在这个过程里，医护人员会积极采纳科学研究结果来质疑过去的护理惯例和一些固化的护理行为，以此推动特定环境下的医疗护理改革。

3. **促进护理学科的发展** 循证护理是一种理念，鼓励临床护理决策基于“实证”，要求护士在做出临床判断的时候，遵循来自研究成果的有效科学数据，并将科研结果与护士的临床实践知识和经验、患者的需求和愿望结合起来，形成临床证据，从而得出合理的临床判断。以护理研究为基础形成的“临床实践指南（clinical practice guideline，CPG）”，改变了护士按照直觉或凭借经验开展护理实践活动的习惯与行为，促进了其思维方式和工作方法的转变，推动了护理专业的发展。

三、循证护理实践的步骤、应用与误区

（一）循证护理实践步骤

循证护理的实践过程分为发现问题—寻找证据—解决问题三个阶段，同时也形成了一个持续性循环模式，通过对临床问题收集资料获取证据，促进证据传播、信息分享，推动证据的

应用和产生。因此，循证护理的实践过程主要由以下四个环节组成：证据综合、证据传播、证据应用与证据生成。其详细过程可分为八个步骤：①确定临床问题。②检索证据。③评价证据。④汇总证据。⑤证据传播。⑥引入证据。⑦应用证据。⑧评价证据应用后的效果。⑨证据生成。

1. 证据综合（evidence synthesis） 该环节包括四个步骤，具体如下。①确定临床问题：确定需要解决的问题，可采用多种证据临床转化模式来实现，并将问题具体化、结构化，以利于进行文献检索。②检索证据：根据确定的问题，通过系统的文献检索寻找证据。③评价证据：依据科学、严谨、规范的评价标准，对检索到的研究文献的内部真实性、可行性、实用性及其临床重要性和有效性等进行严格评价。④汇总证据：对筛选后纳入的证据进行整合分析，对具有相似特征的研究结果进行Meta分析，而无法进行此类分析的研究则会被归纳为定性总结与分析。

知识拓展

证据等级划分

高质量的研究证据是循证护理的核心。证据具有等级性，证据的等级系统包括证据质量等级和推荐强度级别。证据质量是指对预测值的真实性有多大把握，常用高、中、低质量证据区分等级。推荐强度是遵循某一特定推荐意见的程度，其程度常用强推荐或弱推荐区分级别。在循证护理中，证据是经过严格的界定和筛选而获得的最佳证据。只有经过谨慎的分析和评价后，医护人员才能根据临床特定的情况选择运用最佳的证据。

目前被广泛接受和使用的证据等级划分系统主要有牛津大学循证医学中心的证据等级系统，由推荐分级的评估、制定和评价（Grading of Recommendations Assessment，Development and Evaluation，GRADE）工作组推出的证据分级和推荐意见系统，以及由澳大利亚JBI循证卫生保健中心根据证据的FAME结构［证据的可行性（feasibility，F）、适宜性（appropriateness，A）、临床意义（meaningfulness，M）和有效性（effectiveness，E）］所制定的“JBI证据等级系统”。

2. 证据传播（evidence transfer） 此阶段只包含证据传播一个步骤：首先，需要确定目标受众；其次，设计出详细的信息传输方案，以便让相关人员能够轻松地理解并接纳这些知识；最后，将利用专业的杂志、网络平台或其他渠道来向他们传达相关的研究成果与建议，从而让他们能将其用于实际的护理决策过程中。

3. 证据应用（evidence utilization） 即涉及依据最佳证据改革护理实践行为。此环节包含三个主要步骤，具体如下。①引入证据：首先通过场景分析来识别证据与实践之间的差距，结合最佳证据、护士的临床知识和经验、患者需求和偏好；然后根据临床情境，相关护理人员就如何使用证据达成一致意见，最终确定并采用该证据。②应用证据：对具备运用条件的证据，进行试点运用，包含制定本土化的试点方案，评估其所需的组织结构、工作流程和人力财务等资源配置的要求，以确保真正的落实证据在临床上的运用。③评价证据应用后的效果：动态监测证据应用的实施过程，评价证据应用后对护理过程、患者和卫生保健系统产生的效果；跟踪观察证据应用过程中的情况，并对结果进行全面分析，以便发现问题及时反馈至下一轮或者重新开始原始研究。

4. 证据生成（evidence generation） 即证据的产生。在实施循证护理的过程中，各种类型的证据都是可能存在的，包括经过严格设计的实验的结果、专业的共同认识、医护人员的实践经历、已经完善的专业理论、基于逻辑的分析与推断等。然而，如果针对某个具体的临床问题没有现成的证据可用，或者引入护理体系之后引发了其他的新问题，那么就应该借助更深入的研究来获取新的证据，这个过程会推动新的"证据"产生。

（二）循证护理实践的应用

以下通过"喉切除术后吞咽功能评估与康复训练"为例，说明循证护理实践的过程。

第一步：确定临床问题。喉癌切除术后经常会出现进食呛咳、误吸、吸入性肺炎、反流、进食哽噎、用餐时间延长等表现，在术后进行吞咽康复干预，可促进吞咽功能的恢复，但目前国内外尚无针对喉切除术后患者吞咽功能评估与康复的指南，干预方法大多基于经验总结。因此，临床护理问题是了解哪些喉切除术后吞咽功能评估与康复训练的方法能有效改善患者吞咽功能。遵循PICO原则，将临床问题结构化为循证问题，本实例中，P（population）是接受喉切除术的患者；I（intervention）是喉切除术后吞咽功能评估与康复训练的最佳证据；C（comparison）是目前常规喉切除术后吞咽功能评估与康复训练方法；O（outcome）是证据应用前后最佳证据的执行率，以及喉切除术后患者吞咽功能改善情况。

第二步：检索证据。从全球的指导文献库如International Guideline Library和National Clinical Optimization Institute in UK，美国的Guidelines Network 和 National Comprehensive Cancer Network（NCCN），JBI循证卫生保健中心数据库、UpToDate、The Cochrane Library、BMJ最佳临床实践、PubMed、Trip Medical Database、Embase、OVID、Web of Science、医脉通指南网、中国知网及万方数据库中搜索关键词"头颈肿瘤/头颈癌（head and neck neoplasm/head and neck cancer）""喉癌/喉肿瘤（laryngeal cancer/laryngeal neoplasms）""喉切除术（laryngectomy）""吞咽/进食（deglutition/swallowing）"，首先选择随机对照试验（randomized controlled trial，RCT）进行检索，再扩大检索面，包括其他设计的研究（非随机对照试验、队列设计或病例对照设计等观察性研究等），获取更多的有效研究信息。

第三步：评价证据。对初步纳入的各项研究的质量进行严格评价，评价的内容不仅涉及研究的整体设计、分组与干预方法，同时还包括统计学方法、实验结果及应用前景等各个方面，只有全方位地审视和评价所有的这些研究，才能筛选出最合适的研究。

第四步：汇总证据。根据文献纳入和排除标准，对文献进行筛选，对纳入的证据进行评价及分级。根据证据的FAME结构结合证据推荐级别，将证据推荐意见分为A级推荐（强推荐）和B级推荐（弱推荐）。经过证据的汇总，最终从吞咽功能评估、部分喉切除术后吞咽功能康复、全喉切除术后吞咽功能康复3个方面进行证据总结。例如，通过X线吞咽造影检查、改良吞钡造影检查和纤维内镜下吞咽评估来评估吞咽功能（A级证据）；逐步由团块状食物、糊状食物、半流质食物、流质食物过渡到普食的食物摄入锻炼，有利于吞咽功能的康复（A级证据）。

第五步：证据传播。将系统评价的结果编撰为"不同喉切除术患者的吞咽功能评估方法、喉切除术后吞咽康复训练计划和喉切除术后进食锻炼计划”。根据所在医院护理人员的特点和培训需要，制订教育培训计划，例如举办讲座、发放培训材料、利用网络等形式，将该最佳实践方案推广到有喉切除患者的医疗机构和医护人员中。

第六步：引入证据。对证据的真实性和相关性进行评价后，相关医疗机构的护士在上级部门的支持下形成循证小组，结合所在单位的条件、自身的临床知识与经验，以及患者需求来评估这些可以应用到本单位喉切除患者吞咽功能评估和康复护理的证据。

第七步：应用证据。循证小组达成共识后，引入相关证据内容，优化护理流程，制定该单位的“喉切除术后吞咽功能评估与康复训练的工作指引”和“喉切除术后吞咽功能评估与康复训练的核查单”，开展喉切除术后吞咽功能评估与康复训练患者的临床护理实践。应用证据期间，需要经常召开循证小组会议，适时开展护士培训、患者及其照护者宣教，协调并解决出现的矛盾与问题，确保证据应用后的护理工作顺利实施。

第八步：评价证据应用后的效果。采用严格的质量管理程序，动态随访流程优化实施后护士的工作程序是否符合工作指引要求、患者吞咽障碍的发生率及吞咽功能改善情况。

（三）循证护理实践中的误区

我国护理界对循证护理认识与研究的日益深入，对于推动我国护理学科的进步发挥了积极的影响。但是在实际的循证护理实施中还存在一些误区和偏差，阻碍了循证护理的普及和推广，需要引起护理人员的高度重视。

1. 错误地将循证护理等同于原始研究 循证护理的核心思想是“利用来自研究的外部证据”，这是循证实践希望最大化使用已有的卫生信息资源，减少无谓的重复和浪费的初衷。因此从概念层面来看，开展循证护理并不是开展科学研究。然而循证的过程可能成为产生新问题的第一步，例如，如果护理人员无法通过以往文献寻得有力的研究证据时，或者发现已有研究结果存在诸多缺陷，那么他们可进一步进行科研项目，开展临床研究回答这一研究问题，并将自己的研究结果用于改善和解决临床实践中的问题。可见，循证护理虽不等于开展研究，但可引出进一步的研究问题，继续下一步的原始研究。

2. 没有理解最佳证据的含义 最佳研究证据是来自设计严谨、具有临床意义且经过严格筛选与评价的研究结论，而不是简单文献综述的结果。若没有对文献严谨的质量评价和筛选，可能会将一些质量低劣甚至结果不符合实际情况的研究结果作为证据应用到临床，因而误导读者和护理实践。

3. 没有考虑证据应用的临床情境 护士应用研究证据解决在临床遇到的实际问题时，不仅要考虑患者的实际情况和自身的临床经验，以确定患者能否从证据中获益并评判其风险程度如何，同时，还需要对医疗机构的环境设施、卫生资源等方面进行全面分析，以便能够有效地评价所选用的研究结果的实用性和适应性，从而做出最符合病患需求的最佳临床决策。

4. 没有充分利用评价反馈 循证护理是一个动态发展的过程，需要在执行后对证据应用的效果进行评价。效果评价反馈有助于提升护理质量，使循证护理更丰富和准确。与此同时，护士也可通过效果评价，对循证护理实践进行反思改进，促使自己不断更新现有的知识结构，提升运用评判性思维发现问题和解决问题的能力。

护理学科的发展对护士提出了更高的期望，护士评判性思维能力作为临床决策和解决问题的基础，已成为护理职业能力的关键组成部分，是护士为患者提供安全、有效护理的保证。在学习和护理实践中，唯有突破思维定式，通过循证护理等方式，不断拓展思维、提高运用评判性思维发现问题与解决问题的能力，方能在复杂的情景下最终做出合理的判断、正确的取舍和最佳的决策。

第四节　临床护理决策

在临床实践中，医护人员、患者及患者家属选择各种不同风险程度和效益的临床治疗方案，其中都涉及临床决策。伴随着护士角色多元化，护士在履行照护者、教育者、计划者、实施者等多种角色时，都必须进行合理科学的护理决策。

一、临床护理决策的概念与类型

决策被视为人类的基本活动之一，作为管理学与护理学相结合的产物，临床护理决策于20世纪70年代开始逐渐出现在护理文献中并不断发展进步。

（一）临床护理决策的概念

决策（decision making），从广义上讲，是对不确定的问题，从众多备择方案中选定最优方案的决定过程。

临床护理决策（clinical nursing decision making）是指在临床护理实践中，针对专业实际问题，护士根据临床专业理论和经验，经过调查研究和科学思维，提出能够解决问题的最优论断和方案的专业决策过程，这种专业决策可以针对患者个体，也可以针对患者群体。

临床护理决策的概念有两层含义：一是备选答案多样，二是通过选择消除不确定性状态。临床护理决策既是行为过程，也是思维过程，临床护理决策旨在确保无论何时做出决定，都能够符合患者的需求并推动或者保护他们的健康。在进行决策时，需要进行周密的推理和严谨的逻辑分析，以挑选出最佳方案。

（二）临床护理决策的类型

临床护理决策按照面临问题的确定性程度以及决策者对环境因素的可控程度，可分为以下三种类型。

1. **确定型临床护理决策**　指决策方案所需条件和结果都明确知道的决策。护士确知需要解决的问题、环境条件、决策过程及未来结果，只需通过分析各种备择方案的实施后果，就能做出精准估计的决策。

2. **风险型临床护理决策**　指决策的每一种方案都包含多个潜在的结果，这些结果也可能会相互排斥，每一种结果均有可能发生，但其结果发生的概率是可以被估计的。我们在做决定之前并不能确定会产生哪个结果，所以任何的选择都会带来一定的风险，而决策人必须处理各种危险来防止意外的发生。

3. **不确定型临床护理决策**　指在做决策时，无法确定可能的结果和出现的概率，因此需要根据临床经验和主观判断做出的决策。

二、临床护理决策的模式与步骤

（一）临床护理决策的模式

根据决策参与者的差异，临床护理决策可分为患者决策模式、护士决策模式和共同决策模式。

1. 患者决策模式　指由护士提供各种方案的优势和风险等相关信息，患者根据自身的经验及理解独立做出决定。

2. 护士决策模式　指由护士为主导，护士单独或者与其他医疗人员一起考虑收益和风险，以此为患者做出选择，告知患者信息的多少由护士自行决定。在护士决策模式中，患者并不会参与决策过程，前提是护士必须知道哪种方案对患者最合适。

3. 共同决策模式　指护士向患者提供各种相关信息，患者和护士分享他们的健康状况及生活习惯，包括个人价值观等方面内容，然后护患双方对相关的备选方案进行讨论，并在考虑实际环境和社会背景下做出最佳选择。在共同决策模式的过程中，护患之间始终保持沟通，患者与护士都是决策者，他们之间是一种协作关系。同时，在共同决策模式中，护士还承担教育者的角色，在决策进行的过程中还需要教导患者如何做决策，要客观地向患者做解释，使患者具有参与决策的基本知识和思想基础。

临床实践过程中这三种决策模式常相互融合，贯穿于各个临床决策阶段，护士需要根据每一位患者的具体状况及疾病的不同阶段选用不同的临床决策模式。

（二）临床护理决策的步骤

护士在临床实践中，需通过缜密的逻辑推理，才能做出有利于患者康复的最佳决策。临床护理决策通常包括以下步骤。

1. 明确问题　明确问题是合理决策、正确解决问题的前提。临床护理决策的根本目的是解决临床实践的具体问题，护士应根据对患者资料的全面评估，迅速精准地判断患者当前存在的或者可能出现的健康隐患，并深入分析问题的根源。当确认患者问题时，可运用基础的逻辑思考方式，如归纳法或演绎法，以详细解析患者所面临的问题，包括问题产生的时间、发生的场所、具体状况、处理策略等。例如，当观察到患者面色苍白、嘴唇发绀、呼吸困难、脉搏细速时，可以推断患者出现了缺氧。

2. 确定目标　决策是为了处理问题。在临床护理决策时，我们的目标是，在问题清晰化后，确认问题的解决方案到达何种水平。目标应具有针对性与可行性，并充分考虑如何评价是否达到目标。根据特定的临床情境及具体问题来确定短期和/或长期目标，并依照一定的方式对目标的重要性进行排序，建立优先等级，首先关注最关键的目标以获得主要的结果。

3. 选择方案　选择方案是临床护理决策的关键环节。在前面两个步骤的基础上，需要进一步分析问题的组成、明确问题间的联系，预测事件发展的走向，通过一些直观的方法把各种方案实施的过程、演变、结局形象地呈现出来。

（1）寻找备选方案：在寻找备选方案时，决策者必须确保记住想要实现的目标，而且要尽可能地提出更多方案，这些备选方案可以来自护理干预或护理策略等。

（2）评估备选方案：护士对各种备选方案进行评估分析时，应注意激发患者的积极性，与他们保持充分的合作，平衡各种备选方案，并预测每个备选方案可能带来的正面或负面影响，一起对各个方案进行检查和评估。

（3）选择最佳方案：在对各种备选方案进行评估之后，我们可以运用特定的策略来挑选出对患者最有利的最佳方案。可采用列表法，将备选方案进行排序，通过比较分析做出决定。最佳方案应考虑患者的现状和未来，如生活质量、经济成本等。

4. 实施方案　实施方案是决策过程中至关重要的一步，也是检验所做决策是否科学的过程。在此阶段，需要根据最佳方案制订详尽的计划，对实施时间、人力、物力等方面做出合理规划，针对可能会遇到的问题，我们要能准确地评估其影响程度，并相应地准备应对措施，以避免、降低或消除这些潜在的风险与挑战。

5. 评价反馈　在方案实施中及实施后，护士会采用评估性的思维方式来审查所使用的策略，并对其成效进行验证，以确定其实现预期目标的程度。在临床实践中，决策者及时进行有效的评价、反思、总结和反馈，要不断地对方案进行修改和完善，以适应不断变化的形势。

当临床护理决策的对象是群体时，应注意确定每个个体的问题，对比差异，找出群体最关键的问题，预测解决首要问题需要的时间，确定怎样才能在同一时间处理更多问题，并考虑让该群体积极地参与临床护理决策。

三、临床护理决策的影响因素

临床护理实践的复杂性和特殊性，会对临床决策目标的设定和方案的选择产生影响。临床护理决策的影响因素主要包含三方面：个体因素、环境因素和情境因素。

（一）个体因素

临床护理决策会受到护士的价值观、知识及经验、个性特征，以及个人喜好和风险倾向的影响。

1. 价值观　决策过程是基于个人价值观的判断。无论是在选择替代方案还是确定最后的解决方案，都会被个体的价值观念所影响，如护士收集、处理信息和对信息重要价值的判断，都可能会因其自身的价值观与信念的不同而出现不同的结果。在临床实践中，护士必须警惕自己的价值观对其医疗决策产生的潜在影响，以避免无法进行批判性的思考和做出公正的选择。

2. 知识及经验　护士自身知识水平对评判性思考和临床护理决策有至关重要的影响。为了做出科学合理的临床决策，护士需要具备深厚且广泛的专业基础科学、人文学和社会护理学的知识储备，同时还需要积累大量的实践经验。如果他们的知识储备更丰满、经验更加丰富，他们就能提供更多可行的备选方案。值得注意的是，当护士的个人经验与临床目前的情景存在差异，若护士仍按既往经验处理临床问题，则有可能出现错误决策，这将不可避免地影响正确决策。

3. 个性特征　护士的个性与人格特征，如自信、独立及公正等，均会影响临床护理决策过程。自信独立的护士更能采用恰当的方式做出决策。但如果过分强调自我肯定或者独断专行，有可能因忽略团队协作的重要性，而给临床护理决策带来负面效应。

4. 个人喜好和风险倾向　在护理实践中，个人喜好和风险倾向会潜移默化地影响临床决策。决策中涉及的个人风险和代价包括物质的风险、经济的风险、情感的风险，以及时间、精力的付出等，护士应注意不能根据自己的喜好和风险倾向进行临床决策。

（二）环境因素

临床护理决策受诸多环境因素的影响，例如医院设施布局、天气条件等物理环境因素，机构制度与规定、护理专业规范、人际关系、可利用的资源等社会环境因素。除此之外，建立和维护良好的社交关系也有助于临床护理决策的效果，护士与医师、药剂师等其他专业医务人员进行经常性的沟通，可提高决策的专业性和准确度。

（三）情境因素

1. 与护士本人有关　自身状态、对相关信息的把握程度会对临床护理决策产生直接影响。适当的压力及由此产生的心理反应能促使护士做好充分的准备，从而做出恰当的临床决策。然而，过于强烈的忧虑或压力可能导致个人思考能力的下降，进而削弱了决策的效果。

2. 与决策本身有关　临床护理决策时，护士需考虑患者的身体状况、心理行为反应以及周围物理环境或社会环境等诸多因素，这些因素本身存在变数且难以预测，且各因素的数量、相互之间的干扰以及各因素随时间推移而发生的变化，均可影响决策的复杂程度。护理决策的复杂程度越高，决策的难度越大。

3. 决策时间的限制　护理工作的性质决定了护士在紧急情况时和处理严重病患的过程中必须迅速做出决策。这种决策时间的紧迫性可以促使护士在规定的期限内完成任务，但如果时间过于紧迫，容易在匆忙之中做出不理想的决策。

四、临床护理决策能力发展的策略

在复杂的临床环境中，运用评判性思维对患者做出合理的临床护理决策以满足患者的健康需要是护士应具备的核心能力之一。培养评判性思维与循证护理能力是提高临床决策科学性的重要措施，此外，护士可用以下策略促进临床护理决策能力的提高。

1. 熟悉相关政策、法规和标准　与诊疗护理工作相关的政策和法规能够为护士在法律规定的范围内做出临床决策提供依据。护士应深入学习了解这些政策、法规和行业标准，特别是与患者健康问题密切相关的标准准则，如相关的规范、操作步骤及临床路径等，并以此来指导自己的行为。

2. 运用护理程序的方法　在临床护理决策过程中，采用护理程序的方式来优化护理决策的过程，如在进行护理评估时，注意运用系统的评估方法以提高评估的全面性和效率。当遇到未知的问题时，不能随意采取措施，而是需要积极学习相关的知识，了解健康问题的表现、常见相关因素以及护理措施，从而更加有效地解决问题。

3. 熟练掌握护理常用技术　对于护士而言，护理的常用技术、常用仪器设备的使用方法必须熟练掌握，如心肺复苏术、吸痰操作，以及静脉注射泵、呼吸机及监护仪的使用等，有助于正确实施护理决策。

4. 注重终身学习，提高决策能力　养成终身学习的习惯，虚心向他人请教，如向高年资护士、护理教师、专家、医师、同学和其他护士学习，有意识地锻炼自己的临床护理决策能力。

5. 关注患者意愿，鼓励患者参与 护士应重视患者及其重要关系人的需求和意愿，有时候他们的意见更加重要，因此在做出相关决策时鼓励他们积极参与。

本章小结

思考题

1. 患者，女，60岁。因肺结核入院。入院第二天突发剧烈咳嗽，而后咯出鲜红色血液，咯血量约400ml，评估中发现患者咯血突然中止，并出现口唇、黏膜、皮肤发绀，大汗、烦躁、张口瞪目。请问：

（1）该患者最有可能出现了什么紧急情况？

（2）对该患者应首先采取的护理措施是什么？

2. 新晋护士小赵刚刚从护理院校毕业并进入临床工作，她期待着能够运用评判性思维来处理和解决患者的各种需求。在日常生活中，小赵一直保持着积极向上的态度，坚信临床护理专家对每个问题都会给出准确无误的答案。当面对患者时，她会按照标准化的流程，按部就班地完成任务。尽管小赵对自己的工作感到十分满意，但患者却觉得她无法有效地满足他们的健康需求。请问：

（1）分析并判断小赵护士的评判性思维能力水平，给出判断的理由。

（2）她应当怎样提高自己的评判性思维水平？

（3）哪些因素可能会影响护士评判性思维能力的发展？

更多练习

（任素芬　夏慧玲）

第九章 健康教育

教学课件

学习目标

1. 素质目标

具备健康教育的专业素养和实践能力，树立全心全意为护理对象健康服务的理念。

2. 知识目标

（1）简述健康教育的基本概念。

（2）陈述健康教育的目的和意义。

（3）阐述健康信念模式和知信行模式的主要内容。

3. 能力目标

（1）能够通过健康教育的相关理论与模式详细阐述预防和控制高血压的方式方法。

（2）能够针对不同对象和场所，说明选取不同健康教育的方式方法的理由和依据，并能在临床护理工作中进行实践。

健康是人类宝贵的财富，随着医学和人类社会的发展，人们对健康提出了更高的要求。世界卫生组织提出“人人享有卫生保健”的全球战略目标，而健康教育是达成这一目标的重要方法之一。因此，掌握健康教育的理论、知识和方法，了解健康教育的目的和意义，可提高护士对健康教育重要性的认识，增强护士的健康教育能力，以更好地发挥护士在健康教育中的作用。在护理实践中，健康教育能够增强患者自我管理能力和预防疾病的能力，提高医疗服务的质量和效率，对整个社会的健康福祉具有深远影响。有效的健康教育能够帮助人们建立正确的健康观念，提升自我保健能力，预防疾病，改善生活质量。

案例

【案例导入】

患者，男，56岁。退休职工。3年前被诊断为2型糖尿病，由于缺乏相关知识，在药物治疗的同时没有采取有效的生活方式干预，导致血糖控制不佳。患者体型偏胖，喜欢吃高糖、高脂肪食物，缺乏运动，长期吸烟。最近1年来，患者频繁出现头晕、乏力、视物模糊等症状，到医院检查发现血糖控制不理想，伴有高血压和高血脂。

【请思考】

1．护士应运用哪些健康教育相关理论和模式对患者进行健康宣教？

2．护士需要制定哪些健康教育方案帮助患者控制高血糖？

【案例分析】

第一节　健康教育概述

健康教育是一项以健康为中心的全民性教育，它不仅是简单的传授健康知识，还要使人们树立健康观念，并逐渐形成健康的行为习惯。护理人员要明确健康教育的相关概念，借助多学科的理论，完善健康教育的理论体系与方法，从而促进健康教育的发展。

一、健康教育的基本概念

（一）健康教育的定义

健康教育（health education）是借助多学科的理论和方法，通过信息传播和行为干预，帮助个人和群体掌握卫生保健知识，树立健康观念，合理利用资源，采纳有利于健康行为和生活方式的教育活动与过程。

健康教育同时侧重于研究人的心理变化及社会因素对健康的影响，唤起人们对个体健康和社会群体健康的自觉性和责任感，积极投入到卫生保健活动中。

总而言之，健康教育以行为习惯为焦点，其要旨在于激发个体与集体转变其有害健康的生活习惯，其根本目的是培养个人、家庭及社会群体对健康的责任感。

在中华民族的悠久历史中，古代的医家和教育家们通过古籍留下了许多宝贵的健康教育思想和理论。这些古籍中所蕴含的智慧，对现代健康教育产生深远的影响。《黄帝内经》是中医四大经典之一，也是最早的中医典籍。主张饮食宜节制，作息需规律，避免无谓劳累乃维护健康之根本条款，亦主张“未病先防”的理念，凸显预防重于治疗。《庄子》是道家学派的代表著作之一，其中包含了丰富的健康生活实践和思想。强调了内心平静和放松的重要性，认为这是保持身心健康的重要途径。

在现代社会中，我们应深入研究和学习这些典籍中的智慧，努力实践和传承古代先贤的健康教育思想和理念，以期更好地促进人类身心健康的发展。

（二）健康素养

健康素养（health literacy）指个体获取和理解基本的健康信息和服务，并运用这些信息和服务做出正确的判断和决策。它是个体在生活中处理健康问题、维护身心健康的重要能力。具备良好健康素养的人，能够更好地理解健康信息，做出科学合理的决策，预防疾病，保持健康。健康素养的构成要素有以下几个方面。

1. 知识水平　个体对健康的基本认识和理解，包括对常见疾病的预防、饮食营养、锻炼等方面的知识。

2. 个人能力　个体运用所学知识解决实际问题的能力，如判断健康状况、选择合适的生活方式等。

3. 行为习惯　个体在日常生活中形成的有益于健康的习惯，如定期锻炼、合理饮食等。

调查结果显示，个体健康知识的深浅程度直接影响其健康结果，某人掌握健康知识的程度决定他收集、领悟和应用信息能力的高低。影响健康素养的因素具体如下。①教育背景：教育程度较高的个体往往能获得更全面的健康知识和技能，形成更科学的认知观念。②生活方式：良好的生活方式有助于个体形成健康的习惯，提高自身的健康素养。③社交环境：社交环境对个体的认知和行为习惯产生影响，良好的社交环境有助于提高个体的健康素养。健康水平的高低是衡量一个人健康状况的重要指标，而健康教育则是提升这种水平的有效途径。

（三）健康教育的基本任务

健康教育是促进人类健康的重要手段，是现代医学事业的重要组成部分，在患者的治疗和康复中发挥重要作用。健康教育以实际应用和成效为核心，致力于提升民众对健康的认知与实践，减少患病的概率，提升生活品质，推动大众健康状况的进步，主要肩负以下职责。

1. 宣传和推广卫生与健康工作方针。健康教育的任务之一是贯彻执行卫生与健康工作方针，加强对卫生与健康工作的宣传与推广，促进人们积极配合和参与卫生与健康工作。

2. 建立并促进个体与群体预防疾病、维护健康的责任感。旨在培养公众的健康意识，提升预防疾病、促进健康、维护健康以及提高生活质量的能力，让他们在面对个人或群体健康问题时，能够更加理性、有效地做出正确的决定。

3. 消除影响健康的危险因素，优化社会环境。人的健康与其生活的自然和社会环境息息相关，健康观念、生活方式、心理、行为等多种因素都会影响健康。健康教育的任务之一是帮助人们认识到哪些是健康危险因素，识别现存和潜在的健康问题，并通过传授知识或技能，指导个体或人群学会科学、有效地消除或规避影响健康的各项危险因素，从而有针对性地提高健康水平。健康教育在个人和社会层面上都具有深远的意义，是社会文明进步的重要标志。

二、健康教育的目的及意义

健康教育旨在倡导民众树立健康的生活习惯和行为模式，通过教育渠道推广医学常识与健康防护的必要知识，有助于淘汰或降低对健康不利的风险因素，避免病患、残障及非预期死亡事件的出现，以促进人体健康并提升生命品质。开展健康教育活动对个体、家庭及社会具有重要意义，主要体现在以下几个方面。

（一）提高全民健康水平，实现初级卫生保健的重要措施

全球健康战略中，世界卫生组织确立了向每个人提供医疗服务的宏伟蓝图，而教育公共卫生知识便是达成这一蓝图的根本途径与核心计划。正如《阿拉木图宣言》所强调的，普及健康知识在预防疾病、推广健康措施和解决卫生问题上占据最关键的职责，它是推广基础医疗的决定性因素。在促进健康目标、社会和经济目标的实现过程中，健康教育扮演着极其重要的角色并拥有显著的意义。

（二）增强人群自我保健意识的根本手段

健康教育是通过有目的、有计划、系统地为教育对象提供相关知识，帮助其建立健康行为和生活方式。教育公众关于健康的知识，提升个人的健康自理意识和技能，强化其自发与积极的态度，并树立维护个人健康的责任感，进而驱动他们废弃不健康的生活方式和行为习惯，从而提升整体国民的健康水平。

（三）降低医疗费用和提高效益的需要

在实际的健康教学中证实，若民众摒弃不利于健康的行为模式与习惯，转而采取利于身体健康的生活态度，将能显著减少各种病症及死亡的概率，进而有效减少治疗开销，节约医疗资源，为国家减轻经济压力，这对社会的发展和经济的可持续增长有着积极的推动作用。

综上所述，健康教育旨在协助大众形成有益健康的生活习惯，提升生活水平，防范各类疾病，确保身体与心理的全面康健。通过增强公众的健康意识，我们可以构建一个更健康、更高效、更公平的医疗体系。因此，我们要重视并持续推动健康教育的发展，提高人们的健康素养和自我保健能力。

三、护理人员在健康教育中的作用

健康教育是一项旨在增强公众健康意识和行为的综合性活动，它在公共卫生领域中占据着举足轻重的地位。护士有责任开展健康教育工作，护理工作者在此项教育活动中担任关键职务，他们既是健康教育的设计者与执行者，同时也充当教育者和引导者的角色。护理人员应树立全心全意为人民服务的价值观，坚持以人民为中心的思想，以人民健康需求为导向，以爱心、耐心、细心和责任心为原则，为护理对象提供优质的健康教育服务。主要包括以下几个方面。

（一）为护理对象提供健康的相关信息

护理人员根据人群的不同特点和需求，制订个性化的健康教育计划，指导患者进行自我管理，促进患者健康行为的养成，唤起人们对自身和社会健康的责任感，使其参与到健康教育和促进的活动中，从而提高群体健康水平。与此同时，护理人员在开展健康教育活动的过程中可以改善护患关系，提高患者满意度。

（二）帮助护理对象认识影响健康的因素

多种要素对人体健康产生影响，护理工作者应协助民众了解那些损害单一体质健康的外界条件和负面的生活习惯，并提供相应的健康指导教育，辅助人们形成有益健康的行为模式与生活习惯，从而增进公众的健康知识水平。

（三）帮助护理对象确定存在的健康问题

经过对个人、家庭与社区环境的深入检视，协助照护者发现其当前与可能面临的健康难题，并通过卫生知识指导，辅导照护者处理这些问题，以实现康复及持续维持健康状态的目标。

（四）指导护理对象采纳健康的行为

医护人员传授针对受护者的健康维护常识与实用技巧，辅助个体克服健康难题，形成利于健康的生活习惯，进而增进个体的自我健康管理能力。例如，向初产妇讲授合理的母乳喂养方法，教授女性进行乳腺自我检查的方法，为患有下肢静脉曲张的患者提供避免长时间站立或久坐的建议等。

（五）开展健康教育的研究

在我国，健康教育尚属初生阶段，亟待进一步发展与优化。作为健康教育的主导者与研究人员，护士有义务积极提升健康教育成效。面对多样化的受教育者群体和不同地域特点，护士需深化对健康教学策略及方法的探讨。这包括为患有各种疾病的群体制订特定的健康教育计划，为城乡社区、校园等不同环境下的群体设计适宜的健康教育体系，照顾不同职业和人生阶段的人群的健康教育需要，以及针对其他各个领域进行专门健康教育。

随着医学模式的转变和人们对健康需求的不断提高，健康教育在公共卫生领域的作用越来越重要。未来，护理人员在健康教育领域将面临更多挑战和机遇。他们需要不断更新健康教育的理念和方法，提高自身的专业素养和实践能力。同时，还需要加强与其他专业领域的合作与交流，共同推进健康教育的创新和发展。

知识拓展

健康教育与健康管理的关系

健康教育和健康管理为人民群众提供全生命周期的健康服务，通过唤醒并强化个体的健康意识，借助信息传播及行为干预，帮助人们掌握卫生保健知识，树立健康观念，自愿采纳有利于健康的行为和生活方式。健康教育与健康管理在概念和实施方式上有所区别，但在护理实践中，二者相互补充，共同为实现全民健康目标服务。健康教育是健康管理的基础，也是健康管理的有效手段。通过健康教育，个体和群体可以更好地了解自己的身体状况和疾病风险，从而进行自我管理和预防，这是实现全民健康的重要途径之一。学习有关健康教育与健康管理的知识，可以使护士了解相关理论及方法，在实践中选择有效的策略，更好地进行健康服务工作。

第二节　健康教育的相关理论与模式

健康教育相关的理论与模式是健康教育活动的指南，是评估健康需求、实施健康教育计划、评价健康教育结果的理论框架，可以帮助我们理解、分析行为变化的过程。健康教育理论是指导健康教育实践的重要基石。关于健康教育的理论和模式，世界上已经有了相对完整成熟的体系，如知信行模式、健康信念模式、格林模式、理性行为理论和计划行为理论。

一、知信行模式

（一）知信行模式概述

知信行模式（knowledge，attitude，belief and practice model，KABP/KAP model）是改变行为的较为成熟的模式，是认知理论在健康教育中的应用，即知识→信念→行为。该模式由美国哈佛大学教授梅奥（Mayo）等于20世纪60年代提出，重点阐述了知识、信念和行为之间的递进关系，其本质是认知理论在健康教育领域中的应用。后经戴维·高曲曼（David Gochman）在其1988年主编的《健康行为》中予以进一步发展完善。

“知信行”是一种综合性的思维方式，它涉及人们从外界获取信息的过程，从接收到解读，形成自己的信念，并以此为基础采取适当的行动，以便更好地了解和掌握有关疾病的知识。“知”指人们获得和利用信息的全部过程和活动，包括接收信息的刺激，对信息做出解释，对信息做出反应并采取适当的行动，即对疾病相关知识的认知和理解。“信”主要指对已获得的疾病相关知识的信任，对健康价值的态度。有了“信”，人们才会积极探索与寻求相关知识，知识的内化又会强化信念，促使态度的改变。“行”主要指在健康知识、健康信念和态度的动力下，产生的有利于健康的行为。

根据知信行模式，接收到的卫生保健知识信息可以帮助人们树立正确的信念和态度，从而改变不利于健康的行为，这种信念和态度可以激发人们的行动，使他们更加重视健康。因此，当目标人群接收到这些信息时，应该积极思考，认同其中的内容，从而形成有利于自身健康的行为。学习是改变行为的基石，而信念和态度则是推动这一过程的源泉。具体分为以下三个阶段。

1. 知识传播阶段：知　在第一阶段，人们需要了解有关健康的知识和信息。这些知识包括疾病预防、控制和健康促进等方面的基础知识，例如如何保持个人卫生、合理饮食、适当运动等。传播这些知识可以帮助人们认识到健康的重要性，提高健康素养，为后续的信念和行为转变打下基础。

2. 信念建立阶段：信　在第二阶段，通过深入浅出的方式，让人们相信健康知识和信息的正确性。这需要用通俗易懂的语言，结合实际案例进行讲解，让人们真正理解并接受这些知识和信息。同时，还可以通过开展互动活动、小组讨论等方式，让人们互相交流、分享，从而进一步坚定信念。

3. 行为转变阶段：行　在第三阶段，通过引导和激励，促使人们主动改变不健康的行为习惯，形成有益于健康的生活方式，例如培养健康的饮食习惯、定期运动、保持良好的卫生习惯等。同时，还需要对人们的行为进行持续地监测和评估，及时纠正不良行为习惯，确保健康行为的持久性。

总的来说，知信行健康教育模式是一个逐步递进的过程，人们从认知接受转化为行为改变是一个漫长而复杂的过程。通过知识的传播、信念的建立和行为的转变，帮助人们树立正确的健康观念，养成良好的生活习惯，提高整体健康水平。同时，这种教育方法还需要根据不同的受众群体和实际情况进行灵活运用，以达到最佳的教育效果。知信行模式的范围与难度见图9-1。

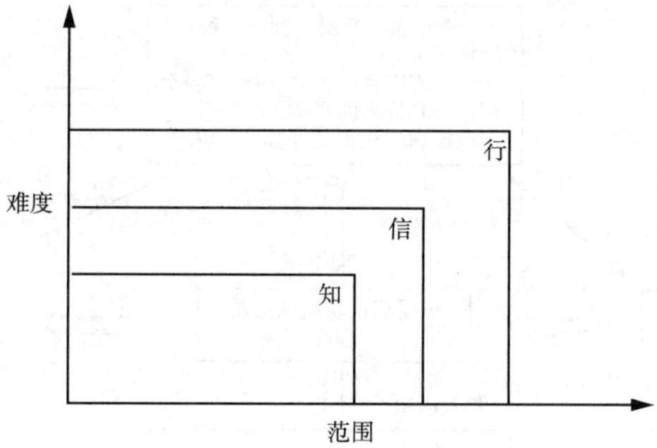

图9-1 知信行模式

（二）知信行模式在健康教育中的应用

该模式结构精练、逻辑清晰，方便掌握与实施，属于较为完善的行为变革范式，在健康教学领域备受青睐。它能指引健康教育者向其服务的人群普及健康知识、促进健康观念的转变。目的是让这些人掌握正确的健康信息，培育健康的观念，并激发他们主动实施保健的预防措施，以此实现疾病预防和控制的目标。这一模式尤其适合信息权威、内容能引起受众兴趣以及环境支持行为变化的情况。另外，也适用于设计以知识、信念和行为（知信行）为核心的调查问卷，帮助研究者了解人群的相关知识点、信念态度和行为习惯，从而为开展针对性的干预策略奠定基础，还可用来评价健康教育成效。例如针对戒烟，首先要向吸烟者传授吸烟损害健康、吸烟导致疾病和与吸烟相关的死亡事实等信息，这样他们才会提高维护自我及他人健康的认识，并建立起吸烟有害的健康观念与积极戒烟的倾向。当形成了这样的信念，并相信自己具备戒烟能力时，吸烟者便可能逐步养成不吸烟的健康习惯。但是，在一些特殊情况下，态度对行为可能会产生不一致的作用。如某人已经产生了吸烟有害健康的信念，但在某次朋友聚会时看到大家都在吸烟，于是出于趋同和从众心理就吸上几支，这时知识和信念之间出现了不一致。可见，认知和信念确立以后，并不一定会产生积极的行为。如果没有坚决的态度为前提，那么也很难实现行为的转变。

二、健康信念模式

（一）健康信念模式概述

健康信念模式（health belief model，HBM）是一种解释和预测健康行为的理论。它以心理学为基础，将刺激与认知理论相结合，认为主观心理过程是人们确定是否采纳有利于健康行为的基础，强调期望、信念对行为的主导作用。该模式由美国社会心理学家欧文·罗森斯托克（Irwin Rosenstock，1925—2001年）及戈弗雷·霍克巴姆（Godfrey Hochbaum，1916—1999年）等学者于20世纪50年代提出。该模式强调，如果个体具有正确的健康信念，就会接受劝导，采取正确的健康促进行为，改变不良行为。健康信念模式包括四个方面：对疾病威胁的认知、自我效能、提示因素、影响及制约因素，如图9-2所示。

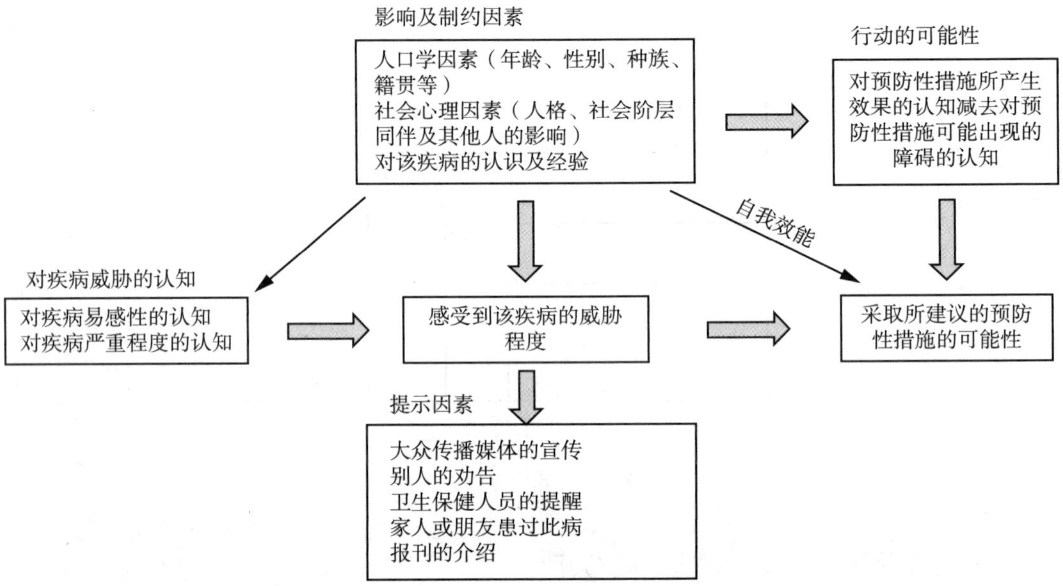

图9-2 健康信念模式

当面临疾患与健康方面的挑战时，个体通常首先评估疾病带来的风险，接着衡量预防疾病的重要性、实施健康习惯改善体质的可能性，以及克制行为上障碍的实力。以上要素均能左右一个人是否会执行健康的生活方式。健康信念模式则广泛用于研究各类健康行动议题，无论是长期的还是短期的问题皆包含，包括性行为风险与HIV/AIDS扩散的关联。

1. **对疾病威胁的认知** 指人们如何看待健康与疾病，如何认识疾病的严重程度及易感性，如何认识采取预防措施后的效果及采取措施所遇到的障碍等。对疾病的认知受以下四种认知程度的影响。

（1）对疾病易感性的认知：指个体主观上认为可能患病的概率。认为罹患疾病的可能性越大，越容易采取积极的预防行为；反之，则不容易产生预防行为。人对疾病易感性的认知有时会与实际有很大的差异。如有的人认为很容易感染艾滋病，哪怕是与艾滋病患者握手或面对面交谈都有可能被传染，故而采取过度保护的预防措施；反之，则不然。

（2）对疾病严重程度的认知：对疾病可能产生的医学和社会学的严重后果的认识程度。包括意识到疾病引起的临床后果，如疼痛、伤残和死亡，以及疾病对工作、家庭生活和人际关系等的影响，越是相信后果严重，越可能采取健康行为。

（3）对采取健康行为获益程度的认知：相信采取某项措施对预防某种疾病有益，如相信低盐、低脂饮食对降低心血管疾病的发生率是有用的。

（4）对采取健康行为障碍的认知：指人们对采取健康行为时可能会遇到的困难与问题的

主观判断，包括身体、心理、时间花费和经济负担等各种障碍。人们对某一疾病采取健康行为的障碍越少，越容易接受医护人员所建议的措施或健康行为。如认为吸烟确实有害健康，但是能意识到在大家都吸烟的环境中戒烟将变得更困难，一般的措施可能会没有效果。

2. 自我效能　指个体对自我能力的评价和判断，即是否相信自己有能力控制自身及外在因素，从而成功采取健康行为，并取得期望结果。自我效能越高即自信心越强，采纳建议、采取健康行为的可能性就越大。

3. 提示因素　指促使或诱发健康行为发生的因素，涉及内部和外部两大类。内部提示因素可能是人体感到的不适等身体症状；而外部提示因素则可能包括媒体对不健康生活方式后果的报道、医务人员提供的健康指导，或是亲友的疾病经历等。这类提示因素数量越多，促使个体做出健康选择的可能性也相应增加。

4. 影响及制约因素　指包括人口学及社会心理学因素，包含年龄、性别、种族或族裔、性格特质、社会的压迫感、教育水平以及职业生涯等方面。习惯上认为，那些具有较高教育背景、步入老年或是有过这种疾病病史等的个体，较可能接受并执行推荐的预防措施。

（二）健康信念模式在健康教育中的应用

健康信念模式在健康教育中的应用越来越广泛，它不仅用于解释各种健康行为的变化和维持，也成为指导行为干预、促使健康行为形成的重要理论框架。健康信念模式可以指导护士从影响人群的健康信念入手，让人们意识到目前的行为方式对自身健康的威胁和严重程度，让人们坚信改变不良行为会得到非常大的收益，同时也要认识到行为改变中可能出现的困难，最后使人们有信心、有能力改变不良行为。护士可以利用手册、电视、报纸、杂志等媒体宣传预防疾病的知识及方法，以帮助其形成正确的健康认知，增强其健康的信念，使其愿意主动采取积极的预防性措施，从而达到防治疾病的目的。然而，健康信念模式存在一定局限性，因其建立在认知理论基础上，故分析健康行为的影响因素时，更多考虑认知因素而较少考虑与行为相关的情感、环境及社会学因素等。在实际应用中，健康信念模式被广泛应用于解释和预测各种健康行为，如戒烟、减肥、预防接种等。

三、格林模式

（一）格林模式概述

格林模式（PRECEDE-PROCEED model）是由美国著名的健康教育学家劳伦斯·格林（Lawrence Green）主创的一种健康教育理论和方法。它是目前应用最广、最具权威性的健康教育项目过程模式。他认为人们的健康行为受到个人和环境两方面因素的影响。因此格林模式的健康诊断包括个人和环境两部分内容。

第一部分为教学检查——PRECEDE，PRECEDE是predisposing，reinforcing and enabling constructs in educational/environmental diagnosis and evaluation的英文简称，指在教育/环境诊断和评价中应用倾向、强化和促成因素。第二部分为生态环境检测——PROCEED，PROCEED是policy，regulatory and organizational constructs in educational and environmental development的英文简写，指在执行教育/环境干预中应用政策、法规及组织的手段。格林模式的特点是从“效果出发”，用诠释的方法进行思维，从最后的结论追溯到初步的根源。该模式不仅仅说明个体行为变化的成因，还把与健康相关的情况引入视角，由个人健康扩展到社会群体健康，同时重视健康管理中教育对象的参与性，将教育对象的身心健康与社会联系在一起，考察了影响健康的多重因素。这一框架主要服务于协助医疗健康工作者识别并理解决定个体健康选择与行动的关键要素，从而设计合适的健康启蒙及促进策略、方案与介入行动。虽然健康教育的项目、内容、目标等各不相同，但设计健康教育计划和方法的步骤是大致相同的。

格林模式的干预流程十分复杂，从诊断到执行再到评估，涵盖了3个阶段9个基本步骤，涉及各个学科领域，能够为患者提供一个完整、全面的治疗方案。通过9个步骤的协调配合，形成一个完整的、有机的循环，如图9-3所示。

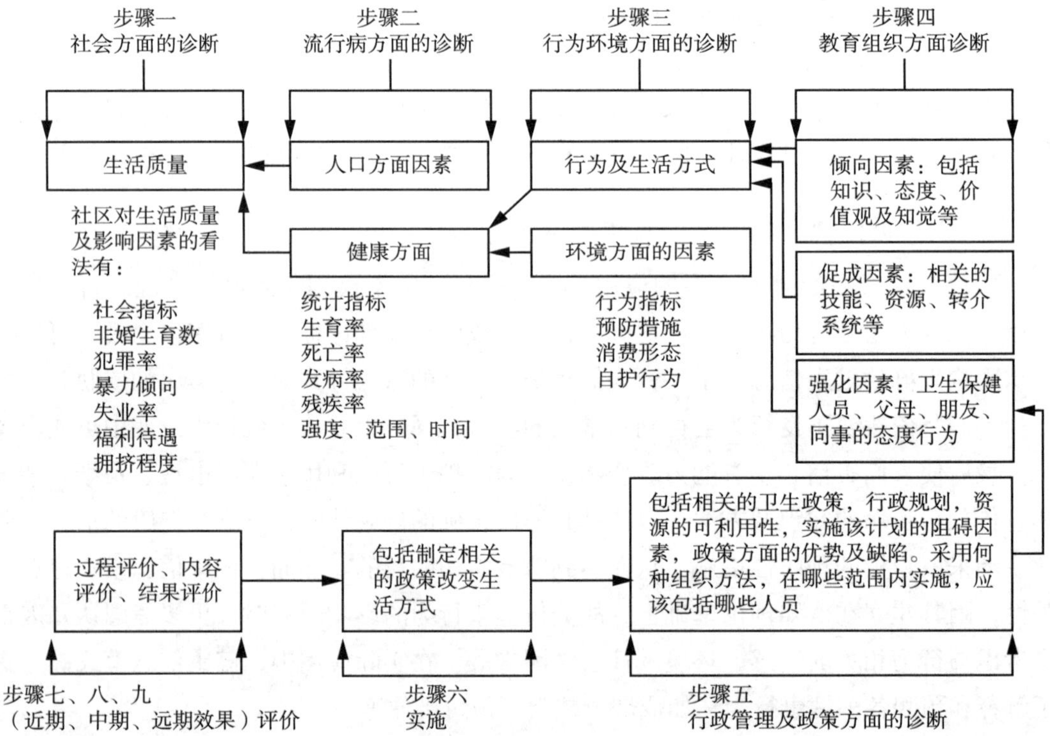

图9-3 格林模式

1. 评估阶段 又称诊断阶段，包括对社会、流行病学、行为及环境、教育及组织、行政管理及政策五个方面的评估（诊断），其中教育和组织诊断是该模式的核心。

（1）社会评估：即了解和确定社区人群的健康需求和生活质量。通过调查、收集资料，掌握社区的经济水平、人口学特征及居民生活状况，包括住房、供水、燃料、园林绿化和人均收入等，以了解个人、家庭或社区的生活质量及影响因素。

（2）流行病学评估：流行病学评估是对社会评估的补充，指通过流行病学和医学调查，确定目标人群的主要健康问题以及引起健康问题的行为因素和环境因素，为制定干预策略提供科学依据。

（3）行为及环境评估：即评估与健康问题相关的行为及环境因素。行为因素是指导致目标人群健康问题向不良结局发展的行为和生活方式；环境因素是来自外部的、超出个人控制能力，但是却能够影响或促进某些行为，并对人们的健康产生影响的社会和自然因素。通过行为因素分析，可以区分引起健康的行为和非行为因素，区分治疗性行为和预防性行为以及重要行为与不重要行为。

（4）教育及组织评估：格林模式将影响健康行为的因素高度抽象并概括为倾向因素（predisposing factor）、促成因素（enabling factor）及强化因素（reinforcing factor）。倾向因素是与某种行为发生相关的个体或群体的特征，可包括健康行为的相关知识、态度、信仰及价值观；促成因素是指促使某种行为的动机或愿望得以实现的因素，包括社会资源和个人技能，如可以获得或利用的保健服务、医疗资源和保健技能等；强化因素是指对于健康行为改变后各方面正性和负性的反馈因素，如卫生保健人员、同事、朋友、父母等的鼓励和反对都会影响行为的坚持，也包括人们对行为后果的感受。

倾向因素、促成因素和强化因素通常会联合影响个体健康行为，其中倾向因素属于内部驱使，促成因素和强化因素属于外部环境。只有全面分析和了解这三个方面的因素，我们才能够制定出正确的教育方法，并明确实际、可操作、高效的介入焦点。

（5）行政管理及政策评估：即判断实施健康教育或保健计划过程中，行政管理方面的能力、相关资源、政策方面的优势与不足、实施计划的范围、组织形式及采用何种方法等，为健康促进项目的有效实施奠定基础。

2. 执行阶段 又称实施阶段，是指执行教育、环境干预中应用政策、法规和组织的手段。此阶段工作包括以下五个环节：制定实施时间表、控制实施质量、组建实施的组织机构、配备和培训实施的工作人员、配备和购置所需的设备物品。在实施中应该进行过程评价，即对项目计划的各个环节进行评价。

3. 评价阶段 在评估阶段，我们将对近期、中期和远期的效果进行评估。我们将评估计划措施是否合理，以及它们能否帮助我们实现我们的目标。合格的效果评价是检验健康干预有效的指标，是健康促进计划的重要组成部分，贯彻于整个健康促进活动的始终。

（1）近期效果评价：即在健康教育与健康促进计划实施过程中进行经常性的评价。如目标是否符合对象人群的特点，干预策略、活动是否可行，计划或规划实施是否遵循了最初的设计，有无偏离既定计划或规划的要求，分析规划实施的情况等。

（2）中期效果评价：又称近中期效应评价。评估健康促进项目导致目标人群相关行为及其影响因素（倾向因素、强化因素、促成因素）的变化。重点了解健康促进计划对目标人群知识、态度和行为的直接影响。

（3）远期效果评价：又称结果（局）评价。评价健康教育与健康促进计划的最终目标是否实现，着重评价计划或规划改变人群健康状况所带来的远期社会效应和经济效益。如目标人群的生活质量指标、患病率、死亡率，以及成本-效益和成本-效果分析。

（二）格林模式在健康教育中的应用

格林模式已经广泛地运用到各个领域，特别是在健身培训和护理方面。这一模式可以帮助医疗工作者识别可能对患者健康产生不利影响的因素，并根据这些信息设定合理的护理培训、护理活动及护理实践。通过深度学习，我们可以更好地理解这种方法的基本思想。首先，我们必须通过全面的诊断，清楚地了解我们所想及所面临的挑战。我们可以通过分析有害的环境，来识别潜在的危险，然后采取有效的措施改善健康状况。以某社区为例，该社区采用格林模式开展健康教育活动，首先进行需求评估，发现该社区存在高盐饮食和缺乏运动等健康问题。然后制定目标并规划活动，如开展健康讲座、发放宣传资料、组织健身活动等。实施后进行效果评估，发现居民的盐摄入量减少和运动量有所增加。这一成功案例表明了格林模式在健康教育中的实践价值和应用效果。

运用格林模式进行健康普及工作时，应当注重加强机构的构建与政策的革新，激励跨部门合作，营造良好的政策支持环境；关注提升项目的管理质量和执行人员的专业技能，增强开展健康教育活动的效率；着眼于社区本位的介入方案，打造全面的质量监管系统，进而提升介入成果的标准。格林模式不但提供了一个可以实际应用的规划框架，亦为我们实施健康干预探索了新的方向。格林模式在健康教育中的应用具有重要的实践意义和理论价值，然而，在实际应用中仍需注意其局限性和挑战。只有正确理解并灵活运用格林模式，才能有效提升健康新观念及促进行为改变。因此，我们需要进一步加强研究和探索，不断完善和发展格林模式在健康教育中的应用。

四、理性行为理论和计划行为理论

（一）理性行为理论和计划行为理论概述

1. 理性行为理论（theory of reasoned action，TRA） 又称合理行为理论，由菲什拜因（Fishbein）与阿耶兹（Ajzen）两位美国学者于1975年首次提出，是立足于信仰基础上的选择行动框架。此理论认为，个体的行动是源于深思熟虑的选择结果，并经常用于探寻态度如何在意识层面上导引人的具体做法，着眼于思维层面态度的构建机制。它预设了人们在决定是否投入某一行动前会对该动作的重要性及其潜在结果进行理智的评估。在预防艾滋病、饮食习惯、吸烟与饮酒行为、体育活动以及其他健康相关习惯与公共健康研究领域，该理论被广泛采用并取得了实证效果。

理性行为理论指出，个人的行动在某种程度上能够通过其行动意愿科学合理地推测，而个人的行动意愿又是由对行动的心态和主体原则所确定的。人的行动意愿是他们想要进行某一特殊行动的量度，心态是他们对进行某一主要目标行动所具有的积极或消极的情感，这是由对行动效果的一般意识及其对这个效果重要性的评估所确定的。理性行为理论是一种普遍模式，它指出各种原因只能通过对行动的心态和主体原则来间接地限制运用行动，这就使我们对行动的合理发生有了一种清晰的意识。该理论有一项重大的隐含假定：人有充分的支配自身行动的意识。但是，在组织环境下，个人的行动要接受管理干预及其外部的约束。所以，必须引入某些外在变数，如情境变量和自我控制变量等，以满足分析的要求，见图9-4。

对于模型中的每一个概念，菲什拜因和阿耶兹都给出了明确的定义和测量方法，具体如下。

（1）行为信念（behavioral belief）：个体对目标行为可能产生的结果的信念。

（2）行为结果评价（evaluation of behavioral outcome）：个体对行为所产生的结果的评估。

（3）行为态度（attitude toward behavior）：个体对执行某特定行为喜爱或不喜爱程度的评估。

（4）规范信念（normative belief）：个体预期到的其重要关系人或团体对其是否应该执行特定行为的期望。

（5）遵从动机（motivation to comply）：个体服从于其重要关系人或团体对其是否应该执行特定行为的期望的动机。

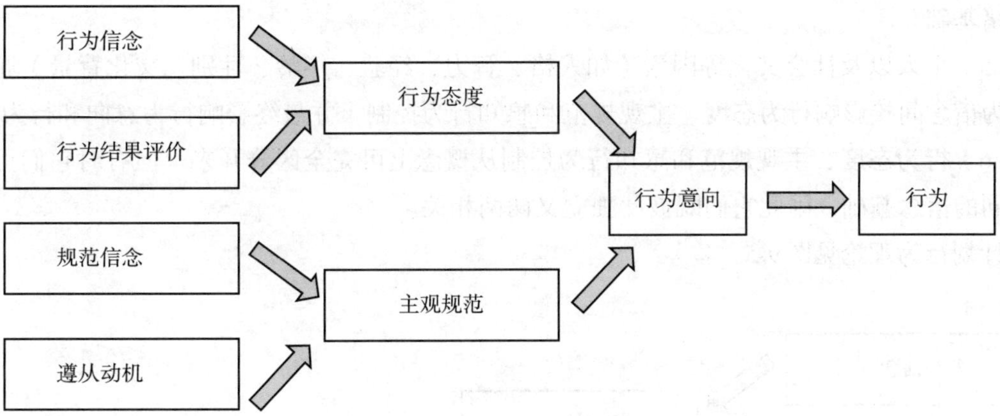

图 9-4 理性行为理论

（6）主观规范（subjective norm）：个体认为对其有重要影响的人希望自己使用新系统（理性行为理论）的感知程度。由个体对他人认为应该如何做的信任程度及自己对与他人意见保持一致的动机水平所决定。

（7）行为意向（behavior intention）：指行为趋向的意图，是做出行为的过程中的思想倾向和行动动机。

这几个要素相互作用，形成了行动意图，最终引发了行为的转变。

2. 计划行为理论（theory of planned behavior，TPB） 是由多属性态度理论（theory of multi-attribute attitude）与理性行为理论结合发展而来的。多属性态度理论认为态度决定行为意向，预期的行为结果及结果评估又决定行为态度。理性行为理论假设行为的发生都能够由个人的意志所控制时，该理论中对个人行为的解释能力会出现降低。因此，阿耶兹将理性行为理论加以延伸，引入了感知行为控制变量，并提出了计划行为理论。该理论认为行为意向除了由态度和主观准则决定外，还会受到感知行为控制的影响。感知行为控制是个人对其所采取的行为进行控制的感知程度，由控制信念和感知促进因素共同决定。控制信念是人们对其所具有的能力、资源和机会的感知。感知促进因素是人们对这些资源的重要程度的估计。

计划行为理论主要包括以下几种观点。

（1）不完全由个人意愿所主导的行为不只是受到意向性的牵引，同样也受到行事者本身的能力、可得机遇及所拥有资源等真实控制因素的限制，在这些控制因素足够时，其行为意图便是行动的直接决定者。

（2）准确的感知行为控制反映了实际控制条件的状况，因此它可作为实际控制条件的替代性评估指数，能够直接推断出所观察行动发生的概率，而这种推断的精确度取决于对行为控制感知的切实水平。

（3）决定行为意向的三个主要变量是行为态度、主观规范和感知行为控制。①行为态度：直接影响个体对行为的积极或消极评价，从而影响其行为意向。②主观规范：当个体感知到社会或重要他人期望其采取某种行为时，其行为意向可能会增强。③感知行为控制：当个体认为自己有能力且条件允许执行某行为时，其行为意向可能会增强。

（4）个体拥有大量有关行为的信念，但在特定的时间和环境下只有少量的行为信念能被获取。这些可获取的信念也称突显信念，它们是行为态度、主观规范和感知行为控制的认知与情绪基础。

（5）个人以及社会文化等因素（如人格、智力、经验、年龄、性别、文化背景）通过影响行为信念间接影响行为态度、主观规范和感知行为控制，并最终影响行为意向和行为。

（6）行为态度、主观规范和感知行为控制从概念上可完全区分开来，但有时它们可能拥有共同的信念基础，因此它们既彼此独立又两两相关。

计划行为理论见图9-5。

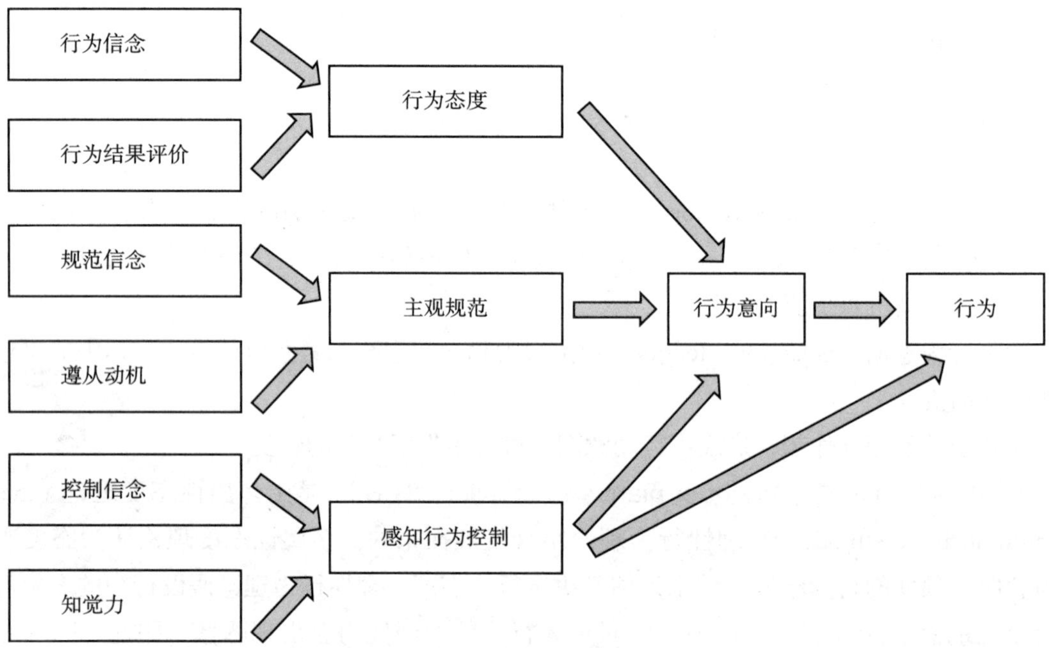

图9-5 计划行为理论

（二）理性行为理论及计划行为理论在健康教育中的应用

理性行为理论及计划行为理论为健康教育提供了重要的理论指导，被广泛用于健康行为的认识和干预。在健康教育实践中，应充分考虑个体的认知、态度、信念和自我效能等因素，通过提供准确、实用的健康知识，培养健康的信念和规范，帮助个体建立健康的生活方式和行为习惯。如可通过测量青少年对于艾滋病等性传播疾病的行为信念、态度、动机、意向等，指导和制定预防控制的策略等。尽管如此，该理论架构亦未能周全，未将环境背景、个体行事准则及惯性等因素在行为产生、持续与衰减过程中的影响考虑在内。

除了健康教育模式，健康促进模式、行为改善模式、保健系统模式、恐惧驱动模式、自主调整模式以及压力管理模式也可以提供更多的帮助。以上介绍的几种模式对于健康教育和健康促进均有指导作用，可以从不同的角度解释人们行为改变的规律，但也各有局限性。因此，需要具体问题具体对待，灵活地应用适宜的模式指导健康教育工作的开展。

第三节 健康教育的原则、程序及方法

健康教育是一个涉及广泛领域的综合性学科，是一项有目的、有计划、系统、科学的教

育活动。为了保障健康教育取得良好效果，在组织实施健康教育时必须遵循一定基本原则、程序及方法。

一、健康教育的基本原则

在健康教育领域，确保其科学性、可行性、针对性等基本原则的贯彻是确保教育效果的关键。以下是对健康教育基本原则的详细分析。

（一）科学性

健康教育的首要原则是教育内容的科学性，避免传播错误或不准确的信息。这需要深入研究相关领域的知识，确保所传递的信息是准确的，并注意应用新的科学研究结果。

（二）可行性

健康教育的策略和方法应具有实际的可行性，应建立在符合当地的经济、社会、文化及风俗习惯的基础上，面向个体和群众。健康教育的内容和方式应适应目标受众的文化背景和社会环境，使其更容易接受和应用。

（三）针对性

健康教育的策略应针对特定的目标受众，了解其需求和特点，制定适合他们的教育内容和方法。针对不同的受众群体，应提供定制化的教育内容，确保信息与他们的实际情况和需求相匹配。

（四）启发性

健康教育应激发公众对健康问题的兴趣，促使他们主动了解和采取行动。教育内容应鼓励受众自我思考和探索，培养他们自主获取健康知识和技能的能力。

（五）规律性

健康教育应有规律地开展，确保受众能够定期接受相关的知识和信息。教学过程应依循既定的步调展开，恰当地利用记忆的法则，按照从简单到复杂，从浅显到深奥，从具象到抽象，以及从普遍到特殊的顺序实施。每次的学习内容不宜太多，只有通过渐进式的积累，才能够收获优异的教学成果。

（六）通俗性

健康教育是面向全社会人群的全民性教育，在开展健康教育时其内容应使用通俗易懂的语言和表达方式，避免过于专业或复杂的术语。

（七）直观性

对于一些复杂的概念和信息，利用形象直观的图表、图片等视觉元素来增强信息的表达效果，使受众更易于理解和记忆。利用多媒体工具和现代技术来增强教育的互动性和可视化效果，生动地展现教学内容，提高受教育人群的学习兴趣，加深对知识的理解，从而达到良好的教学效果。

（八）合作性

健康教育不仅需要教育者和受教育者参与，还需要动员社会和家庭等多部门支持，包括卫生部门、教育部门等，共同推进健康教育项目。通过合作，整合各方面的资源，提高健康教育的覆盖面和影响力。

（九）艺术性

健康教育是教育的一种形式，而教育本身具有艺术性。在传递信息时，可以使用一些艺术性的表达技巧，使教育内容更具有吸引力和感染力。通过引发受众的情感共鸣来增强其接受健康教育的积极性和主动性。

综上所述，遵循这些基本原则有助于确保健康教育活动的有效性，增强公众的健康意识和行为水平。在实际操作中，应根据具体情况灵活运用这些原则，以满足不同受众的需求并取得更好的教育效果。

二、健康教育的程序

健康教育程序是一项复杂的系统工程，是一个连续不断的过程，同护理程序一样，是一种系统科学的思维方法和工作方法，包括评估健康教育需求、设定教育目标、制订教育计划、实施教育计划、评估教育结果五个步骤。

（一）评估健康教育需求

对健康教育需求的全面评估是实施健康教育的第一步，也是为了确保教育的有效性而做出的必要准备，更是实现健康教育目标和计划的关键因素。

1. **评估学习者的需求及能力** 在健康教育前，首先需要了解学习者对其健康问题的认识、态度及其所拥有的基本知识和技能。例如学习者是否了解其主要的健康问题，有无不良的行为与生活方式或不健康的观念等危险因素。同时了解学习者的基本情况，如年龄、性别、教育程度、学习能力、对健康知识和健康技能的掌握及需求情况，对健康教育的兴趣及态度等，以根据不同的学习需要及特点来安排健康教育活动。

2. **评估学习资源** 评估实现健康教育目标所需的时间、参与人员、教学环境、教育资料及设备（如小册子机、幻灯、投影仪）等。

3. **评估准备情况** 教育者在为学习者提供健康教育前，应对自身的健康教育准备情况进行评估，如计划是否周全、备课是否充分、是否了解学习者及教具是否齐全等。

（二）设定教育目标

设定健康教育目标是健康教育中的一项重要内容，也是评价教育效果的依据。为健康教育活动设定的教育目标需具有以下特性。

1. **针对性和可行性** 制定目标时需要清楚以下情况，如学习者对学习的兴趣与态度、知识与技能的掌握和需求情况、学习的能力及支持系统情况等。从而制定符合学习者需要，并切实可行的目标。

2. **具体性和可测性** 目标的书写应表明具体需要改变的行为，要达到目标的程度及预期时间等。目标越具体、明确、可测量，越具有指导性及实用性。如戒烟的目标可明确提出为“每周减少2支烟”。

3. **以学习者为中心** 健康教育目标的书写应以学习者为中心，清楚表明教育的具体对象。在确定学习目标时，需深入考虑并尊重学习者自身的愿望，并激励其积极参与目标设立过程，充分发掘并利用学习者的积极性，通过协商沟通来形成一致意见，旨在实现更优秀的教学成果。

（三）制订教育计划

根据设定的教育目标，制订具体的实施计划方案乃是针对达成健康目标之前事先安排方法与程序的策略，构成了执行健康教学活动的基本框架。良好的规划有助于使任务进行得更加条理化，降低不可预见因素和变数带来的干扰，同时也有利于减少活动中的重复与无效消耗。在筹划健康教学方案时，需要特别关注以下几个要点。

1. 明确实施计划的前提条件。制订计划时应根据目标，列出实现计划所需的各种人力、物力等资源，考虑到可能遇到的问题和阻碍，找出相应的解决办法，确定计划完成的日期。

2. 计划书面化及具体化。健康教育计划应有具体、详细的安排，对每次教育活动应参加的人员，教育地点，教育环境、内容、时间、方法、进度，以及教育所需的设备和教学资料等都应有详细的计划。

3. 在完成计划初稿之后，应该进行全面的调查研究，以便提出多种可行的解决方案，并邀请相关组织和学习者参与修订，以便对比分析，找出最佳或最满意的解决方案，从而使计划变得更加实际可行。

（四）实施教育计划

实施是按照计划去实现目标、获得效果的过程。在启动方案之前，须对负责执行健康宣教的工作人员进行适当培训，确保他们对目标、方案及各项具体职责有透彻的理解。施行方案的过程中，应建立相应的健康教育跟踪与评估体系，周期性地对其成效做出小结并进行评审，同时注重加强与不同部门和组织的紧密协作及交流，在必要时对方案做出调整，以确保其顺利推进。方案实施完毕后，应当适时做出反思总结。

（五）评估教育结果

通过对教育活动的客观评估，可以更好地了解教育的效果，从而更有针对性地调整和优化教学计划，使之达到最佳状态，从而为未来的教育活动制定更有针对性的决策提供参考。

在实际操作中，各步骤之间应相互衔接、相互促进，形成一个完整的教育体系。科学、可行、有针对性的健康教育活动，可以增强公众的健康意识和行为水平，促进社会的健康发展和进步。

三、健康教育的方法

健康教育的方法多种多样，教育者根据教育的目的，并针对不同的受众对象，选择相应的方法。

（一）语言教育

1. **口头语言教育** 口头语言教育是健康教育的重要手段之一，它通过讲授法、个人会谈法和讨论法等方式，将健康知识传达给学习者。下面从这几种方法对口头语言教育在健康教育中的作用进行详细分析。

（1）讲授法：讲授法是口头语言教育中最常用的方法之一。系统地讲解健康知识，使学习者全面了解相关内容。在健康教育中，讲授法的应用需要注意以下几点。①针对学习者备课：针对不同学习者的背景和需求，准备相应的授课内容。例如，针对老年人的健康教育，需要讲解的内容应更加贴近他们的生活和健康问题。②做好授课环境准备：创造一个舒适、整洁的授课环境，有助于提高学习者的听课体验和专注度。③注重讲授技巧：采用生动、形象的语言和恰当的比喻等技巧，使复杂的概念变得容易理解。同时，适时地插入实例或案例，使讲解更加生动有趣。④把握授课时间：控制授课时间，避免过长的讲解使学习者感到疲倦。根据学习者的反馈及时调整节奏，确保良好的授课效果。⑤注意与学习者交流：在讲解过程中，与学习者保持互动，鼓励他们提问和发表意见，使学习者积极参与，增强健康教育的效果。

（2）个人会谈法：个人会谈法是一种以学习者的实践经验为基础，采用启发性提问和口头交流的方式，以深入探讨他们的健康状况，为他们提供专属的健康指导服务的教学模式。在应用个人会谈法时应注意以下几点：①在对话开始之前，应提前熟悉学习者的个人信息，包括但不限于姓名、年龄、教育水平、家庭环境以及职业情况。②交流的场所须是宁静而舒适的，以便于对话的进行。③在进行讨论之前，需要先相互熟悉，这样才能够更有效地沟通。还需要确保讨论的内容始终围绕着一个重点，以便能够更加深入地理解对方的想法。为了避免让学习者感到厌倦，一次课程的内容应该适当。④在谈话的尾声，必须概述本次的教学要点，并查明学习者是否真正掌握了这些知识，必要时应安排下一轮的交流时机。

（3）讨论法：讨论法是针对学习者的共同需要，或存在的相同健康问题，以学习者为互动主体，教育者加以引导，以小组或团体的方式进行健康信息的沟通及经验交流，通过让学习者主动探究教育内容，完成教育目标。是一种鼓励学习者积极参与、互相交流的方法。在讨论过程中应注意以下几点。①活动的组织：讨论的时间每次以1.5～2.0小时为宜；人数一般为8～15人，尽量选择年龄、健康状况及教育程度等背景相似的学习者组成同一小组；选择的讨论场地应便于交流，环境安静、圆形或半圆形就座。②在开始讨论之前，必须明确讨论的核心议题与基础素材，并且规划若干讨论纪律，比如每个参与者都应积极发表看法，发表内容紧扣讨论的中心话题并控制自己的发言时长，在他人发言期间保持安静，以及对他人观点表示尊敬等，这是为了确保整个讨论过程能够有序推进。③护士作为教育者，在讨论过程中要扮演讨论组织者的角色，在开始时先介绍参加人员及讨论主题；在讨论过程中注意调节讨论气氛，适时予以引导、提示、鼓励和肯定，促使小组成员自主参与讨论；在结束时对讨论结果进行简短的归纳及总结。

口头语言教育在健康教育中具有重要作用。通过讲授法、个人会谈法和讨论法等方式，将健康知识有效地传播给学习者，帮助他们了解健康问题、增强健康意识并养成健康行为。在实际应用中，应根据目标受众的特点选择合适的方法，并注重与学习者的互动和交流，以达到更好的教育效果。

2. 文字语言教育 文字语言教育旨在通过多种形式的文字传播工具，如阅读材料、作业、标语、传单和墙报等，帮助学习者提高语言能力，实现健康教育的目标。

（二）实践教育

实践教育是健康教育的重要组成部分，通过实地观察法和示范法等方式，使学习者能够亲身体验和实践健康知识和技能，从而增强健康意识和行为水平。以下从实地观察法和示范法对实践教育在健康教育中的作用进行详细分析。

1. 实地观察法 实地观察法是一种通过实地考察和观察来了解健康问题的方法。在健康教育中，实地观察法的应用需要做好以下准备工作。

（1）观察前的准备：首先需要对实地观察的目标、范围和计划进行明确，确定观察的重点和注意事项。同时，准备好必要的观察工具和记录设备，确保观察的顺利进行。

（2）指导观察的进行：实地观察的过程中，需要有经验的引导者指导观察的进行，解释观察到的现象和问题，帮助学习者深入了解健康问题的实际情况。

（3）分析观察结果：观察结束后，需要对观察结果进行分析和总结，提炼出重要的信息和经验，为后续的健康教育提供依据和参考。

通过实地观察法，学习者可以更加直观地了解健康问题的实际情况，加深对健康问题的认识和理解。同时，实地观察法还可以帮助学习者发现自身存在的健康问题，激发他们采取行动改善健康的积极性。

2. 示范法 示范法涉及导师亲身执行并展现某一行为模式，以便让学习者直观理解所需掌握动作的构成、程序与关键，这是一种传授技能的方式。也就是说，学习者通过观摩他人举止来采取或调整自己的行为模式。在推行健康教学时，应留意运用示范法的以下几个要点。

（1）注意示范的位置和方向：一般示范者站在学习者的正面，与学习者的视线垂直，使全部学习者都能看清楚，增加示范效果。

（2）示范动作：不宜太快，应将动作分解，让学习者能清楚地看到；在示范的同时，配合口头说明。

（3）示范的内容：较复杂时，可事先利用视听教具，如用录像带，说明操作的步骤及原理，然后再示范；在示范时，应提示学习者注意观察演示内容的主要特征。

（4）示范的时间：安排一定的时间让学习者有练习的机会，示范者在旁指导。

（5）示范者在纠正错误时：切忌使用责备的口气，应了解学习者所存在的困难并详细说明错误的地方，注意给予鼓励和耐心指导。

（6）示范结束时：让学习者表演或充当教师进行示范，便于了解和评价学习者对知识和技能掌握的情况。

示范法可以帮助学习者学习正确的健康技能和行为方式，提高他们的自我保护能力和健康水平。同时，示范法还可以增强学习者对健康教育内容的信任感和认同感，促进健康教育的有效实施。

（三）形象化教育

形象化教育是一种通过直观、形象的方式传递健康信息的教育方式，如图标展示法、标本展示法、模型展示法等。在健康教育中，形象化教育的作用主要体现在以下几个方面。

1. 直观理解　实物展示、模型演示或录像、电视、电影等视听材料作为载体向人们讲解健康知识与技能，使学习者直观地了解健康问题，更好地理解相关知识和技能。

2. 加深记忆　形象化的教育方式更容易引起学习者的注意和记忆，使他们在学习过程中更好地掌握健康知识。

3. 激发兴趣　形象化的教育方式能够激发学习者的兴趣和好奇心，使他们更加积极地参与健康教育活动。

（四）电教化教育

电教化教育是利用先进技术，将知识转移至个人和社会。这种教育方式包括使用多种媒体，如广播电台、录制、电影、摄像、幻灯片、投影仪和计算机辅导，还有使用互联网来提供知识。另一种重要的方式，就是在线上为患有疾病或需要帮助的人提供健康指导。如安排专题讲座时，可以运用讲座法、小组讨论法、角色扮演法，还可以综合运用形象化、电教化教育等，将知识用适合的方法更好地呈现给学习者，达到有效传播的作用。

总的来说，形象化教育和电教化教育在健康教育中都具有重要作用。形象化教育通过直观、形象的方式帮助学习者更好地理解和记忆健康知识，而电教化教育则利用电子媒体的多样性、便捷性和互动性等特点，提高学习者的学习效果和兴趣，使健康教育更加有效和普及。实践中，不仅可以采用上文提到的健康教学手法，还能够通过不同的渠道如报纸、插图、期刊和手册来提高大众的健康认知，并且可以借助各类社会集体和民间机构所举办的活动来实施健康教育。可以根据目标受众的特点和需求选择合适的教育方式，以达到更好的教育效果。

本章小结

思考题

1. 简述健康教育的基本原则。

2. 简述护理人员在健康教育中的作用。

3. 张某，男，53岁。身高175cm，体重90kg，血压155/100mmHg，空腹血糖6.2mmol/L，平日生活不规律，工作任务繁重，经常吃外卖，久坐，运动少，有吸烟饮酒嗜好，喜食动物内脏和腌制的咸食。近期经常失眠，出现明显乏力现象，轻度消瘦，其父母均有高血压，其入院系统检查诊断高血压。请问：

（1）作为一名病房责任护士，针对张某的情况，应对其进行的健康宣教内容包括哪些？

（2）护士为其进行健康教育宣教的理论依据是什么？

更多练习

（何　月）

第十章　护理实践中的伦理与法律

教学课件

学习目标

1. 素质目标

（1）具有良好的职业道德和职业习惯。

（2）树立法律观念，自觉遵纪守法，保护患者和自身的合法权益。

2. 知识目标

（1）解释护理伦理及医疗事故的定义。

（2）叙述护理伦理基本原则、规范及范畴。

（3）阐述卫生法的基本原则、特点及法律责任。

（4）阐述护理法的基本内容。

3. 能力目标

（1）能够正确分析判断护理工作中的伦理问题。

（2）能够根据实际案例，正确分析护理工作中的法律问题。

护理学专业的特性决定护士在做出以最佳方式治疗伤病、解决健康问题、保证护理质量的决定时应考虑所涉及的伦理与法律问题。本章着重介绍了与护理和卫生保健相关的伦理与法律的基础理论知识，讨论了与护理实践相关的常用概念、观点和术语，目的是高度强调护理专业中的伦理和法律中的关键问题，以使护士在实践中遵循这些伦理守则和法律规范，保持专业水平。

案例

【案例导入】

患儿，女，5岁。麻痹性肠梗阻入院治疗。因不能进食给予胃肠外营养支持。医师查房后口头医嘱："有尿后，氯化钾10ml推入输液壶内。"待患儿有尿后，护士执行医嘱时未再追问，即将10%氯化钾10ml直接推入输液壶内，致使患儿心搏骤停，抢救无效死亡。

【请思考】

此医疗事故中护士的行为违背了哪些伦理与法律规范？

【案例分析】

第一节　护理实践中的伦理

一、伦理的相关概念

（一）伦理

伦理（ethic）是指人与人相处的道德准则，是一种有关辨别对或错的行为素养，它涵盖道德层面，也是一种自律性道德。“伦”本义指辈分。“伦理”中的“伦”是指人伦，即人与人的关系。“伦理”中的“理”指人伦之理，即血缘亲属之间的礼仪关系和行为规范，泛指人们处理人与人、人与社会关系时应遵循的规范和准则。

（二）伦理学

伦理学（ethics）是以道德作为研究对象的科学，是研究人与人之间相互关系时应遵循的道理和规则的科学，也是研究道德的形成、本质及其发展规律的科学。伦理学是一门独立学科，一般认为亚里士多德所著的《尼各马可伦理学》是伦理学产生的标志。

（三）护理伦理学

护理伦理学（nursing ethics）是以一般的伦理学基本原理为指导，研究护理道德的一门新兴的独立学科，是研究护士在为患者和社会提供服务过程中应当遵循的道德原则和规范的科学。护理伦理学有其特定的研究对象和丰富的研究内容，并与相关学科相互渗透、相互影响，既有联系，又有区别。具体如下。

1. **护理伦理学与护理学的关系**　护理伦理学是在护理学基础上依据职业道德要求建立起来的，担负着教育培养护理人员高尚的护理道德的主要任务。护理伦理学与护理学有着密切的联系，均以维护、促进人类健康为目的，但又各有特定的研究对象和内容，相互影响，相互渗透。护理事业的发展，离不开护理伦理学的支持和保证。护理学的发展，也为护理道德的发展奠定了新的物质、技术基础，同时对护理道德提出了更高的要求。

2. **护理伦理学与护理心理学的关系**　护理心理学是主要研究人的心理现象及其规律的科学，侧重研究护理活动中的各种环境因素对人们身心健康的影响，为护士提供患者在患病过程中的种种心理表现，为护理伦理学在研究护患关系的协调方面提供了科学依据。而护理伦理学则是侧重研究行为规范。二者关系密切，不可分离。护理伦理学所涉及的护患、护际等关系直接影响患者及其他社会人群的心理变化，是护理心理学在医疗实践中运用的道德导向和道德依据。

3. **护理伦理学与法律法规的关系** 在护理活动中，医德比法律法规发挥作用的范围更广泛。法律法规仅适用于严重丧失医德的违法领域，而医德则适用于护理活动中的一切领域；法律法规依靠政治权力强制推行，而医德则依靠自律、社会舆论、人们的信念和传统习俗以及教育的力量来维持。二者研究对象不同，作用的范围也有区别，但它们都属于调整人们行为的规范，是行为控制的重要手段。两者相互作用、互相补充。护理人员具有良好的职业道德不仅是一种伦理要求，更是一种法律法规要求。

4. **护理伦理学与医学社会学的关系** 医学社会学运用社会学的一般原理，着重探讨医学人际间的社会关系，把医务人员和患者分别作为不同的社会角色，研究其与医疗卫生保健及社会现象之间的关系，从总体上阐述和把握医药卫生人员与社会的关系。医学社会学还研究与健康、疾病有关的社会环境的变迁、社会结构的功能、社会对策与措施、社会控制与评价等问题。二者都是以医学人际关系中的某些问题为研究对象，其共同使命都是通过对医学人际关系的研究，建立医学领域的正常秩序及其与社会之间的和谐。然而，两者又分别以不同的理论、方法，从不同的角度去研究医学人际关系，并以各自独特的研究方法和成果来实现上述使命。

二、护理伦理的研究对象和内容

护理伦理主要研究护理职业道德，护理伦理来源于护理实践活动，又服务于护理实践活动。它运用一般伦理学原理和道德原则调整护理实践活动中人与人之间关系。随着科学技术的不断进步和医学模式的转变，社会对护士的职业道德、职业态度和护理技能的要求越来越高。

（一）护理伦理的研究对象

护理伦理是在医疗卫生服务过程中从事护理工作所应遵循的道德规范，主要体现在护理职业道德现象、护理职业道德关系及其发展规律这三个方面。

1. **护理职业道德现象** 护理职业道德现象是人们在护理实践活动中特殊道德关系的具体体现，主要由护理职业道德的意识、规范和活动三个部分构成。护理职业道德意识指护士在处理护理职业道德关系实践中形成的心理及护理职业道德思想、观念和理论的总和；护理职业道德规范是评价护士行为的道德标准，是判断护理职业道德活动善恶、荣辱、正义与否的行为准则；护理职业道德活动指在护理领域中，人们按照一定的伦理理论和善恶观念采取的伦理行为、开展伦理活动的总和。

2. **护理职业道德关系** 护理职业道德关系是在护理实践活动中所形成的特殊人际关系，包括护士与患者、护士与其他医务人员、护士与社会、护士与医学科研之间的关系。

（1）护士与患者的关系：简称护患关系，指护士与患者及其家属之间的关系，是所有护理关系中最重要、最基本的关系，也是护理伦理研究的核心问题。这种关系是服务与被服务的关系，只要存在护理活动，就必然产生护患关系。这种关系的和谐、协调与否，直接关系到患者健康和护理质量的高低，影响着护理秩序、护理质量。

（2）护士与其他医务人员的关系：在护理工作中，护士与其他工作人员，如护士、医师、医技人员、行政管理人员以及后勤人员等，构成了一个有机整体，维持着紧密的联系，是护理伦理研究的重要内容。护士与其他医务人员相互尊重、密切配合，共同为患者的健康服务。

（3）护士与社会的关系：护理工作是一种社会活动，护士的一切护理活动都是在一定社会关系中进行的。因此，护士在患者恢复健康、社会保健服务的过程中，不仅需要照顾患者的局部利益，更要考虑到整个社会的公共利益。当患者的局部利益与社会的公共利益发生矛盾时，护士不仅要履行对患者的健康责任，还要承担起对他人、对社会的责任和义务。

（4）护士与医学科研的关系：在临床护理中，护士同时有参与医学科研的权利，护理科学的发展以及医学高新技术在临床上的应用，势必带来许多道德难题，也都涉及护理行为与道德问题。因此，严谨的治学态度、实事求是的工作作风、对人民健康高度负责的精神及良好的医德医风，是护士在医学科研中应遵循的基本道德准则。

3. 护理职业道德发展规律　护理职业道德发展规律指隐藏在护理职业道德现象背后的、内在的、本质的必然联系。护理道德思想决定了护理道德行为标准，产生相应的护理行为，影响到各种护理关系和护理实践活动。护理伦理的任务之一就是发现、认识护理职业道德的发展规律，以便人们更好地尊重规律、利用规律，在护理实践和护理研究中取得成效。

（二）护理伦理的研究内容

护理伦理的研究内容包括护理伦理的基础理论、护理伦理的原则、规范和范畴，以及护理伦理建设。

1. 护理伦理的基础理论　护理伦理的基础理论主要包括生命论、人道论与美德论、义务论和功利论、公正论和公益论等内容。

2. 护理伦理的原则、规范和范畴　护理伦理的原则主要包括尊重原则、有利原则、不伤害原则与公正原则。护理伦理的规范主要包括热爱专业、恪尽职守、尊重患者、一视同仁、举止端庄、文明礼貌、刻苦钻研、精益求精、互尊互学、团结协作、诚实守信、保守医密、廉洁奉公、遵纪守法等。护理伦理的范畴主要包括权利与义务、尊严与价值、情感与理智、良心与荣誉、审慎与胆识等。

3. 护理伦理建设　护理伦理建设包括护理伦理教育的过程、原则和方法，提升护理伦理修养的目标和方法，护理伦理评价的作用、标准、依据和方式等内容。

三、护理伦理原则

（一）尊重原则

1. 含义　尊重指在心态上尊敬或重视对方，继而言谈举止表现庄重，现已逐渐引申为平等相待的心态及言行。在护理活动中，护士与患者都是一种个体存在，彼此尊重、真诚相待并相互配合是实现护理目标的基础。

尊重原则（principle of respect）又称自主原则，狭义的尊重原则指护士应尊重患者及其家属的人格尊严，理解患者的原生文化、生活习俗、个性特征。广义的尊重原则不仅强调尊重患者及其家属的人格尊严，还包括尊重患者在不受外界干扰下自由做出决定的权利。其实现的前提：第一，护士对该权利的合理认同；第二，护患双方认可彼此关系的平等性，并能够建立平等的护患关系。在临床护理工作中，最能体现尊重原则的是知情同意，即患者能够完全理解并同意即将实施的诊疗和处置等。

2. 意义

（1）尊重原则是现代护患关系发展的客观要求：整体护理观重视心理、社会因素对健康的影响，需要护士与患者进行平等、真诚的沟通，尊重原则确立了患者及护士工作的态度，促进护患双方理解配合，构建和谐的护患关系。

（2）尊重原则是保障患者健康利益的必要条件：护理活动的最终目的是维护患者的健康利益，作为护理主体，患者有权知晓并自主选择符合自己健康利益的护理行为。尊重原则强调护士对患者的尊重可以保障患者的知情权、选择权与同意权，是维护患者健康利益的必要条件和可靠保障。

3. 对护士的要求

（1）尊重患者人格尊严：尊重原则的实质是尊重患者人格尊严和维护患者知情同意的权利。患者具有基本的人格尊严与人格权利，应该受到护士的尊重与维护。

维护患者人格尊严的主要表现：患者在接受诊疗服务时享有同健康人一样平等的人格尊严，不能因患病而受到任何歧视；患者的身体应该受到尊重，尤其生理缺陷不得受到嫌弃或嘲笑；患者的风俗与生活习惯应受到尊重；患者就医时不应受到怠慢。

此外，依据我国法律规定，公民享有生命权、健康权、身体权、隐私权、名誉权、荣誉权、姓名权、肖像权等人格权。患者作为公民同样享有上述权利，应该得到护士的尊重和维护。

（2）尊重并协助患者行使自主权：护患之间存在着专业知识的不对等性，因此需要护士协助患者获取相关信息，才能真正实现患者自主做决定的权利，即知情同意。

一般来说，护士应履行解释说明的义务，主动为患者提供适宜的环境和必要的条件，使患者充分了解与诊疗护理工作相关的信息，认真、仔细地倾听患者和家属的问题，正确解释、回答问题，尊重患者及其家属的自主性和决定权。

在护理活动中，知情同意应体现在护理的每一个环节。如患者入院时，护士向其介绍医院概况、住院注意事项、病房环境等。在诊疗护理操作前，应向患者充分解释、说明，取得患者配合。在操作过程中，了解患者的感受并做出必要的处理，如暴露隐私部位前要先征求同意，同时做好保护工作；对一些创伤性操作，如穿刺、注射、留置导尿管等，则应向患者解释其必要性，取得患者同意。患者出院时及时告知出院后的注意事项，如用药情况、饮食要求、生活方式、复查时间等，畅通咨询渠道，如其有疑问，及时解答。

另外，在临床护理中，护士要维护患者知情权中的医护一致性，即护士告知患者或家属的信息应与医师告知的信息保持一致。

（3）正确处理患者自主与护士协助之间的关系：护士尊重患者知情同意的权利，绝不意味着放弃自己的责任。因此在协助患者行使自主权时，要注意以下几点：①判断患者是否适合行使自主权，自主权的使用并不适用于所有患者，仅适用于能做出理性决定的人，而对于自主能力较弱或没有自主能力的患者，如婴幼儿、严重智障者、昏迷患者等，不仅不应该授予其自主权，反而需要对其加以保护、监督与协助。②在特殊情况下，为维护患者的健康利益和社会利益，护士可以行使特殊干涉权。如患者昏迷、病情危急，需要立即进行处置和抢救，来不及获取患者家属知情同意；患者罹患不治之症，本人或家属将治疗权全权授予医护人员；昏迷患者需要急诊急救，无家属在场；患者或其家属所做的决定明显对患者的健康和生命有严重危害，或者家属的代理决定明显违背患者自己的意愿；患者患有对他人、对社会有危害的疾病而又存在不合理的要求和做法。

（二）有利原则

1. 含义　有利原则（principle of beneficence）又称行善原则，指护士始终把患者健康利益置于首位，并将其作为选择护理行为的首要标准，多为患者做善事。有利原则由两个层次构成：首先是低层次原则，即不伤害患者，这是有利的最低要求和体现；其次是高层次原则，即为患者谋利益，履行仁慈善良或有利的义务，做善事，做好事，做有道德、有良心、有责任心的医护工作者。

2. 意义

（1）有利原则是生命神圣论的体现：没有生命就没有人类的一切活动，有利原则是实现生命质量和生命价值的基础。因而，尊重生命、保护生命，选择有利于生命健康的行为是护理道德的根本观念。

（2）有利原则是一切护理行为的目的：医疗卫生人员应当弘扬敬佑生命、救死扶伤、甘于奉献、大爱无疆的崇高职业精神，这要求护士从有利患者的角度出发，选择最优的护理方案，将患者的健康利益放在首位。

3. 对护士的要求

（1）树立为患者利益服务的观念：健康所系，性命相托。护理人员既要关心患者以生命和健康为核心的客观利益，如减轻病痛、恢复健康、节省医疗费用，又要关心患者主观利益，如合理的治疗需求，正当的心理、社会需求等。

（2）为患者提供优质的护理服务：在生物-心理-社会医学模式下，护士应将人文关怀与临床护理工作充分融合，贯穿生命全周期。如依据患者病情及特点择优选择和实施最有利的护理方案，最大限度地满足患者需求，尽力减轻患者的痛苦和不幸，积极做对患者有益的事，包括预防疾病、协助治疗、避免潜在的并发症，陪伴、倾听、安慰及指导患者和家属正确平和地面对疾病和生死等。

（3）全面权衡利害得失：护理人员在帮助患者时，要遵循“两利相权取其重，两害相权取其轻”和坚持公益的原则，将有利于患者、有利于他人、有利于社会有机统一起来，尽力达到对患者有利，同时不损害他人及社会利益。

（三）不伤害原则

1. 含义　不伤害原则（principle of non-maleficence）指护士在为患者提供护理服务时，应避免使其身心受到伤害。在临床医疗护理中，部分行为对患者的伤害是客观存在的，例如穿刺技术、电烧灼、手术切除病变部位、各种导管留置等。当以治疗为目的的医疗护理行为对患者的损害不可避免时，护士应充分考虑患者的受益与受损情况，权衡利弊，把伤害控制在最小范围和最低程度，力求以最小损伤取得最佳治疗效果。

不伤害原则的意义在于强调培养护士高度的责任心及严谨的职业意识与职业作风，努力使患者免受各种不应有的身体伤害、精神伤害及经济伤害。

2. 医疗伤害的种类

（1）有意伤害与无意伤害：有意伤害指医护人员主观上故意伤害患者或由于不负责任对患者造成了伤害；无意伤害指在进行正常诊治活动中对患者造成的间接伤害，如穿刺、手术治疗带来的创伤。

（2）可知伤害与不可知伤害：可知伤害指医护人员在采取医护措施之前就预先知晓对患者的伤害，如药物不良反应等；不可知伤害指虽经医护人员预测，但仍难以预料的对患者造成的伤害。

（3）可控伤害与不可控伤害：可控伤害指经过医护人员努力可以控制的伤害；不可控伤害指超出医护人员控制能力的伤害。

（4）责任伤害与非责任伤害：责任伤害指由医护人员未尽到责任导致的对患者的伤害，如有意伤害、可知可控却未加预测与控制的伤害等；非责任伤害指并非由医护人员的责任心不强所导致的对患者的伤害，如无意伤害、可知而不可控伤害、意外伤害等。

3. 对护士的要求

（1）杜绝责任伤害：重视患者的利益，培养为患者利益着想的动机与意向，绝不能为了个人利益而滥用诊疗护理手段，坚决杜绝责任伤害。

（2）减少可控伤害：护士要具备扎实过硬的专业知识与技能，具有认真负责的态度，避免或减少由技术不精或粗心大意给患者造成的可控伤害，保证患者健康和生命安全。

（3）对护理措施进行伤害与利益评估：对有危险或可能造成伤害的护理措施要进行评估，进行危险与利益或伤害与利益的分析，审慎考虑，选择利益大于危险或伤害的护理措施并预防潜在伤害的发生。

（四）公正原则

1. 含义　公正原则（principle of justice）指护士应公平公正地对待每一位患者，使有同样护理需求的患者得到同样的护理待遇。每一个社会成员都有平等、合理地享受卫生资源的权利，享有参与卫生资源的分配和使用机会的权利。公正原则包括形式公正和内容公正，主要体现于两个方面：人际交往的公正与医疗卫生资源分配的公正。在人际交往方面，患者与护士拥有平等的人格权利与尊严，护士应做到平等对待患者，一视同仁。在医疗卫生资源的分配方面，以公平优先、兼顾效率为基本原则，优化配置和合理使用医疗卫生资源。

2. 对护士的要求

（1）公正地分配医疗卫生资源：护士可以参与分配的医疗卫生资源主要指住院病床及稀有医疗卫生资源。护士在护理服务中应该把形式公正和内容公正有机统一起来，按照医学标准、社会价值标准、家庭角色标准、科研价值标准、余年寿命标准、个人意愿等综合权衡，在比较中进行筛选，以确定稀缺卫生资源享用者资格，做出公平正义、一视同仁的伦理决策，努力维护患者平等的医疗护理权利。

（2）以平等的态度对待患者：平等是公正原则的重要内容之一。在护理服务中，护士要树立平等观，对患者无论性别、年龄、肤色、外貌、地域、国籍、种族、信仰、贫富、社会地位等，都应一视同仁，尊重和关心每一位患者的人格、权利、正当的健康需求，尤其是对老年患者、精神病患者、残疾患者、婴幼儿患者等弱势群体，应给予更多的关怀。

（3）公正地解决护患纠纷：在护理工作中发生护患纠纷或护理差错事故时，护理管理者应站在公正的立场上，认真倾听患者主诉，深入分析，及时判断，合理解释，不偏袒任何一方，使纠纷妥善解决。

在护理实践中，大多数护理行为可以兼顾到多个护理伦理的原则。但在特殊情境下，各原则之间仍可能会发生矛盾与冲突，此时需要护士根据实际情况慎重考虑，将维护患者的利益放在首位，做出符合伦理的决策。

四、护理伦理规范

护理伦理规范指依据一定的护理伦理理论和原则制定的，用以调整护士人际关系及护士与社会关系的行为准则与道德规范的总和，对提升护士职业素养具有重要意义。

（一）热爱专业、恪尽职守

这是护理事业和人民健康利益的根本要求，是护士应有的首要伦理品质和职业精神，也是做好护理工作的动力和信念。只有内心真正热爱护理工作，才能真正尊重和爱护患者，用心工作，真正认识护理工作的价值和意义，激发强烈的责任感和事业感，自觉做好本职工作，牢固树立为护理事业奋斗的道德理想。恪尽职守要求护士在护理工作中时刻把患者的痛苦、生命安危放在首位，兢兢业业，踏踏实实，全心全意地为患者的身心健康服务。

（二）尊重患者、一视同仁

每个患者都有独立的人格，都有被尊重的需要。护士在护理工作中，应充分尊重患者的生命及其价值、人格及其权利，平等对待每一个患者。不能以个人的需求、价值取向、审美偏好等有选择地对待患者，厚此薄彼；也不可根据种族国籍、宗教文化差异、权力地位差异、性别、年龄、美丑、智思、关系亲疏等有区别地对待，更不能歧视残疾患者及精神障碍患者。

（三）举止端庄、文明礼貌

得体的言行举止是护士自身良好素质和修养境界的体现，是取得患者信赖、构建和谐护患关系的第一步。因此要求护士着装规范，整洁大方；举止稳重，遇事沉着冷静；语言文明、亲切，富有感染力；态度热情，和蔼可亲；作风严谨细致，操作娴熟，动作轻柔等。这些行为能够使患者对护士产生信任和依赖感，特别是在危、急、重症患者面前，护士表现出的勇敢、坚毅、镇定、当机立断等非语言行为能迅速缓解患者及家属的恐惧、焦虑心理，取得患者及家属的配合。这对帮助患者建立康复的信心，促进其恢复健康，具有积极的意义。

（四）刻苦钻研、精益求精

精湛的护理技术是保障护理质量的核心，也是护士必须遵循的伦理准则。随着社会的发展和医学的进步，护理工作的内容和范围也不断扩大，这对护士的业务能力和整体素质水平提出了更高的要求，护理人员专业技术水平的高低直接关系到患者的生命质量。护士必须刻苦钻研，与时俱进，不断更新知识，熟练掌握各种护理技术和技能，增强岗位胜任能力，始终确保为患者提供高质量的护理服务。

（五）互尊互学、团结协作

这是现代医学发展高度分化、高度综合、高度社会化的客观需要，是保证护理工作顺利开展的需要，也是建立和谐护患关系的需要。此规范要求护士树立整体观念，围绕患者利益第一的原则，相互尊重、彼此平等、相互支持、理解宽容、相互学习、良性竞争、共建诚信，建立团结、合作、高效、和谐的医护患命运共同体。在工作中如果意见有分歧或发生矛盾，应以患者利益为先，遵守各项规章制度，正确处理个人矛盾与患者利益之间的关系，以实事求是的态度和高尚的职业情感，相互协商解决问题。

（六）诚实守信、保守医密

诚信和保密是护士处理护患关系、社会关系时应遵循的基本伦理准则。体现了尊重患者的人格尊严和权利，能帮助护士树立良好的专业形象，建立和谐的护患关系。

（七）廉洁奉公、遵纪守法

要求护士依法行护，以德施护，遵守医疗卫生管理法律、行政法规、部门规章以及有关临床诊疗技术规范、各项操作规范及医学伦理规范，遵守护理规章制度和疾病护理指南等，合法开展护理工作。不以医疗护理手段谋取个人私利，不接受患者或家属的馈赠，更不可向患者索要钱物，务必保持清醒的头脑，维护护士的社会信誉和形象。

五、护理伦理范畴

护理伦理的基本范畴是对伦理道德意识的抽象与高度概括，是对护理伦理原则、规范的补充，也是将护理伦理原则、规范转化为护理伦理品质的直接环节。护理伦理基本范畴主要包括权利与义务、尊严与价值、情感与理智、良心与荣誉、审慎与胆识。

（一）权利与义务

1. 权利

（1）护士的权利：根据相关法律规定，护士有权利在其注册的执业范围内开展自主护理、维护人格尊严、得到职业保护、获得劳动报酬和职业晋升。护士正当的权利得到尊重和维护，可以提高护理职业声誉和社会地位，调动广大护士履行义务的积极性和主动性，有利于护士在维护和促进人群健康中发挥更大的作用。

（2）患者的权利：患者的权利是患者患病期间所拥有的权力和应该享受的利益，又称患者权益。目前我国没有关于患者权利的专门法案，根据相关法律规定，患者的权利主要有安全保障、知情同意、人格尊严、获得赔偿等。在护理实践中，患者权利的实现，有赖于护患双方对彼此权利的认同和履行各自的义务来实现。例如，护士履行解释说明的义务，患者对自身疾病的知情权才能得到实现。护士只有明确患者的权利和自己应尽的义务，才能在护理过程中尊重、维护患者的权利。

2. 义务

（1）护士的义务：护士的义务指护士对患者、集体和社会所承担的责任，也是对护士行为的基本要求。据相关法律法规规定，护士负有如下义务：依法执业、及时告知、先行紧急救护、保护患者权益、参与公共卫生和疾病预防控制及突发事件医疗救护等。

（2）患者的义务：患者的义务指在医疗卫生活动中，患者应该履行的责任。如就医时患者应尊重医护人员，遵守医院规章制度；配合诊疗，如实提供病情和有关信息；避免将疾病传播给他人；尊重医护人员及其劳动成果，支付医疗费用等。

患者的权利与护士的义务在总体上是一致的，护士履行自己的义务就是对患者权利的尊重。但有时患者的权利和护士的义务之间也存在不一致的情况，包括：①患者的权利与护士的义务之间发生冲突。如患者有权拒绝治疗护理，但当这一行为属于选择失误而其后果会危害患者自身利益时，便与护士保护患者健康的义务发生冲突。②患者的权利与护士对他人和社会应尽义务发生矛盾。如法定传染病患者要求护士为其保密并尊重其隐私保护权，这会妨碍护士履行对社会的义务，可能会危及社会公众的利益。在这种情况下，护士应该妥善处理好各方利益关系，最大限度维护患者权利，同时兼顾社会公益原则，尽好自己的道德义务与法律义务。

（二）尊严与价值

1. 尊严　尊严主要表现为人格尊严。人格尊严是对人的价值和个体独特性的尊重，是人应该享有的地位、待遇、尊重的总和。人格权主要包括姓名权、肖像权、名誉权、荣誉权和隐私权等。任何个人和社会组织都无权侵犯他人的人格尊严及其权利，护士与患者都具有人格尊严。

（1）维护自己的尊严：护士应自尊自爱，即对自己的护理行为负责，做自己应该做的事，应该做的事努力做到。护士的自尊是推动其自强自立、有所作为、取得成就、创造价值的动力。

（2）尊重患者的人格尊严：尊重并维护患者的尊严是护理工作的基本要求，也是护理活动顺利进行的前提条件。护士应尊重患者，为他们提供合理的护理服务，保护患者的隐私，并设计符合患者身心需求的照顾计划。

（3）尊重同事的人格尊严：在工作中与同事相互尊重，保守同事的秘密。

（4）有权得到患者的尊重：患者应尊重护士，护理工作具有助人为善的本质，护士拥有值得尊重的价值。患者应该理解和信任护士，尊重护理工作。

2. 价值　价值反映的是客体满足主体需要的有用属性，是现实的人和事物之间的一种需要与满足需要的关系。护士的职业价值观是护士对护理工作的价值存在与否、怎样评判护理活动的价值、在护理活动中怎样创造价值等问题的根本观点。护理职业价值观包括如下内容。

（1）以人为本，患者利益至上：在此前提下，最大限度地为患者解决身心疾病所带来的痛苦，满足其健康需要。

（2）注重护理活动的社会价值：将患者利益与社会利益有机地统一起来。

（3）遵守伦理准则：以护理伦理基本原则、规范为护理活动及其评价的价值尺度，恪守道德要求。

（三）情感与理智

1. 情感　情感是人们内心世界的自然流露，是人们对客观事物的体验、态度和心理反应。护理伦理情感指护士对护理活动中的个人行为或他人行为进行评价时所产生的情感体验。它是护士在长期的护理实践中逐步形成的，具有护理职业的特殊性、理智性、纯洁性等特点。情感的内容主要包括同情感、责任感和事业感。

（1）同情感：这是最基本的护理伦理情感，是一切善良美德和行为的基础与原动力。护士的同情感发自对患者生命的热爱、人格的尊严价值的认同，可以使护士设身处地为患者着想，竭尽全力解除或减轻患者痛苦。

（2）责任感：这是同情感的升华。护士认识到自己掌握的知识、技能、所从事的护理工作与促进患者康复紧密相关，从而产生对患者、社会及自身的责任感。促使护士对患者高度负责，在工作中认真仔细，严谨周密，不计较个人得失，并能为患者的利益承担风险，真正实现全心全意为人民的身心健康服务。与同情感相比，护士的责任感具有主动性和理性成分。

（3）事业感：这是最高层次的护理伦理情感。强烈的事业感，会使护士把自己的理想和追求凝结在护理事业上，产生职业的使命感。通过不断进取，对工作精益求精，实现人生理想并促进护理事业的发展。

2. 理智　理智指一个人辨别是非、利害关系以及控制自己的能力。护士的理智，包括较低层次的认知素质和自制能力，以及较高层次的决断能力和智慧素质。理智可以帮助护士把握、调控、驾驭、优化自己的情感，防范自我情感的不良应答，为患者提供最佳的护理服务。理智对护士的主要要求如下。

（1）理性处理自身情感：以道德理性全面整合自我情感世界，防范情绪过度膨胀及情感缺失。

（2）理性对待患者及其家属的情感：在患者及其家属情绪激动、亢奋的情况下，要坚持科学精神，保持理性及清醒的头脑，认真负责、实事求是地对待患者。

（3）理性对待情感氛围：恪守伦理原则，自觉抵制和排除种种不良情绪的干扰。

（四）良心与荣誉

1. 良心　良心指人们对他人、集体、社会履行义务的道德责任感和自我评价能力，是个人意识中各种道德心理因素的有机结合。护士的良心指护士在履行对患者、集体和社会义务过程中，对自己行为应负道德责任的自觉认识和自我评价能力，是护理伦理的基本原则、规范在个人意识中形成的稳定的信念和意识。良心对护士的主要要求如下。

（1）以护理伦理的基本原则和规范为准则：抛弃一切私心杂念和个人名利，忠于职守，为人民的身心健康竭尽忠诚。

（2）在任何情况下都忠实于患者的利益：某些情境下，护士的护理行为是在患者不甚了解或者失去知觉的情况下进行的。患者对于护士所采取的护理行为是否得当很难发表自己的意见，更难以进行有效的监督。这就要求护士一定要忠实于患者的利益，坚持规范操作，从良心出发，做到“慎独”。如一时疏忽出了差错，也应及时纠正，主动向上级汇报，敢于承担责任。

（3）忠实于社会利益：即护理行为不能损害社会利益。在为患者进行护理时，如发现有损害社会利益的行为，如提供虚假住院信息、隐瞒患传染病的事实、有损害公众利益行为等，护士应从职业良心出发，恪守职业道德，做出正确决定，自觉维护护理事业的纯洁性。

2. 荣誉　荣誉指一定社会或集团对特定个人或组织履行社会义务的道德行为所作的积极评价和褒奖。个人意识到这种积极评价和褒奖所产生的道德情感，称为荣誉感。任何荣誉都是一定社会关系和历史条件下的荣誉。护士的荣誉观，是与护理道德义务密切相连的。忠实履行自己的义务是护士获得荣誉的前提，荣誉则是履行义务的结果。荣誉一旦成为护士的愿望，就会产生巨大的精神力量。护士正确的荣誉观包括如下内容。

（1）重视并爱惜名誉：名誉是荣誉的核心和表征。重视自己的名誉，通过正当手段追求和爱惜荣誉，是护士自尊心的表现。

（2）正确认识荣誉：护士获得荣誉说明自己的劳动已经取得一定成效，得到社会或患者的肯定。只能通过加倍努力工作获取更多荣誉。护士的荣誉永远与护理事业、与护理患者相关，离开护理事业、偏离为患者的真诚护理，荣誉将会变得虚伪。

（3）合法合理追求荣誉：护士的荣誉应该建立在维护患者健康利益、促进护理事业发展的基础之上。只有通过合乎法律、合乎伦理的手段而获得的荣誉，才是真正的荣誉。

（五）审慎与胆识

1. 审慎　审慎即周密谨慎，护理伦理范畴的审慎指护士在行为之前的周密思考和行为过程之中的小心谨慎。这既是一种道德作风，也是良心的外在表现。可以提高护理质量，保证患者生命安全，促进护士钻研业务知识和护理技术，提升护士的伦理道德境界，有利于建立和谐的护患关系。审慎的内容包括以下两点。

（1）语言审慎：一个人生病后，其身心状态和社会适应能力都会发生改变。护士与患者沟通时要注意语言的治疗性作用，避免对患者产生不良刺激。同时，护士要注意语言的修养，讲究表达技巧，恰当地运用面部表情、眼神、手势等肢体语言与患者沟通交流。

（2）行为审慎：护士在护理活动中，必须保持谨慎的态度。严格遵守各项规章制度和操作规程，预防差错事故的发生；进行护理操作要小心谨慎、动作轻柔，随时观察患者状态，倾听患者的主诉；遇到复杂病情和危重患者，能果断准确处理并能防止各种意外情况的发生。

2. 胆识　胆识指护士在患者面临风险时敢于承担风险，并且有能力、有勇气化解风险。这种胆识建立在关心患者和尊重科学的基础之上，它可以帮助护士把握住有效的抢救时机，及时做出正确的诊断和处理，在发生不可避免的伤害时提高救治效率。

第二节　护理实践中的法律

一、法律的概念

法律是国家制定或认可的、由国家强制力保证实施的、以规定当事人权利和义务为内容的具有普遍约束力的社会规范。法律有狭义及广义之分，狭义的法律专指由拥有立法权的国家机关依照立法程序制定的规范性文件。广义上的法律指法律规范的总和，除国家立法机关制定的规范性文件之外，还包括国家行政机关制定的行政法规、地方国家权力机关制定的地方性法规等。

二、我国的法律体系及立法程序

（一）我国的法律体系

法律体系（legal system）指一个国家全部现行法律规范按一定逻辑顺序分类组成不同的法律部门而形成的有机联系的统一整体，是依据一定的标准与原则而归纳的同类法律规范的总称。

1. 部门法律体系　构成法律体系的要素是法律部门，法律部门的构成要素是法律规范。当代中国的法律体系主要由宪法及宪法相关法、行政法、民商法、经济法、社会法、刑法、诉讼与非诉讼程序法七个法律部门构成。

2. 法的效力等级体系　是以法的不同效力位阶作为主要划分标准所形成的法律规范统一整体。我国法律的效力等级大体分七个层次：第一位是宪法；第二位是全国人民代表大会（人大）和人大常委会制定的法律；第三位是国务院制定的行政法规；第四位是省级人大制定的省级地方性法规，国务院各部委制定的部门规章；第五位是省级人民政府制定的省级政府规章；第六位是省会城市和国务院批准的较大市人大制定的地方性法规；第七位是省会城市和较大市人民政府制定的政府规章。

（二）我国的立法程序

立法程序是指具有立法权限的国家机关创制规范性法律文件所遵循的制度化的正当过程，是国家通过立法手段协调利益冲突、规制社会秩序及配置社会资源的合法路径和正当法律程序。我国的立法程序包括四个步骤：提出法律草案、讨论及审议法律草案、表决通过法律草案、公布法律。

三、卫生法规

（一）卫生法的概念

卫生法是由国家制定或认可、由国家强制力保证实施的关于医疗卫生方面法律规范的总和，用于调控国家卫生事业的发展，调整卫生行政机关与相对人相互关系的法律规范。目前我国没有专门的卫生法，只有以公共卫生与医政管理为主的单个法律法规构成的一个相对完整的卫生法体系。与医护相关的法律法规有《中华人民共和国医师法》《中华人民共和国母婴保健法》《中华人民共和国献血法》《医疗机构管理条例》《护士条例》《医疗纠纷预防和处理条例》等。

（二）卫生法的基本原则

1. 卫生保护原则　保护公民生命健康是我国一切医疗卫生工作和医疗卫生立法的根本宗旨和最终目的。根据这一原则，我国每个人都依法享有改善卫生条件、获得基本医疗保健的权利。

2. 预防为主原则　此原则的基本含义如下：①任何卫生工作都必须立足于防。②强调预防，并不是轻视医疗。③预防和医疗都是保护人体健康的方法和手段。无病防病，有病治病，防治结合，是预防为主原则的总要求。

3. 保护社会健康原则　指个人在行使自己的权利时，不得损害社会健康利益。这种对社会整体利益的保护有可能是对个人权利的限制，如对某些传染病患者的隔离、法律规定患有某些疾病的人不得参加接触直接入口食品的工作等。

4. 依靠科技进步原则　卫生事业是科技含量很高的一个领域，生命科学是当今世界科技发展最活跃、最重要的领域之一。卫生事业的发展、健康目标的实现，归根到底有赖于科技的发展。

5. 患者权利自主原则　指在医疗活动中，患者有独立的、自愿的决定权。这种自主决定权从根本上表达的是患者的选择权，包括：①自己决定选择医疗机构、医师及其医疗服务的方式。②除法律、法规另有规定外，患者有权自主决定接受或不接受某一项医疗服务。③患者有权拒绝医疗机构的非医疗性服务等。这一原则要求医务人员或研究人员在医疗活动或试验前必须取得患者的知情同意。

（三）卫生法的特点

1. 保护公民的健康权　公民的健康权是指自然人依法享有保持身体功能正常及其健康状况不受侵犯的权利。卫生法通过保证公民享有国家规定的健康权和治疗权、惩治侵犯公民健康权利的违法行为来保护公民的健康。

2. 技术规范和法律相结合　卫生法将防治疾病、保护健康的客观规律加以法律化，使其成为人人必须遵守的规范，以求最大限度地趋利避害。对不遵从卫生法中的医疗卫生技术规范并造成严重后果者实行严惩。

3. 调整手段多样化　维护健康是一项非常复杂的工程，涉及复杂的社会关系及一系列技术问题，包括生活环境的状况、防治疾病的技术、爱国卫生运动等。因此，卫生法吸收并利用其他部门法律多样化的调节手段，如行政制裁、民事制裁、刑事制裁等。

（四）卫生法律关系的构成

卫生法律关系的构成包括主体、客体及内容三个要素。

1. 主体　也就是卫生法律关系的参与者，包括享受权利、承担义务的卫生行政部门、医疗卫生保健机构，与医疗卫生单位发生直接或间接关系的企事业单位，我国的公民及境内的外国人。

2. 客体　卫生法以保护公民的健康权为宗旨，因此卫生法律关系的客体包括以下几种。①公民的生命健康权：生命权是指公民生命不被非法剥夺的权利，健康权是指公民的身心健康不受非法侵害的权利。②行为：医药企业生产药品的计量标准，医疗、护理服务等。③医疗物资：进行各种医疗和卫生管理工作时需要的生产资料和生活资料，如药品、食品、医疗器械等。④智力成果或精神产品：卫生法律关系主体从事智力活动所取得的成果，如医疗卫生技术发明、专利、学术著作等。

3. 内容　指卫生法律关系的主体依法享有的权利及承担的义务，如护士的权利是依法实施护理服务，并获得相应的报酬；其义务是为患者提供及时、准确的护理服务。如果护士不履行或没有按要求履行其义务，将承担相应的后果。

（五）卫生违法行为及法律责任

卫生违法行为是指个人、组织违反现行卫生法律法规的行为，既包括做出了法律所禁止的行为，也包括没有做出法律所要求的行为。卫生法律责任是指行为人（自然人、法人）由于不履行或拒绝履行卫生法律法规所确定的义务，侵犯了他人的合法权益，而对其违法违约行为应承担的带有强制性的不利法律后果。根据违法行为的性质、情节、动机和对社会危害程度的不同，卫生法律责任可分为行政责任、民事责任、刑事责任。

1. 行政责任　指医疗卫生机构及其工作人员或从事与卫生事业有关的企事业单位工作人员或公民，违反卫生法中有关卫生行政管理方面的规范，尚未构成犯罪所应承担的法律后果。卫生行政责任的主要形式有行政处罚和行政处分。行政处罚的种类有：警告、罚款、没收违法所得、没收非法财物、责令停产停业、暂扣或吊销卫生许可证和生产许可证或营业执照等。行政处分包括警告、记过、记大过、降级、降职、撤职、留用察看和开除8种形式。

2. 民事责任　指医疗卫生机构及其工作人员或从事与卫生事业有关的机构违反了卫生法律规定，侵害了公民的生命健康权、财产权，依法应向受害人承担的以财产为主的损害赔偿的法律责任。根据《中华人民共和国民法典》第一百七十九条规定，承担民事责任的方式主要有以下11种：停止侵害；排除妨碍；消除危险；返还财产；恢复原状；修理、重作或更换；继续履行；赔偿损失；支付违约金；消除影响、恢复名誉；赔礼道歉。本条规定的承担民事责任的方式，可以单独适用，也可以合并适用。

3. 刑事责任　指行为人实施了违反卫生法律法规的行为，严重侵害了卫生管理秩序及公民的生命健康权益，构成犯罪，依刑法所应承担的法律后果。我国刑法对违反卫生法的行为所应承担的刑事责任包括：生产、销售、提供假药罪，生产销售有毒有害食品罪，妨害传染病防治罪，非法组织卖血罪，医疗事故罪，非法行医罪等。《中华人民共和国刑法》第三百三十五条规定：医务人员由于严重不负责任，造成就诊人死亡或者严重损害就诊人身体健康的，处三年以下有期徒刑或者拘役。

四、医疗纠纷与医疗损害

（一）医疗纠纷

1. 概念　医疗纠纷（medical dispute）指医患双方对诊疗护理过程中发生的不良后果及产生原因认识不一致而引起的纠纷。医疗纠纷主要发生在医疗卫生、预防保健、医学美容等具有合法资质的医疗企事业法人或机构，包含医疗侵权纠纷和医疗损害赔偿纠纷。从逻辑学角度看，医疗纠纷是上行概念，它包括医疗事故、医疗过错、医疗损害、医疗意外和医疗合同等方面的纠纷。医疗纠纷只代表着一种责任不确定的争议状态，而真正体现法律意义的应该是其下行概念，如医疗损害纠纷、医疗事故纠纷和医疗合同纠纷等。

2. 分类　根据我国目前的司法实践，将引发医疗纠纷的原因概括分为六大类：①诊疗行为存在过失并造成损害结果，如各种医疗事故。②虽有诊疗过失但未造成损害结果，如手术中误伤相邻组织但及时处理并愈合。③不存在诊疗过失但确有损害结果，如麻醉意外、手术并发症、药品不良反应等。④生物药品、器械设备、耗材敷料等医疗供应品发生意外，包括涉嫌产品质量责任而出现的纠纷。⑤患方对医疗风险认识不足而引起单方面误解的，如一些重病后期不断恶化是疾病本身的自然转归，而非医疗不当行为所致。⑥与诊疗行为本身无关的其他纠纷，如患者自残自杀或非医疗行为导致的人身财产损失等。

3. 处理　医疗纠纷是一种特殊的民事纠纷，积极预防和正确处理医疗纠纷、最大限度减少医疗损害，对于维护医患双方的合法权益、保障正常的医疗秩序与社会稳定具有重要意义。

（1）法律依据：1987年6月和2002年4月，国务院先后颁布了《医疗事故处理办法》和《医疗事故处理条例》。2009年全国人民代表大会常务委员会通过了《中华人民共和国侵权责任法》（简称《侵权责任法》），其中关于医疗损害责任部分有了全新的法律规定。2018年10月1日，国务院常务会议审议通过的《医疗纠纷预防和处理条例》正式施行，重点关注预防和妥善处理医疗纠纷，保护医患双方的合法权益，维护医疗秩序，保障医疗安全。2020年6月1日开始实施《中华人民共和国基本医疗卫生与健康促进法》，这是我国卫生健康领域内的第一部基础性、综合性的法律。2021年1月1日起施行的《中华人民共和国民法典》（简称《民法典》）被称为社会生活的百科全书，其中与医疗损害责任相关的法律条文编入民法典的第七编侵权责任中。

（2）举证责任：是指当事人对自己提出的主张有收集或提供证据的义务，并有运用该证据证明主张的案件事实成立或有利于自己主张的责任，否则将承担其主张不能成立的危险。由于医疗损害侵权案件的特殊性，我国医疗损害纠纷举证责任分配的立法沿革出现了如下三个阶段。①“谁主张，谁举证”阶段：我国《中华人民共和国民法通则》《医疗事故处理办法》的实施和颁布标志着医疗侵权纠纷的法律调整步入正式探索阶段，采用一般举证责任分配原则，即患者方为医疗行为、损害结果、因果关系和医疗过错这四个构成要件承担全部的举证责任。②举证责任倒置阶段：2002年4月实施的《最高人民法院关于民事诉讼证据的若干规定》将医疗侵权纠纷规定为举证责任倒置，就是因医疗行为引起的侵权诉讼，由医疗机构就医疗行为与损害结果之间不存在因果关系及不存在医疗过错承担举证责任。③多元举证责任分配阶段：2010年以后，根据《侵权责任法》及《民法典》规定：在认定医疗损害侵权责任时采用“区分类型确定举证责任”，也就是一般情况下适用“谁主张，谁举证”。但在以下三种情况适用举证责任倒置：医疗机构违反法律法规、相关诊疗规范的规定；隐匿或者拒绝提供与纠纷有关的病历资料；存在伪造、篡改及销毁病历资料的行为并企图以此来逃避法律责任。另外，下列三种情况医疗机构免责：①患者或者其近亲属不配合医疗机构按照诊疗标准进行诊疗的。②医务人员在抢救危重患者等紧急情况下履行合理的诊疗义务。③当时医疗水平有限，难以诊断和治疗。

（3）处理流程：发生医疗纠纷时，医患双方可以通过下列五个途径解决：医患双方自愿协商；向人民调解委员会申请调解；向医疗机构所在地所属卫生行政部门反映，申请行政调解；向人民法院提起医疗损害赔偿诉讼；法律、法规规定的其他途径，如医患双方共同委托第三方机构进行鉴定，得出结论后再进行协商解决。

医疗纠纷处理的具体步骤包括如下。①报告：医务人员在医疗活动中出现可能引起医疗损害的医疗过失行为或者对医疗行为的合法性有争议的，应当按照规定逐级报告。医疗服务质量监控负责部门或负责人应当立即进行调查、核实，将有关情况如实向本地医疗机构的负责人报告，并向患者通报、解释。发生重大过失行为的，如导致患者死亡或可能二级以上的医疗事故、导致三人以上人身损害后果等情形，医疗机构应当在12小时内向所在地卫生行政部门报告。②证据封存：医疗机构应该妥善保存病历资料和现场实物等证据材料。发生医疗损害责任争议时，死亡病例讨论记录、疑难病例讨论记录、上级医师查房记录、会诊意见、病程记录等病历资料应当在医患双方在场的情况下封存和启封，由医疗机构保管；疑似输液、输血、注射、药物等引起不良后果的，医患双方应当共同对现场实物进行封存和启封，封存的现场实物由医疗机构保存；患者死亡，医患双方当事人不能确定死因或对死因有异议的，应当在患者死亡后48小时内进行尸检；具备尸体冷冻保存条件的，可以延长至7天。尸检应当由死者近亲属同意并签字。③技术鉴定：对于需要进行医疗损害鉴定以明确责任的，由医患双方共同委托医学会或者司法鉴定机构进行鉴定；协商不成的，可以由人民法院直接指定鉴定单位。鉴定机构组织具有鉴定资格的专家组成鉴定小组，依照相应法律法规，运用医学、法医学等专业知识，综合分析患者的病情和个体差异，实事求是做出鉴定结论。④赔偿和处罚：医患双方在医疗纠纷处理中，造成人身、财产或者其他损害需要赔偿的，赔付金额依照法律的规定确定。医疗机构有明显违法行为的，由卫生主管部门给予警告、罚款等处罚；对于直接负责的主管人员和其他直接责任人员给予降级、撤职或开除等处分；构成犯罪的，依法追究刑事责任。

（二）医疗损害

1. **概念** 医疗损害（medical damage）指在诊疗护理过程中，医疗过失行为对患者造成不利的后果与事实。不利后果与事实包括：人身伤残死亡、财产损失、肉体疼痛和精神痛苦以及对患方的隐私权、名誉权等人身权的侵害。医疗损害可分为医疗事故损害和非医疗事故损害。

2. **分类及举证责任归责原则** 根据《最高人民法院关于审理医疗损害责任纠纷案件适用法律若干问题的解释》，将医疗损害分为以下四个基本类型。

（1）医疗技术损害：是指医疗机构及医务人员从事病情的检验、诊断、治疗方法的选择，治疗措施的执行，病情发展过程的追踪，以及术后照护等医疗行为，不符合当时既存的医疗专业知识或技术水准的过失行为。医疗技术损害适用过错责任原则，即证明医疗机构及医务人员的医疗损害责任由原告即受害患者方承担。

（2）医疗伦理损害：是指医疗机构及医务人员从事各种医疗行为时，未对患者充分告知或者说明其病情，未提供患者及时有用的医疗建议，未保守与病情有关的各种秘密，或未取得患者同意即采取某种医疗措施或停止继续治疗等，而违反医疗职业良知或职业伦理上应遵守的规则的过失行为。医疗伦理损害适用过错推定原则，即直接推定医疗机构的过失。除非医疗机构能够证明自己已经履行了相应义务，否则应当就其医疗伦理过错造成的损害承担赔偿责任。

（3）医疗产品损害：是指医疗机构在医疗过程中使用有缺陷的药品、消毒药剂、医疗器械以及血液及血液制品等医疗产品，因此造成患者人身损害的行为。对于医疗产品损害责任，适用无过错责任原则，即无论医疗机构或者医疗产品的制造者、销售者是否具有过错，都应当承担侵权赔偿责任。过错的依据不是行为人的过错，而是基于损害的客观存在。

（4）医疗管理损害：是指医疗机构和医务人员违反医政管理规范和医政管理职责的要求，出现医疗管理过错，造成患者人身损害、财产损害。医疗管理损害责任的类型包括：①违反紧急救治义务。②违反病历资料管理职责。③救护车急救不及时。④违反管理职责致使产妇抱错孩子。⑤违法处理患者医疗废物，侵害患者权利。⑥医务人员擅离职守。⑦医疗机构违反安全保障义务。医疗管理损害责任适用的归责原则是过错责任原则，由原告方承担举证责任。

3. 构成要件

（1）存在医患关系：患者应提供在该机构接受医疗服务的挂号单、交费凭证、病历、出院证等单据证明与医院之间存在医患关系。

（2）医方存在过错医疗行为：违反医疗卫生法律、法规、规章实施诊疗活动；违反相关诊疗技术规范实施医疗行为；未尽与当时医疗水平相应的诊疗注意义务；未尽法定告知义务及知情同意义务；未尽法定的病历管理义务；未尽使用合格医疗产品实施医疗活动的义务；未尽合理检查义务；未尽保护患者隐私义务。

（3）医方的过错造成患者以下三种损害后果：①死亡。②身体损害：组成人体的躯干、肢体、组织及器官受到损害使其正常功能不能得到发挥；或者虽然表面上并未使患者的肢体、器官受到损坏，但致其功能出现障碍，如大脑受药物刺激造成的精神障碍。③精神损害：医疗损害所导致的受害人心理和感情遭受创伤和痛苦。

（4）医疗过错与损害后果之间存在因果关系：分为事实上的因果关系和法律上的因果关系两个层面。出现医疗损害纠纷时，首先需要证明医疗过错行为与损害结果之间存在事实上的因果关系，再在法律上确认医方对损害后果是否应该承担赔偿责任。

4. 法律责任　医疗损害责任是指医疗机构及医务人员在医疗过程中因过失，或者在法律规定的情况下无论有无过失，造成患者人身损害或者其他损害，应当承担的以损害赔偿为主要方式的侵权责任。医疗损害事实发生后，对于患者和医疗机构可能分别引发医疗损害责任的民事纠纷处理和医疗事故的行政调查处理两个程序。医疗损害责任的民事纠纷处理解决的是患者与医疗机构之间可能存在的民事赔偿责任问题；医疗事故的行政调查处理则是卫生行政部门对医疗机构或其医务人员违反行政法规的过错诊疗行为进行查处。

5. 责任程度　医疗事故鉴定部门综合分析医疗过失导致医疗事故损害后果的作用、患者原有疾病状况等因素，判定医疗过失行为的责任程度。具体包括五种。①完全责任：医疗损害后果完全由诊疗过失行为造成，医疗机构承担100%的责任。②主要责任：医疗损害后果主要由医疗过失行为造成，其他因素起次要作用，医疗机构承担60%～90%的责任。③同等责任：医疗损害后果由诊疗过失行为和其他因素共同造成，医疗机构承担50%的责任。④次要责任：医疗损害后果主要由其他因素造成，诊疗过失行为起次要作用，医疗机构承担20%～40%的责任。⑤轻微责任：医疗损害后果绝大部分由其他因素造成，诊疗过失行为起轻微作用，医疗机构承担不超过10%的责任。

（三）医疗事故

1. 概念　医疗事故（medical malpractice）属于医疗损害的一种特殊形式，指医疗机构及其医务人员在医疗活动中，违反医疗卫生管理法律、行政法规、部门规章和诊疗护理规范、常规，过失造成患者人身损害的事故。根据对患者人身造成的损害程度，医疗事故分为四级：造成患者死亡、重度残疾的为一级医疗事故；造成患者中度残疾、器官组织损伤导致严重功能障碍的为二级医疗事故；造成患者轻度残疾、器官组织损伤导致一般功能障碍的为三级医疗事故；造成患者明显人身损害的其他后果的为四级医疗事故。

2. 医疗事故的处理 对诊疗活动中医疗事故的行政调查处理，依照《医疗事故处理条例》的相关规定执行。《医疗事故处理条例》第五十五条规定：医疗机构发生医疗事故的，由卫生行政部门根据医疗事故等级和情节，给予警告；情节严重的，责令限期停业整顿直至由原发证部门吊销执业许可证，对负有责任的医务人员依照刑法关于医疗事故罪的规定，依法追究刑事责任；尚不够刑事处罚的，依法给予行政处分或者纪律处分。

五、护理法

护理法（nursing legislation）是国家通过立法程序制定的有关护士从业资格、权利义务、执业责任和行为规范的法律，对护理工作有约束、监督和指导的作用。

（一）护理法基本内容

根据1968年国际护士会制定的《系统制定护理法规的参考指导大纲》规定，各国的护理法应包括以下四大部分。

1. 总纲 阐明护理法的法律地位、护理立法的基本目标、立法程序的规定，护理的定义、护理工作的宗旨与人类健康的关系及其社会价值等。

2. 护理教育 包括护理教育的宗旨、教育种类、专业设置、学制和课程设置标准、审批程序、注册和取消注册的标准和程序等，也包括护生的入学条件、教学质量评估体系等。

3. 护士注册 包括有关护士注册种类、注册机构、本国或非本国护士申请注册的标准和程序，从事护理服务的资格等详细规定。

4. 护理服务 包括护士的分类命名、各类护士的职责范围、权利与义务、管理系统以及各项专业工作规范、各类护士应具备的专业能力、护理服务的伦理学问题，还包括对违反这些规定的护士进行处理的程序和标准等。

（二）护理立法的历史发展

1. 世界各国护理立法概况 20世纪初期，有许多未接受过正规培训及教育的妇女承担了护士工作，使护士的资格标准、职责范围变得模糊不清。为了提高医疗护理质量，保证护理向专业化的方向发展，许多国家和地区相继颁布了适合本国政治、经济、文化及护理特点的护理法规。1919年英国率先颁布《英国护理法》。随后，荷兰、芬兰、意大利、波兰等国也相继公布了护理法。1947年国际护士会发表了一系列有关护理立法的专著。1953年WHO发表了第一份有关护理立法的研究报告。1968年国际护士会成立了立法委员会，并制定了护理立法史上划时代的纲领性文件——《系统制定护理法规的参考指导大纲》（*Apropos Guide for Formulating Nursing Legislation*），为各国制定护理法提供了权威性指导。随后，护理立法在各国得到了不断发展与完善。

2. 我国护理立法概况 随着医疗卫生和护理事业的发展，我国也先后颁布了一系列法令、指示、暂行规定、管理办法等文件。1993年卫生部颁布了《中华人民共和国护士管理办法》，1995年6月首次举行了全国护士执业考试，标志着我国护士执业考试和注册制度正式建立。2008年，国务院颁布《护士条例》，卫生部颁布《护士执业注册管理办法》，均于2008年5月12日起实施。2010年，卫生部、人力资源和社会保障部颁布了《护士执业资格考试办法》。2020年和2021年，国务院和国家卫生健康委分别对《护士条例》和《护士执业注册管理办法》的部分条款进行了修订。但从严格的立法意义上看，我国仍然没有正规的护理法。

（三）护理立法的意义

1. 护理管理法制化　通过护理法的实施，护士的基本执业素质得到了保证，一切护理执业活动及行为均以法律为规范，做到有章可循、有法可依、违法必究。将护理管理纳入法制化的轨道，保证了护理工作的稳定性及连续性，防止护理差错事故的发生，有利于提高护理质量。

2. 促进护理教育及护理学科的发展　护理法将法律思想和护理观念融为一体，为护理专业人才的培养和护理活动的开展制定了一系列法律标准。护理法规定了护士的资格、注册、执业范围等要求，护士必须不断学习新知识、新技术，从而促进护理学科的发展。

3. 维护护士的权益　护理法确立了护士的地位、作用和职责范围，使护士的权利和义务得到了最大程度的保护。同时护理法还明确了各级卫生行政部门、医疗机构在护士的使用、培养、待遇和管理等方面的责任，保证了护士的合法权益。

4. 维护所有患者的正当权益　《护士条例》中多个条文规定了护士应尽最大努力履行治病救人的义务，无法律许可，不得以任何借口拒绝护理或抢救患者；不得侵犯患者的权利等。对违反护理准则的行为，患者有权依据这些条款追究护士的法律责任。

（四）护理执业中相关法律的种类

护理法是指国家、地方以及专业团体等颁布的有关护理教育和护理服务的一切法令、法规，包括护理专业法和护理相关法。我国现行的护理法规，基本上可以分为以下四类。

1. 卫生法律　由国家立法机关制定颁布的法律文件，目前这一层次的护理法尚空缺。与护理专业相关的卫生法规主要包括《中华人民共和国民法典》《中华人民共和国执业医师法》《中华人民共和国母婴保健法》《中华人民共和国药品管理法》等。

2. 行政法规　由国家最高行政机关即国务院制定颁布的规范性文件，如目前我国最高的护理专业法《护士条例》。另外还有一些法规的条款与护理专业有关，如《医疗机构管理条例》《医疗纠纷预防和处理条例》《医疗事故处理条例》《医疗废物管理条例》等。

3. 部门规章　由国家卫生健康委员会制定颁布或国家卫生健康委员会与相关部门联合制定发布的具有法律效力的规范性文件，如《医院感染管理办法》《病历书写基本规范》《护士执业注册管理办法》《护士执业资格考试办法》等。

4. 诊疗护理规范和常规　广义的诊疗护理规范、常规是指卫生行政部门以及全国性行业协（学）会针对本行业的特点，制定的各种标准、规范制度的总称，如《专科疾病护理常规》《护理技术操作规程》。狭义的诊疗护理规范、常规是某医疗机构制定的机构内医务人员进行医疗、护理、检验及医用物品供应等各项工作应遵循的工作方法、步骤，如病房管理制度、护理交接班制度、查对制度等。另外，我国教科书上的护理操作规程、疾病护理常规、分级护理制度等也都有法律效应。

除上述四类外，国家的其他与护理实践有关的法律法规，如《中华人民共和国劳动法》《中华人民共和国教育法》，或医院所制定的相关规章制度，也对护理实践具有重要的规范作用。

（五）护理工作中的法律问题

随着法制化社会的推进，人们的医疗安全意识不断提高。作为护士，应准确理解护士职责的法律范围，掌握护理工作程序及操作标准。在护理执业中正确认识和及时发现潜在的法律问题，避免法律纠纷的产生，依法维护自己及患者的权益。

1. **护士的法律责任** 护士在执业过程中必须遵守执业道德和医疗护理工作的规章制度及技术规范，正确执行医嘱，观察患者的身心状态，进行科学的护理。如果护士在执业过程中有违反法律法规或护理规章制度等行为，则由卫生行政部门视情节予以警告、责令改正、中止注册直至取消注册。如果护士的行为造成患者严重人身损害、构成医疗事故，根据具体情况必须承担相应的法律责任。

（1）处理及执行医嘱：医嘱是医师根据病情和治疗的需要对患者在饮食、用药、化验等方面的书面嘱咐，也是护士执行治疗护理的重要依据。在执行医嘱时，护士应熟知各项医疗护理处理常规，各种常见药物的作用、副作用及使用方法。在此基础上，还应注意以下几个方面：①一般情况，护士应一丝不苟、严格执行医嘱。不得随意篡改或无故不执行医嘱。②患者对医嘱提出疑问时，护士应核实医嘱的准确性。③患者病情发生变化时，护士应及时通知医师，并根据专业知识及临床经验判断是否暂停医嘱。④慎重对待口头医嘱，一般情况下不执行口头医嘱或电话医嘱。在抢救等特殊情况下必须执行口头医嘱时，护士应向医师复述一遍，双方确信无误后方可执行，并保留用过的安瓿和物品，经双人核对无误后再弃去。抢救结束后，尽快记录医嘱的执行时间、内容、患者当时的病情，并督促医师及时补写书面医嘱。⑤必要时医嘱是由护士决定是否使用和具体使用时间，一般出现在术前使用安眠药或术后使用镇痛等情况。护士需要判断和确认是否需要使用该药物和使用的具体时间，谨慎执行。⑥试用期医师及实习医师的医嘱必须经上级医师签字后方可执行。⑦如果发现医嘱有明显的错误，护士有权拒绝执行；如护士向医师指出了医嘱中的错误后，医师仍执意要求护士执行医嘱，护士应报告护士长或上级主管部门。如果护士对明知有误的医嘱不质疑，或因疏忽大意忽视了医嘱中的错误，由此造成严重后果的，护士与医师共同承担法律责任。

（2）实施护理措施：所有护理行为前，护士都应认真核查，确认无误后方可实施。在护理工作中，护理措施可能由护士独立完成，也可能与他人合作或委托他人执行。独立实施护理措施时，应明确自己的职责范围及工作规范。若超出自己职能范围或没有遵照规范要求进行护理，而对患者产生了伤害，护士将负相应的法律责任。如果护士认识到自己不能独立实施护理措施，应请求他人协助，避免发生意外。在委托他人实施护理时，必须明确被委托人有胜任此项工作的资格、能力及知识；否则，由此产生的后果，委托者负有不可推卸的责任。

（3）书写护理记录：护理记录是护士对患者进行病情观察和实施护理措施的原始文字记载，是临床护理工作的重要组成部分，既是医师观察诊疗效果、调整治疗方案的重要依据，也是衡量护理质量高低的重要资料。在出现医疗纠纷时，病历资料等原始记录将成为法律证据。临床护理记录作为病历资料的重要组成部分，记录了患者在住院期间接受治疗与护理的具体情形，有着不容忽视的作用。因此，护理记录应及时、准确、客观、真实，不得丢失、涂改、伪造或销毁。护理活动的执行者要及时签名，并承担相应的法律责任。因抢救患者，未能及时书写病历的，在抢救结束六小时内及时补记，并就此情况加以说明。

（4）麻醉药品及物品管理：麻醉药品是指对中枢神经有麻醉作用，连续使用后易产生身体依赖、形成瘾癖的药品。这里特指列入我国麻醉药品目录的药物，如哌替啶、吗啡等。临床上仅限用于术后、晚期癌症及一些危重患者的镇痛处理。为了及时方便用药，手术室、病房等科室按规定存放一定数量的麻醉药品，要求由专人锁于专柜内保管，护士只能凭专用的医嘱领取及使用。若护士私自窃取、倒卖或自己使用这些药物，则会构成贩毒或吸毒罪。

此外，护士在工作中还会接触和保管一些贵重物品、医疗设备和办公用品等。若护士利用职务之便，将这些物品据为己有，情节严重者，将受到法律制裁。

（5）患者入院与出院管理：医院接收患者入院的唯一标准是患者的病情。当护士接待急需抢救的危重患者时，应熟练运用自己的专业知识、技能和临床经验，创造各种抢救条件，配合医师及其他医务人员对患者进行救治。若因护士拒绝、不积极参与或工作拖沓而使患者致残或死亡，责任人可被起诉，承担相应的法律责任。

多数患者病情好转或痊愈后会根据医师的建议出院，护士应按照医院的规章制度为患者办理出院手续。少数患者拒绝继续治疗而自动要求出院，护士应做好耐心说服工作。若患者或其法定的监护人执意要求出院，则应该让患者或其法定监护人在自动出院一栏上签字，同时做好护理记录。

（6）患者死亡及有关问题的处理：遗嘱是患者死亡前的最后嘱托。如果护士作为遗嘱的见证人，应注意以下几点：①应有2～3个人见证。②见证人必须听到或看到，并记录患者遗嘱的内容。③见证人必须当场签字，证明遗嘱是该患者的。④遗嘱的形式包括公证遗嘱、自书遗嘱、代书遗嘱、录音遗嘱、口头遗嘱等。⑤注意患者立遗嘱时意识完全清醒，有良好的判断和决策能力。⑥护士是遗嘱的受益人时，患者立遗嘱时应回避，不能作为见证人，否则易产生道德及法律上的争端。

患者经医师检查确认死亡后，护士应填写有关卡片，做好详细准确的护理记录，特别是死亡的时间，以防止产生法律纠纷。按常规做好尸体护理，并协助将尸体移至太平间。如患者生前同意尸检，捐献自己遗体或组织器官时，应有患者及家属签字的书面文件。如患者死亡时身旁无亲友，其遗物应在至少两人在场的情况下清点、记录，并交病房负责人妥善保管。

（7）护生的法律责任：护生进入临床实习前，应该明确自己的法定职责范围，并严格按照学校及医院的要求和专业团体的操作规范进行护理工作。在实习期间，护生只能在专业教师或注册护士的指导下，严格按照护理操作规范对患者实施护理。如果脱离专业护士和带教护士的监督指导，擅自行事并对患者造成损害，护生应对自己的行为负法律责任；带教护士对护生负有指导和监督的责任，若由于给护生指派的工作超出其能力，而发生护理差错或事故，带教护士应负有主要的法律责任，护生自己及其所在医院也负相关的法律责任。

（六）护理工作中的违法与犯罪

护士应熟知国家法律条文，更应明确自己在实际工作中与法律有关的潜在性问题，以便自觉地遵纪守法。必要时，护士还可以通过法律手段来保护自己的合法权益。

1. 侵权与犯罪

（1）侵权（tort）：是指侵害了国家、集体、个体的财产及人身权利，包括生命健康权、医疗自主权、知情同意权、医疗隐私权、名誉权等，给他人造成损失的行为。侵权行为可分为有意侵权行为（intentional tort）和无意侵权行为（unintentional tort）。有意侵权行为表现为当事人具有相关法律知识，但仍故意侵犯他人的权益。在护理实践中，有意侵权行为包括欺骗、诽谤、威胁、侵犯患者身体或隐私。无意侵权行为包括疏忽大意（negligence）和渎职（malpractice）。疏忽大意的过失指行为人应当预见自己的行为可能发生危害患者的结果，因为疏忽大意而没有预见，发生不良后果。渎职是指医护人员在专业实践过程中因玩忽职守、滥用职权或者徇私舞弊，导致患者受到较大伤害的行为，这是临床护理工作中最常见的过失，如忘记发药、洗漱水温过高烫伤患者等。

（2）犯罪（offence）：是指危害社会、触犯国家刑律，应当受到法律惩处的行为。犯罪可根据行为人主观心理状态的不同而分为故意犯罪和过失犯罪。故意犯罪指明知自己的行为会发生危害社会的结果，并且希望或者放任这种结果发生，从而构成犯罪的。过失犯罪指应当预见自己的行为可能发生危害社会的结果，因为疏忽大意而没有预见，或者已经预见而轻信能够避免，以致发生不良结果而构成的犯罪。例如，注射青霉素出现变态反应可导致死亡，护士必须在注射前按照规范为患者做药物敏感试验。如果护士没有给患者做药物敏感试验，导致患者死亡，则属于犯罪。

2. 收礼与受贿　受贿指国家工作人员利用职务上的便利，索取或非法收受他人财物，为他人谋取利益的行为。护士的职责是救死扶伤，采取各种有效措施减轻患者痛苦，帮助患者恢复健康，获得法律规定的报酬。但如果护士借工作之便主动向患者家属索要大额现金、物品等不义之财，就构成受贿罪。不过患者在痊愈后，出于对护士优质服务的感激向护士赠送一些小礼品，则不属于贿赂范围。

（七）护理工作中法律问题的防范

护理工作关系公众的健康，随着医学高科技的迅速发展，护理专业技术水平也得到了快速提高。护理工作的范畴不断扩大，护士面临的潜在法律问题也逐渐增多。因此，护士必须增强法律意识，维护自身和患者的合法权益。

1. 强化法制观念　护士应通过多种途径，学习专业知识和护理技能，及时了解最新的护理质量标准及要求。护士还要强化法制观念，做到知法、懂法、守法，并将掌握的法律知识应用到实践中，依法从事护理工作，准确履行护士职责。

2. 加强护理管理　医院护理主管部门应加强职业资格审核，按照规定的护士配置标准合理配置人力，在杜绝无证上岗的同时减少护士超负荷工作状态，保证护士工作环境安全，最大限度地消除安全隐患。

3. 规范护理行为　护士应严格按照专业团体及工作单位的护理操作规程及质量标准要求开展临床护理工作，全面履行医学照顾、病情观察、协助诊疗、心理支持、健康教育和康复指导等护理职责，为患者提供安全优质的护理服务。

4. 建立良好护患关系　在护理实践中，护士应尊重患者的人格、尊严、信仰及价值观。注意换位思考，以自己的专业知识及能力，为患者提供高质量的身心护理。建立良好的护患关系，减少法律纠纷的产生。

5. 促进信息沟通　护士应与患者、医师、其他医务人员做好沟通，及时准确地交流与治疗护理有关的信息，也应澄清一些模糊不清的问题，以确保患者的安全。

6. 做好护理记录　护士应及时准确地做好各项护理记录。如果护士确实按照规定实施了护理措施，但没有详细的护理记录，一旦产生医疗纠纷，便有可能由于没有确凿的证据而处于被动局面。

7. 参加职业保险 职业保险是指从业者定期向保险公司交纳保险费，一旦在职业保险范围内发生责任事故，由保险公司承担对受损害者的赔偿。职业保险是护士保护自己从业及切身利益的重要措施之一，虽然不能由此完全消除护士在护理纠纷或事故中的责任，但在一定程度上能够帮助护士减轻因事故发生对自身造成的负担。

法律是护理专业走向法制化、规范化、科学化发展的重要保证。护士应具有高度的责任心、优良的服务态度、过硬的技术水平、敏锐的观察力和应急处理能力，同时还应熟知国家的法律条文。护士要不断强化法律意识，全面认识护理工作中的法律问题，避免医疗纠纷的发生，维护患者及自身的正当权益。

本章小结

思考题

1. 某医院儿科收治一名高热患儿。初步诊断：发热待查，不排除脑炎。急诊值班护士凭多年经验，对患儿仔细观察，发现精神越来越差，末梢循环不好，伴有谵语，但无颈部强直，于是，护士又详细询问家长，怀疑是中毒性菌痢，经肛门指诊及大便化验，证实为细菌性痢疾，值班护士及时报告医师，经医护密切配合抢救，患儿得救。请问：

对护士行为做伦理分析，符合哪些护理伦理？

2. 护士小王是患者李某的责任护士，小王在为患者用药后及时做了用药记录，不久观察到患者用该药后出现了副作用，立即与患者讨论这一问题，患者认为自己以前也有过这种现象，小王嘱患者继续观察，但没有记录患者的药物反应情况及与患者讨论的内容，也未通知医师。请问：

（1）你认为护士小王做的正确吗？

（2）她是否应该为患者受到的损害而负责？

更多练习

（谷芳秋）

第十一章　护理人员的职业生涯规划

教学课件

学习目标

1. 素质目标

能够认识到护理职业生涯规划的重要性，并树立职业认同感和自豪感。

2. 知识目标

（1）陈述职业生涯规划的相关概念。

（2）叙述职业生涯规划的影响因素。

（3）阐述职业生涯规划的相关理论和设计原则。

3. 能力目标

能根据自身情况设计一份科学合理的职业生涯规划书。

职业生涯规划关系到一个人的职业发展，其发展程度决定了一个人是否能达到自我实现。因此，作为护理专业的大学生，在步入职场之前，要根据自身的情况和社会的需求，进行职业生涯规划的设计，制定短期或长期的目标，主动学习、积累经验、培养能力，为毕业后能够胜任护理工作奠定基础，提高自身的工作能力，同时也可促进护理事业的发展。

案例

【案例导入】

李同学是某医学院校护理专业大一学生，性格内向，不善交际，缺乏主见，在父母的建议下报考了护理专业。作为大一新生，小李对大学生活充满了期待和向往，但是，由于对护理专业一无所知，对未来充满了迷茫。加上大学学习方式与高中有很大的区别，小李一时难以适应，感觉到焦虑。

【请思考】

小李应该如何缓解焦虑并进行职业生涯规划？

【案例分析】

第一节 职业生涯概述

一、职业生涯与职业生涯规划

（一）职业生涯

职业生涯（career）是指一个人一生中的职业经历，以及与职业相关的态度、观念及意愿等形成的过程。职业生涯贯穿着人的一生，从职业的获得、就业、职业能力及观念的形成，到最终退出职业劳动，是一个动态变化的完整过程。

（二）职业生涯规划

职业生涯规划（career planning）是个人根据自身的意愿、兴趣爱好、特点优势等方面，结合专业特点及时代要求，在职业生涯中所制定的短期目标、长期目标和发展路径，这包括对自己的职业目标和愿望进行清晰的规划、确定所需的技能和知识、了解行业趋势、寻找适合的工作机会，以及不断学习和发展以实现职业目标。职业生涯规划有助于个人更好地管理自己的职业发展，使之成为一个有条理和计划的过程。

知识拓展

职业生涯的发展史

1908年，针对美国当时社会上存在大量年轻人失业的情况，波士顿大学教授弗兰克·帕森斯（Frank Parsons，1854—1908年）成立了世界上第一个职业咨询机构——波士顿地方就业局。首次提出了职业咨询的概念，后经不断的发展和完善，形成了系统化的职业指导。1953年美国职业管理学家唐纳德·萨柏（Donald Super）提出生涯发展阶段理论，该理论建立在一种生涯整合观念之上，认为人是有差异的，职业选择与适应是一个连续过程，职业发展过程具有可塑性。为了适应社会发展对人才的需要。萨柏在原有职业生涯规划概念的基础上，于1980年提出了一个更为广义的职业生涯概念，即生活广度、生活空间的生涯发展观。萨柏在此生涯发展观中加入了角色理论，并将生涯发展阶段与角色彼此间的交互影响描绘成一个多重角色生涯发展的综合图形，萨柏将其命名为一生生涯的彩虹图（life career rainbow）。

二、护理人员进行职业生涯规划的意义

1. **提升个人职业发展空间**　职业生涯规划有助于护理人员明确自己的职业目标和发展方向，从而有计划地提升自己的专业技能、知识水平和工作经验，不断完善自己，为个人的职业发展打下坚实的基础。

2. **促进自我成长**　通过职业生涯规划，护理人员可以深入了解自己的兴趣、价值观和职业目标，有助于自我认知和成长。这有利于提高自信心，增强自我管理能力，以更积极的态度投入工作和面对挑战。

3. **适应行业变革**　护理行业发展日新月异，职业生涯规划使护理人员能够随时关注行业发展动态，提前做好准备应对行业变革和挑战。这种主动适应能力可以帮助护理人员保持竞争力，在职业道路上不断前行。

4. **实现工作与生活平衡**　职业生涯规划有助于护理人员在个人生活和工作之间取得平衡。通过规划，他们可以更好地安排工作和休息时间，在寻求发展空间和提升职业能力的同时维护好家庭和个人生活。

5. **提高工作满意度**　职业生涯规划可以帮助护理人员找到符合自己才能和兴趣的工作岗位，从而提高工作的满意度和幸福感。合理规划职业生涯可以使护理人员更加热爱自己的工作，激发工作的热情和动力。

总之，职业生涯规划对护理人员来说具有重要的意义，可以帮助他们更好地实现个人职业发展、适应行业发展变化、平衡工作与生活，提高工作满意度，从而更好地发挥自己的专业价值。

第二节　职业生涯规划的相关理论

职业生涯规划是个人在一生中需要不断去研究和探索的过程。大量的职业指导专家和学者致力于对职业生涯规划的研究，其中比较具有代表性的是帕森斯的“特质－因素”理论、霍兰德的人格类型理论和施恩的职业锚理论。

一、帕森斯的“特质－因素”理论

“特质－因素”理论又称为人职匹配理论，是波士顿大学教授弗兰克·帕森斯在其遗作《选择一份职业》一书中提出的，是最早的职业生涯决策理论之一。“特质－因素”理论中的“特质”，就是指人生理、心理方面的特质，或总称为人格特质，具体涉及一个人的兴趣、爱好、能力倾向、人格等。“因素”是指具体工作对人才的要求，即每个工作所必须具备的条件或资格。人的各种“特质”如能力倾向等是可以通过心理测量工具来测量，并加以量化的。他提出了选择职业的“三步范式”（表11-1）原则：一是自身分析，主要涉及自己能力、兴趣、志向、局限及其原因；二是职业认知，即了解各种职业所需的知识及必备的条件，包括不同职业的能力要求、薪酬水平、区位地点、工作环境等；三是人职匹配，即根据前两个因素，对个人的具体情况和职业的要求两者关系进行分析，进行优化匹配，提高职业选择成功的可能性。这三条原则是“特质－因素”理论的核心思想，是职业指导的理论基础。“特

质-因素”理论强调职业生涯决策中的个人特质要与职业要求匹配，但没有从整体上对职业生涯决策进行研究，较少考虑社会环境、经济形势等因素。

表11-1 “特质-因素”理论的“三步范式”

名称	定义
自身分析	分析自身的身体状况、能力倾向、兴趣爱好、气质与性格等方面
职业认知	认知职业的性质、工资待遇、工作条件、晋升的可能性等方面
人职匹配	匹配一种适合其自身又有可能得到并能在职业上取得成功的职业

二、霍兰德的人格类型理论

人格类型理论由美国职业指导专家霍兰德（Holland）教授在1959年提出，霍兰德在帕森斯观点的基础上，提出人格类型理论，其理论源于人格心理学概念，认为职业生涯的选择为个人人格的反应与延伸，企图以职业的选择及过程来表达自己、说明个人的兴趣和价值，事实上，霍兰德认为兴趣就是人格，兴趣量表的结果也可以代表一个人的人格特质。霍兰德本身的职业咨询经验及研究所形成的职业辅导模式，即由职业与人格类型的分析，协助个人选择适合自己的职业。该理论的实质在于择业者的人格特点与职业类型的适应。适宜的职业环境中个人可以充分施展自己的技能和能力，表达自己的态度和价值观，并能够完成预期使命。人格类型理论将人格特点及与此相对应的社会职业划分为现实型、研究型、艺术型、社会型、企业家型、传统型六个类型，具体内容如下。

1. **现实型（realistic，R）** 现实型的职业通常是对实物进行操作的工作。从事这一行业的人通常具有现实型人格特质，倾向于用简单、直接的方式来处理问题，也用他们的机械和技术能力进行生产。动手能力强、做事手脚灵活、动作协调，不善言辞、不善交际。此类型的人通常需要一定的体力来运用工具或操作机械，如各类工程技术工作、农业工作。主要职业包括：技术员、电工、鞋匠、司机、描图员、农民、渔民等。

2. **研究型（investigative，I）** 研究型的工作通常是对物理学、生物学或文化知识进行探索和研究的职业，从事这一行业的人通常具有研究型的人格特质。其人格特点是抽象能力强、求知欲强、肯动脑筋、善思考、不愿动手；喜欢独立和富有创造性的工作；知识渊博，有学识才能，不善于领导他人。此类型的人通常喜欢科学研究和科学实验类工作，如研究人员、工程师、飞行员、计算机操作人员等。

3. **艺术型（artistic，A）** 艺术型的工作通常是指进行艺术、文学、音乐和戏剧创作的职业。从事这一行业的人通常具有艺术型的人格特质。其人格特点是喜欢以各种艺术创作来表现自己的才能，实现自身价值；具有特殊艺术才能和个性；乐于创造新颖及与众不同的艺术成果，渴望表现自己的个性。此类型的人通常喜欢从事各种艺术创造类型的工作，如演员、艺术创作人员、文学与艺术方面的评论员、节目主持人、编辑、作者、书法、摄影等从业人员、各行业的设计师等。

4. **社会型（social，S）** 社会型的工作主要是与人打交道的工作。从事这一行业的人具有社会型的人格特质。其人格特点是喜欢从事为他人服务和教育他人的工作；喜欢参与解决人们共同关心的社会问题，渴望发挥自己的社会作用；比较看重社会义务和社会道德。此类型的人通常喜欢直接为他人服务的工作，如教师、保育员、行政人员、医护人员、服务业管理人员与服务人员等。

5. 企业家型（enterprising，E） 企业家型的工作主要是指通过控制、管理他人而达到个人或组织的目的的职业。从事这一行业的人通常具有企业家型的人格特质。其人格特点为精力充沛、自信、善交际，具有领导才能；喜欢竞争，敢冒风险；喜欢权力、地位和物质财富。此类型的人通常喜欢组织与影响他人共同完成组织目标的工作，如经理、企业家、政府官员、商人、行政部门或单位的领导者、管理者等。

6. 传统型（conventional，C） 传统型的工作主要是指对数据进行细致有序的系统处理的工作。从事这一行业的人具有传统型的人格特质。其人格特点为喜欢按计划办事，习惯接受他人的指挥和领导，自己不谋求领导职位；不喜欢冒险和竞争；工作踏实、忠诚可靠，遵守纪律。此类型的人通常从事各类文件档案、图书资料、统计报表类相关工作，如会计、出纳、统计人员、办公室人员、秘书、图书管理员、保管员、邮递员、审计人员等。

根据霍兰德理论，个人可能同时具备多种类型的人格特质，不过会有一种占优势，其他相对较弱。六种职业兴趣类型（R、I、A、S、E、C）按顺时针方向排成环形（图11-1）。两种兴趣类型间有相邻、相对、相隔三种关系。其中，相邻职业类型间关系最紧密，相对最远，相隔居中。此模型是霍兰德职业选择理论的精髓，根据霍兰德的四个基本假设，职业者的人格特质与所选择的职业环境相一致时，他才能达到工作的最佳状态，劳动者的才能与积极性才会得以高水平地发挥。在六角形模型上，任何两种职业类型之间的距离越近，其职业环境及人格特质的相似度越高，处于相对位置上的两种类型，它们的相似度最低。同时，六角模型也表明了六种人格特质类型之间的一致性。相邻的类型，即那些在六角形上相近的类型组成了最一致的模型。基于它们之间的关系，如果一个人能够从事与其人格相匹配的工作，那么其才能最有可能得到充分的发挥；如果一个人能够从事与其人格类型相接近的工作，经过努力，他将会逐渐适应并取得一定成就的。相反，如果一个人所从事的工作与其人格类型相排斥，那么，其工作兴趣必定下降，职业满意度低，也难以取得较高的职业成就。

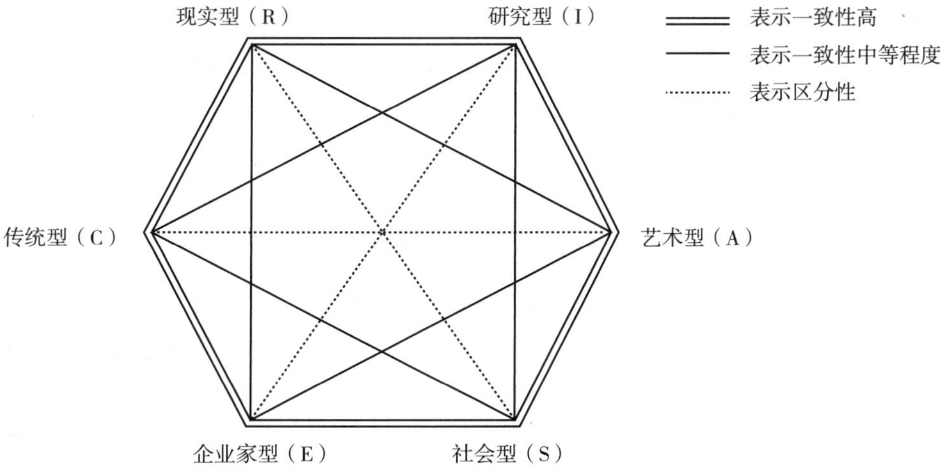

图11-1　人格类型间的一致性和区分性

三、施恩的职业锚理论

职业锚（career anchor）理论是由美国人力资源管理专家施恩教授提出的，他认为人的职业生涯发展是一个持续不断探索的过程，在这个过程中，每个人都会根据个人的能力、动机、天分、需要、态度和价值观等逐渐形成较为明显与职业有关的自我概念和明显占主导地位的职业定位（职业锚）。职业锚是指人们通过实际的工作经验达到自我满足和补偿的一种长期的职业定位。职业锚的概念包括以下几层意思：职业锚以员工习得的工作经验为基础；职业锚不是预测，而是选择和确定的职业定位；人们选择和发展自己职业所围绕的中心是自我意向，职业锚是员工的动机、需要、价值观和能力相互作用和逐步整合的结果；员工个人及其职业锚不是固定不变的。在20世纪90年代，施恩教授将职业锚归纳为八种类型，并推出了职业锚测试量表。

1. 技术职能型（technical/functional competence） 此种类型的人追求在技术或专业领域的成长和技能的不断提高及其应用的机会，通常不喜欢从事一般的管理工作。

2. 综合管理型（managerial competence） 此种类型的人追求并致力于工作晋升，倾向于全面管理，独自负责工作，可以跨部门整合其他人的成果，愿意承担整个工作的责任，并将团队的成功看成自己的工作目标。

3. 自主独立型（autonomy/independence） 此种类型的人希望自由地安排自己的工作方式、工作习惯和生活方式。追求能施展个人能力的工作环境，最大限度地摆脱组织的限制和制约，宁愿放弃提升或工作扩展的机会，也不愿意放弃自由与独立。

4. 安全稳定型（security/stability） 此种类型的人追求工作中的安全与稳定感，他们因可以预测将来的成功而感到放松，他们关心财务安全，如退休金和退休计划等。

5. 创新创业型（entrepreneurial creativity） 此种类型的人愿意建立或创建完全属于自己的组织或企业，承担风险并克服障碍，希望通过新发明获得企业竞争优势，通过盈利能力和企业规模来证明自身能力，但同时他们对现状容易感到厌倦，会不断追求新的创造和挑战，寻求高度的个人地位和声誉。

6. 服务奉献型（service dedication to a cause） 此种类型的人希望将工作与服务社会、奉献他人的个人价值观结合起来，以某种方式改善世界，他们不以金钱为目标，期望从事以服务为导向，有价值的工作，能够得到相应的报酬与福利。

7. 纯粹挑战型（pure challenge） 此种类型的人喜欢挑战强硬的对手，克服无法克服的困难和障碍等。他们需要新奇、变化的困难，如果事情非常容易，他们马上会变得非常厌烦。

8. 生活风格型（lifestyle） 此种类型的人主要追求平衡事业和生活，平衡个人需要、家庭需要和职业需要，他们追求的只是一种组织对个人和家庭问题的态度，整体的政策和职业系统必须要灵活且多样。

职业锚在员工的工作生命周期中，在组织的事业发展过程中，发挥着重要的功能。它可以使组织获得正确的反馈。职业锚是员工经过搜索所确定的长期职业贡献区或职业定位。这一搜索定位过程，依循着员工的需要、动机和价值观进行。所以，职业锚清楚地反映出员工的职业追求与抱负。它为员工设置可行有效的职业渠道，职业锚准确地反映员工职业需要及其所追求的职业工作环境，反映员工的价值观和抱负。透过职业锚，组织获得员工正确信息的反馈，这样组织才可能有针对性地对员工职业发展设置可行的、有效的、顺畅的职业渠道。它还能增长员工工作经验，职业锚是员工职业工作的定位，不但能使员工在长期从事某项职业中增长工作经验，同时，员工职业技能也能不断增强，直接产生提高工作效率或劳动生产率的明显效益。最后，它能为员工做好中后期工作的基础，之所以说职业锚是中后期职业工作的基础，是因为职业锚是员工在通过工作经验的积累后产生的，它反映了该员工价值观和被发现的才干。当员工抛锚于某一种职业工作过程，就是自我认知过程，就是把职业工作与自我观相结合的过程，开始决定成年期的主要生活和职业选择。

第三节　职业生涯规划的影响因素

一、个人因素

1. 生理因素　个人的生理状况和健康程度是影响职业生涯规划最重要的因素。健康状况良好与否直接决定着个人的职业发展。生理因素对职业生涯规划的影响具体体现在以下几个方面。①健康状况：健康状况是一个重要考虑因素。身体健康可以增加工作效率，降低医疗支出。一些职业需要较高的体能，如体力劳动者或运动员，而另一些职业则可能需要长时间坐姿，如办公室工作人员。因此，个人的健康状况可能会影响其选择的职业道路。护理工作是一种高强度的职业，对个人的生理和心理健康有着很高的要求，这就要求护理人员保持健康的生活方式，调整心态，以良好的健康状态投入工作中。②心理健康：精神健康也是重要的考虑因素，工作可能带来压力，对精神健康的要求可能因工作环境和性质而有所不同，个人情感稳定性和心理韧性可能会影响其对工作压力的应对能力，从而影响职业选择和发展。③年龄和生理阶段：不同年龄和生理阶段的个人可能会有不同的健康需求和能力水平。年轻人可能更有活力和更适合从事需要高度活跃度的工作，而年长者可能更适合更稳定的工作环境。另外，女性的生理周期和生育可能会对职业生涯规划产生重大影响。总的来说，生理因素对职业生涯规划的影响是多方面的，而个体应该在进行职业规划时认识到这些影响，以便做出更加适合自身情况的职业选择。

2. 职业价值观　价值观是个人在社会生活中所遵循的原则、标准或品质，是个人行为的内部驱动力，也是人生历程中的导向标，影响着个人生活、工作的态度，激励着人的职业选择和发展。一个人的价值观是从出生开始逐步形成的，受到家庭与社会环境的影响，随着知识的增长和生活经验的积累，价值观逐步建立，一旦形成，相对稳定。当然，价值观在特定环境下又是可以改变的，当人所处的生活阶段和社会环境不同，需求发生改变，原来建立的价值观就可能会发生变化或颠覆。职业价值观是价值观在职业领域的体现，是人们对待职业的一种信念和态度，影响着个人对职业的选择，以及职业发展的方向和高度。职业价值观具有个人差异性，个人在进行职业生涯规划之前，要明确自己的职业价值观，避免发生偏移。

3. 职业动机　职业动机指个体在工作环境中所表现出的、驱使其从事特定职业或工作的内在动力或动机。它涉及个体的需求、愿望、目标以及对工作的态度和价值观。职业动机可以由多种因素构成，包括个人特质、经济激励、社会认可、成就感及工作环境等。职业动机决定着对职业的选择和认真程度。良好的职业动机有助于个人保持高度的工作激情和饱满的工作态度，有助于职业生涯的发展。

4. 职业素养　职业素养指个人对社会职业了解与适应能力的综合能力，包括个人的职业道德、职业意识、知识储备量、职业技能掌握程度以及对工作任务的完成能力等。护理工作专业性比较强，这就要求护理人员应该掌握丰富的理论知识、扎实的操作技能和较强的人际沟通能力。当前我国正处在社会经济发展的高速期，护理人员要积极顺应时代的发展和人民对健康的需求，不断加强自身职业素养，提高护理服务质量，提升护理管理水平，以满足人们多元化、多层次的健康服务需求。因此，要想成为一名合格的护士，不仅需要掌握丰富的理论知识和技能水平，还需要具备高尚的职业道德和素养，为自身的职业生涯画上一个圆满的句号。

5. 人格特质　人格特质在个人职业生涯规划中扮演着至关重要的角色。个人的人格特质包括性格、态度、价值观、情绪稳定性等方面，它们对一个人选择职业、适应工作环境和展现自我能力都有着深远的影响。人格特质具有个人差异性，它直接影响着一个人对职业的选择。例如，外向的人更有可能选择需要频繁社交和团队合作的工作岗位，而内向的人可能更倾向于独立工作或者有创造性的职业。人格特质也会对个人的职业倾向和职业满意度产生影响，比如，爱冒险的人可能更喜欢创业或者从事需要创新精神的工作。其次，情绪稳定性对职业生涯规划同样有着重要影响。情绪稳定的个体更有可能在工作中表现稳健，更好地应对压力和挑战，从而更容易获得职业成功。而情绪波动较大的个体可能更需要选择适合自己情绪状态的工作环境，以确保工作效率和职业发展不受影响。总之，人格特质对个人职业生涯规划有着深远的影响。了解自己的人格特质有助于更好地选择职业、适应工作环境，并设计出更符合个人需求和价值观的职业生涯规划。个人应该建立健全的自我概念，在进行职业生涯规划时，充分考虑自身的人格特点，选择适宜的工作类型。

6. 性别　性别对护理职业生涯规划的影响可以在多个方面表现出来。传统上，护理职业一直被视为女性主导的领域，因此对性别的影响可能体现在以下方面：一是职业选择。由于社会对性别角色的期望，男性在护理职业中的比例相对较低，这可能会影响男性护士在选择护理职业时所受到的社会压力和刻板印象。二是职业发展。在护理领域，性别可能会影响职业发展的机会和路径。例如，男性护士相对较少的比例，使得他们更加显著，也许更有可能晋升为管理层或专业领域的专家，而女性护士可能面临平等晋升机会不足的挑战，尤其是在某些文化背景下。三是工作环境。性别可能会影响护士在工作环境中的体验，包括面临的性别歧视、工作分配以及对性别角色的期望。男性护士可能会面临被边缘化或被忽视的风险，而女性护士可能出现在工作中的期望值降低等问题。因此，性别对于护理职业生涯规划的影响是复杂而多元的，需要考虑社会文化、职业机会及个人成长等多种因素。

7. 其他因素　个人职业生涯规划除上述影响因素外，还应考虑职业特点、兴趣爱好、社会认可度及社会敏感性等方面。

二、社会因素

1. 社会环境　在社会发展日益市场化的背景下，个人的职业生涯必然会受到社会环境的制约和影响。总的来说，主要体现在三个方面：一是国家政策，国家政策的制定受到国情、社会经济发展状况、人口特征等多方面的影响，比如国家“三支一扶”计划、大学生志愿服务西部计划、教师特设岗位计划等。个人在进行职业生涯规划之前，只有充分了解国家政策导向，根据自身的实际情况制定合理的规划，才能促进个人职业生涯的发展；二是社会支持，个人在进行就业规划时，可以依托社会力量进行辅导和帮助，比如大学就业规划指导中心、社会管理咨询机构、网络服务机构等，帮助大学生了解国家政策、职业特点和个人优势，树立正确的职业目标，全面提升自己，制定科学合理的个性化方案，实现成功就业；三是行业特点，随着我国医疗卫生体制的改革，社区医疗保健制度的不断完善，以及护士在突发公共卫生事业中的突出贡献，护理学科在高速发展，护士的社会地位在不断提高，对护理人员综合素质的要求也越来越严格，这对于护理专业的大学生来说，将面临着更大的机遇与挑战。

2. 家庭因素　家庭因素对个人职业生涯规划有着深远的影响。家庭环境和家庭成员的价值观、期望和支持都可以对一个人的职业选择和发展路径产生重要影响。主要表现在以下几个方面。①家庭期望与传统价值观：家庭的期望和传统价值观可能影响个人的职业选择。有些家庭可能更倾向于传统职业（如医师、律师），而有些家庭可能更看重创新职业和自主创业。这种期望会对个人的职业路径有所影响。②家庭支持：一个支持性的家庭环境对于个人职业发展非常重要。家庭成员的支持可以增强个人的自信心，鼓励他们去追求自己的职业目标，同时也能提供情感支持和经济支持。③家庭责任：家庭责任也会对个人的职业规划产生影响。有些人可能因为家庭责任而选择稳定的工作或者将工作和家庭责任相互平衡。另一方面，一些人可能会受家庭责任的限制，例如需要照顾年迈父母或孩子，从而对职业生涯做出妥协。④家庭经济状况：家庭经济状况也会对个人的职业选择和规划产生重要影响。家庭的经济支持可能会影响个人是否选择攻读高等教育、创业或者追求自己的兴趣爱好。总之，家庭因素在个人职业生涯规划中扮演着重要的角色。家庭的期望、支持、责任和经济状况都会影响个人的职业选择、职业发展路径和职业目标的设定。

3. 教育因素　教育因素对个人职业生涯规划有着深远的影响，它涉及个人的学历、专业技能、职业导向等方面。教育在个人知识的获取价值观的形成以及综合能力的构建方面起到至关重要的作用。主要包括以下几个方面。①学历和技能：教育水平和所获得的专业技能通常会直接影响个人在职业市场上的竞争力和职业发展的可能性。较高的学历通常能够为个人提供更广泛的职业选择，并在晋升和薪资方面具有优势。②职业导向和定位：教育过程中个人接受的职业指导和专业培训会影响其对不同职业领域的了解和兴趣培养。这将直接影响个人对未来职业方向的选择和规划。③人际关系和资源：通过学校、大学或培训机构建立起来的人际关系和资源网络可以为个人的职业生涯提供支持和帮助。这种人际网络能够提供就业机会、职业建议和项目合作等资源，对职业生涯规划起着重要作用。④终身学习意识：教育培养了终身学习的意识和习惯，使个人能够不断适应职业市场和行业变化，提高自身的竞争力和适应能力。总的来说，教育因素对个人职业生涯规划具有重要影响，它不仅影响个人的知识和技能水平，也影响个人对职业方向的认知和选择，同时还为个人的职业发展提供了资源和支持。

4. 机会因素　机会因素是一种具有随机性和偶然性的因素，但是能否把握住机会，与个人的综合能力密切相关。一般来说，机会总是倾向于符合条件、具备相应能力的人，个人的充分准备也能帮助其寻找到更好的就业机会，从而取得事业上的成功。机会因素对职业生涯的影响主要包括以下几个方面。①职业发展机会：不同的行业和企业提供不同的职业发展机会。个人可以根据自己的技能、兴趣和目标选择最适合的职业发展路径。②教育和培训机会：教育和培训机会可以促进个人职业生涯规划。获取专业的知识和技能可以帮助个人在职业生涯中获得更多的机会。③职业转型机会：某些时候，个人可能会考虑职业转型。这可能是因为行业趋势变化、个人兴趣调整或者寻求更好的发展机会。④企业文化和价值观：不同的企业或单位有着不同的文化和价值观，个人可以根据这些因素来选择最适合自己的工作环境。⑤经济和市场变化：经济和市场的变化也会对个人职业生涯规划产生影响。个人需要考虑市场需求和就业前景，以做出更明智的职业选择。总的来说，机会因素对个人职业生涯规划至关重要。个人需要不断地关注和分析各种机会，以制定和调整自己的职业生涯规划，从而实现自己的职业目标。

第四节　护理职业生涯的设计、实施及撰写

一、护理职业生涯设计的分类

1. 按照职业发展阶段划分　可分为职业探索期、职业建立期、职业维持期和职业发展期四个阶段。①职业探索期主要涉及大学学习、医院见习以及临床实习阶段，对本专业有初步的了解和学习。②职业建立期涉及护士执业资格证书的获得并成功注册，逐步在临床工作中积累经验。③职业维持期涉及维持现有技能和知识，同时为未来的职业发展做准备。④职业发展期涉及专业发展，如成为专科护士、护理管理者或者临床护理专家。

2. 按照职业发展路径划分　可分为临床护理路径、护理管理路径、护理教育路径、护理研究路径和专科护理路径五个方向。①临床护理路径：这是最常见的护理职业路径之一，涉及直接为患者提供护理和医疗服务，临床护理人员可以在医院、诊所、社区、急救中心等地方工作，负责监测患者的健康状况、执行医嘱、协助医师进行检查和治疗等工作。②护理管理路径：这个领域的工作人员负责管理医疗机构的护理部门，协调护理人员的工作、制定护理政策、管理预算和资源等，他们需要具备管理技能、领导能力以及对医疗行业的深刻理解。③护理教育路径：在这一领域工作的护士负责培训新护士、向医护人员传授最新的护理技术和知识。他们可能在学校、医院内部的培训项目、专业会议等场合担任教育者和指导者的角色，也可能成为护理专业的高校教师。④护理研究路径：这个职业领域涉及在护理实践中进行科学研究，探索改进护理实践的方法、发现新的治疗方法和护理技术。研究型护士可能在医院、学术机构、医疗研究机构或制药公司工作。⑤专科护理路径：在这一领域，护士可以选择专注于特定领域的护理实践，如儿科护理、精神健康护理、老年护理、手术室护理等。他们将专注于特定类型的患者群体或特定类型的医疗情况，并在该领域内发展专业技能和专业知识，最终成为临床护理专家。

3. 按照护理专业领域划分　包括成人护理、儿科护理、老年护理、社区护理等方面。①成人护理主要包括内科系统、外科系统、急危重症等方面，是临床护理工作的重点。②儿科护理主要涉及儿童保健与疾病治疗等相关工作。③老年护理涉及老年人保健、老年慢性病管理等方面。④社区护理涵盖面比较广，包括社区居家护理、家庭访视及健康教育等方面，

部分地区把临终关怀也纳入社区护理的范畴。

二、护理职业生涯设计的原则

1. 整体性原则　职业生涯设计是一个长期的过程，它贯穿个人职业发展的全过程。个人在进行职业生涯设计时，要具有整体观，综合分析各方面因素，同时要具有前瞻性，充分考虑职业生涯发展的全过程。

2. 可行性原则　个人在进行职业规划时，要在综合考虑各种因素如个人特质、动机、兴趣爱好、社会需求和社会环境等方面的前提下，做到客观、务实、谨慎，目标要切实可行，通过自身的努力可以达到或实现，过程中要随时评估计划和步骤是否合理，个人能力与规划设计是否匹配，以确实施的可操作性。

3. 挑战性原则　在可行性的基础上，职业规划的设计还需要具备一定的挑战性，比如给自己设定一个专科护士或护士长的目标，转压力为动力，虽然更加具有挑战性，但实现之后会获得更大的成就感。

4. 稳定性原则　个人的成长过程需要经验的积累和知识的沉淀，因此职业生涯的设计需要具有一定的稳定性，主目标与分目标一致，目标与实施路径一致，以利于职业生涯的发展。

5. 动态性原则　个人的发展目标会随着能力和环境的变化而变化，因此在职业发展过程中应审时度势，结合内外环境因素调整职业规划，并且在可行性的基础上，具备一定的挑战性，才能不断进步和获得更大的成就感。

6. 可评估性原则　个人对职业规划的设计应有明确的时间限制和评估标准，要加入一些可量化的指标，以便于及时进行评估和修正。

三、护理职业生涯设计的步骤与方法

（一）评估

1. 自我评估　自我评估主要包括生理和心理两方面。生理评估主要指对自身健康状况、相貌身形、言谈举止等方面进行综合分析，结合自身特点和优劣势，取长补短，自我进步。比如健康状况欠佳，应积极寻求专业帮助，养成良好的生活方式，改善健康水平；相貌身形欠佳，可以通过学习护理礼仪、护士人文修养、护理美学等课程弥补。心理评估主要指对自身人格特点、情绪状态、心境、意志力、自信心等方面的评估。根据自身特点选择合适的专业方向，若个人动手能力较强，心思缜密，可以从事专业化要求高的工作，比如专科护士；若领导管理能力和组织协调能力较强，可以从事护理管理的工作；若逻辑思维能力、创新能力和批判性思维能力较强，可重点往护理科研方面发展。

2. 环境评估　环境为个人提供了学习、工作和生活的空间，为职业的发展创造着各种机遇和挑战，包括社会环境、组织环境和人际关系三个方面。①社会环境主要指社会经济、国际关系、国家政策、科技发展、社会对人才的需求以及社会价值观的变化等方面，个人在进行职业规划时要充分考虑这些因素，审时度势，才能把握最佳机会。②组织环境主要指组织的特色、组织发展战略、护理队伍的群体结构、护士晋升政策等方面，个人要分析个人发展的组织环境，找到与自身职业规划的结合点，准确把握自身的奋斗目标和方向。③人际关系评估主要指人际关系资源、家庭成员、所处区位的信息接受度等，分析这些因素对自身职业发展的影响，思考如何加强人际沟通能力，改善人际关系，趋利避害。

3. 机会评估　机会评估是指个人充分评估自身能力与职业环境要求之间的关系，对面临的机遇和挑战进行综合考量，寻找和创造机会，促进自身职业生涯发展的过程。机会评估涉及多个方面，以下是一些可能需要考虑的因素。①教育背景：评估自己的护理教育背景和资历，包括学历、专业技能和取得的证书或执照。确定是否需要进一步的教育或培训以追求特定的机会。②个人兴趣和目标：考虑自己在护理领域中的兴趣和目标，例如是否更喜欢临床护理、管理、教育或研究工作。评估自己的技能和兴趣，以确定最适合自己的职业机会。③职业发展机会：研究护理领域内不同职业角色的发展机会和前景。包括就业市场需求、薪酬前景、晋升机会等方面的调查。④行业趋势和挑战：了解护理行业的当前趋势和未来的挑战，例如人口老龄化对护理需求的影响，技术和创新对护理实践的改变等。评估自己对这些趋势和挑战的适应能力。⑤继续教育和专业发展计划：考虑是否需要通过继续教育、参与专业组织或获取特定的认证来增强自己的竞争力和适应行业变化。⑥个人情况和偏好：评估个人的家庭和偏好，确定是否需要考虑地理位置、工作时间、工作环境等因素。对于护理领域中的不同职业机会，选择最适合个人生活和职业目标的机会。

（二）明确发展方向

个人职业发展的方向是以综合评估的结果为决策依据的，发展方向不同，其发展要求和路径也会不同。因此，个人在制定职业生涯发展目标之前，要结合自身的价值取向、综合能力、兴趣爱好、所处的环境和面临的机遇，多向前辈和同行们请教，明确职业发展方向，进行科学规划，避免盲目。如何做出正确选择，可以把握以下几个因素：一是分析自我的职业动机、价值取向和兴趣爱好，明确自己想追求怎样的人生理想；二是分析目前所处的环境，未来的发展趋势，从而决定职业生涯的发展方向；三是分析个人的综合能力，包括学历水平、智商水平、情商水平和潜在能力的高低程度；四是分析自身的社会支持系统、可利用资源以及面临机遇的成熟度，从而做出合理安排。

（三）设定目标

目标是个人行动的指南，在明确个人职业发展方向之后，应该制定具体的行动目标。目标的制定要综合考虑内外环境因素，认识自己，评估环境中的职业发展机会，要符合个人实际和社会需求。目标的制定要具体，并切实可行，同一时期不要设定太多的目标，同时应具有一定的挑战性和激励性，立足于现状的基础上要长远考虑，用发展的眼光进行职业生涯规划。就护理专业而言，由于其在国内起步较晚，其社会地位尚未得到显著的提高，收入与城市发展水平和医院的等级划分密切相关，同一医院不同科室收入也可能会出现较大差别，这就导致大多数本科毕业生的就业意向倾向于大城市级别高的医院，不愿意就职于小城市低级别医院，人才流动呈一边倒趋势，竞争压力巨大，如何从中脱颖而出，显得困难重重。近年来，国家大力扶持基层医疗卫生保健系统，这就给小城市低级别医院带来了发展的空间，虽然其规模小，但是发展潜力充分，非常需要具有扎实理论基础和熟练操作技能的护理本科毕业生加入其队伍，对高学历护士也会倍加重视，可以提供更多的发展平台，因此在进行职业生涯目标的制定时，要对现状有充分的认识。

（四）实施策略

1. 临床见习　临床见习是低年级学生了解护理专业的第一步，教师在进行理论授课过程中，为了让学生对本专业特点有初步的认识，能将理论与实践相结合，会安排学生到医院进行见习，了解临床护士的工作内容，为职业生涯的开启打下良好的基础。在临床见习中，学生将有机会在临床环境中学习和实践护理技能，如采集患者生命体征、给药、测量血压、换药等。学生将在实际医疗场景中应用他们在课堂上学到的护理理论知识，了解各种病症的处理方法以及临床实践中的最佳实践。临床见习是护理专业学生获取实践经验和提升职业素养的重要机会，有助于他们将理论知识转化为实际操作能力，为日后的护理工作做好准备。

2. 毕业实习　毕业实习是在见习的基础上进入医院深入学习和巩固护理知识的过程，是学生毕业前将课堂所学理论知识与临床实践有机结合的关键时期，也是学生真正了解临床工作，迈向社会的第一步。在这一阶段，学生专业知识得到巩固，临床操作技能变得熟练，学生将有机会与患者进行沟通和互动，了解患者的需求、提供支持和关怀、解释医疗程序及药物治疗，并学会如何处理患者的情绪和满足患者的需求。学生将参与临床团队，与其他医护人员合作，学习团队协作的重要性，以确保患者获得全面的护理和支持。学生将学会遵守医疗伦理规范、保护患者隐私，学习如何处理医疗事故和急救情况，以及如何管理自己的情绪和应对高压工作环境。通过临床实习，学生的专业综合能力、临床思维能力、职业精神、科研能力等均能够得到提高。随着与患者和家属接触时间增多及带教老师的言传身教，学生逐渐学会运用自己掌握的知识和经验帮助患者解决问题，满足患者需要的同时也得到自我满足。同时，也会发现自身存在的差距，这样会促使他们带着问题去查阅相关资料，去进行钻研，有助于知识的掌握和自学能力的培养。通过实习，学生感受到实际情况是复杂的、不断变化的，有不定向性，需要不断地学习新知识、新技能，才能解决实际问题。同时，临床实习还有助于学生重新认识医院、社区等工作环境，对学生的职业选择有着重要的影响。

3. 执业资格准备　国家规定护理专业学生毕业后在进入医疗机构从事相关工作前，必须通过执业资格考试并注册。2010年，卫生部、人力资源和社会保障部颁布了《护士执业资格考试办法》，对护士执业资格考试的形式和管理模式做出了调整。在中等职业学校、普通高等学校完成国务院教育主管部门和国务院卫生主管部门规定的普通全日制3年以上的护理、助产专业课程学习，包括在教学、综合医院完成8个月以上护理临床实习，并取得相应学历证书的，可以申请参加护士执业资格考试。护士执业资格考试包括专业实务和实践能力两个科目。一次通过两个科目的考试方为考试成绩合格。专业实务主要考核基础护理、护理伦理、人文素质、中医等；实践能力主要考核内科护理学、外科护理学、妇产科护理学及儿科护理学。2017年，护士执业资格考试全面采取人机对话形式进行。大学生在进行执业资格考试的准备过程中，应重点注意以下几个方面：一是明确考试目的，树立信心；二是在完成考试规定的实习时长外，制订合理的复习计划；三是考试内容会随着医学和社会的发展进行不断更新，复习时要以最新的教材及参考书目作为考试指南，了解时事，适应新大纲的内容，进行科学记忆。

4. 求职准备　求职前的准备是否充分，对职业生涯的发展起着决定性作用。首先要做好足够的知识储备，掌握扎实的理论知识和操作技能，并能与临床实际有机结合，对该领域的新知识、前沿知识要有一定的了解，逻辑思维能力要强，表达时条理清楚，同时具备一定的科研能力。其次要有良好的心态和稳定的情绪，理性地分析自己的优劣势，以积极进取和平和的心态面对就职过程中可能遇到的困难和挫折，同时具备良好的人际沟通能力。求职准备具体包括几个方面。

（1）资料准备：求职前应对用人单位的情况有详细的了解，其中包括单位基本情况、招聘岗位及条件、报名方式及薪资待遇等。

（2）简历准备：简历是求职的敲门砖，是用人单位快速了解自己的重要载体，因此简历的制作显得尤为重要，如何将自身的全部优势和能力体现在简历上，具有特色和吸引力，是值得求职者深思的问题。简历的制作应包括以下内容。①个人基本信息：姓名、联系方式、求职意向与岗位、教育背景与专业技能等。②学习背景：主要学习科目及成绩、实习经历、校园活动、社会实践、获奖情况等。③专业技能：计算机技能、外语能力、专业证书、其他技能等。④个人特长：个人特长、自我评价、兴趣爱好等。⑤注意事项：撰写简历时要求做到突出亮点、简洁明了、避免负面信息和定期更新。

（3）笔试准备：用人单位在招聘人才的过程中，为了考察其专业能力，择优录取，在面试之前，通常会进行理论考试，俗称笔试。笔试的类型有很多种，一般分为专业知识测试、心理测试和综合能力测试三种。护理专业专科性较强，笔试环节一般以专业知识测试为主，这就要求求职者对大学所学知识进行全面系统的复习和巩固，做到有条不紊、循序渐进。

（4）面试准备：面试是人才招聘中至关重要的环节，面试成绩在人才招聘中占有很大的比重。求职者要想在面试环节中脱颖而出，必须做到以下几点。①面试前自我准备：包括了解个人优势与不足、明确求职目标与期望、提升自信心与心理素质、准备好自我介绍及简历。②了解招聘单位及岗位信息：包括查阅招聘单位背景资料、了解岗位职责及要求、分析岗位所需技能与素质、关注行业发展趋势及前景。③专业知识与技能复习：包括回顾护理学基础理论知识、熟练掌握常见护理操作技能、关注最新护理研究成果及技术应用、提前思考可能遇到的面试问题。④面试礼仪与沟通技巧培训：包括学习面试基本礼仪规范、提高口头表达能力及应变能力、学会倾听并理解面试官意图、掌握有效沟通技巧展现专业素养。⑤模拟面试与经验分享：包括参加模拟面试活动积累实战经验、向师兄师姐请教面试经验、总结每次模拟面试中的不足之处、针对性地进行改进和提高。⑥心理调适与状态保持：包括学会调整心态，保持积极乐观；合理安排作息时间，保证充足睡眠；适当运动锻炼，保持身体健康；在面试前进行深呼吸等放松训练。

5. 个人创业　创业是大学生毕业后另外一种职业发展途径，利用自身的知识和才能，结合当下环境和机遇，以自筹资金、技术入股、寻求合作等方式创立经济实体，实现经济独立的社会活动。项目的选定是创业准备中最重要的环节，直接决定项目的成败。创业项目的来源是多方面的，可通过大学生创新创业大赛、申报专利和实验研究结果的运用推广等途径实现初步创业，在创业过程中，需要随时观察不断变化的市场环境，分析市场的供求差异，从需要解决的日常生活问题中挖掘创业项目，通过市场调查分析，找到市场上现有产品的不足，针对存在的问题，结合自己的能力，对产品进行改进完善和提升，积极挖掘好的创业项目。目前适合护理专业大学生创业的项目包括满足大学生需求的产品和服务、网络服务项目、特色零售服务、提供个性化的产品和服务以及开发具有社会实用性的新产品。

（五）终末评估与反馈

对职业生涯规划进行评估与反馈是一个重要的过程，可以帮助个人了解自己的职业发展方向和进展情况。个人在职业生涯规划与发展的过程中，由于内外部环境因素的不断变化，会对目标的实现带来不同程度的阻碍，这就需要个人根据实际情况，针对面临的困难和问题进行分析总结，对职业发展规划进行不断的评估与调整，以保证职业生涯规划的科学性和有效性，增强个人实现职业目标的信心。具体包括几个方面。①自我评估：个人可以进行自我评估，包括技能、兴趣、价值观和职业目标。自我评估可以通过使用评估工具、参加职业咨询或与其他专业人士讨论来完成。②目标评估：评估个人的短期目标是否达成，长期目标是否合理，确保它们对个人意义重大。③职业路线评估：评估个人当前的职业路线，包括对现有职位的满意度，对未来机会的了解，以及与个人长期目标的契合度。④教育和培训评估：评估个人的教育和培训背景，以确定是否需要进一步的学习或专业发展。⑤反馈收集：收集来自领导、同事和其他相关人士的反馈，了解个人的工作表现和职业发展。这可能包括绩效评估和导师同行建议等。⑥职业规划调整：基于收集到的信息和反馈，个人可以调整自己的职业规划，包括设定新的目标、制订发展计划和寻求新的职业机会。

四、护理职业生涯设计文书的撰写

职业生涯规划不能空想，需要撰写个人设计文书，即护理职业生涯设计文书。以规划书为蓝本，剖析自身，结合当下，循序渐进地采取行动，最终达成目标。护理职业生涯设计文书主要包括以下内容。

1. 标题页　包括文书标题（如“护理职业生涯设计文书”）、姓名、联系方式和撰写日期等。

2. 个人信息　列出个人基本信息，如姓名、联系方式、地址等。也可以包括一段自我介绍，简要介绍个人特点和动机。

3. 教育背景　按时间顺序列出所获得的教育和资格信息，包括学习机构名称、所学专业、学位名称及获得日期等。

4. 专业技能　罗列在护理领域所掌握的专业技能、证书、执照等，包括特别强调的能力和经验。

5. 职业目标　阐述你对护理职业生涯的短期和长期目标，举例如下。短期目标（五年内）：成为医院的一名护士，能胜任工作岗位，将大学所学知识和技能有效运用于临床工作。无差错出现，能得到领导、同事、患者的一致好评，并不断积累经验，具备一定的科研能力，为成为一名优秀的专科护士而努力。长期目标：成为一名专科护士，并逐渐发展成为一名专业且有影响力的临床护理专家，能够在护理领域取得卓越成就，为患者提供高质量的护理服务并促进医疗保健系统的改革与发展。

6. 职业发展路径　在实现长期目标之前，可制订以下职业发展路径。①专业发展：通过不断学习和进修，提升自己的临床技能和专业知识，取得进阶的护理资格证书，如护士长或临床护理专家。②管理职位：寻求管理或领导岗位，担任团队领导或护理管理岗位，培养管理技能和领导能力。③继续教育：考虑攻读护理管理或护士领导方面的硕士或博士学位，提升管理和领导水平。④参与研究与实践：积极参与护理研究和实践，探索护理领域的最新发展，为护理实践和政策提出创新建议。

7. 个人发展计划　为了实现职业发展路径，可制订以下个人发展计划。①持续学习：参加专业研讨会和培训课程，不断提升临床技能和专业知识，了解最新的医疗护理技术和实践。②寻求指导：寻找护理领域的老师或导师，向他们学习职业发展经验和领导技能，建立专业关系网络。③参与管理实践：争取参与医院或临床部门的管理实习项目，锻炼管理和领导能力。④发表学术论文：积极参与护理研究，尝试发表学术论文，建立个人的学术声誉和专业影响力。

8. 个人陈述　撰写一段关于个人价值观、动机和职业信念的个人陈述，强调对护理职业的热爱和承诺。

在具体撰写时，应注意用简练明了的语言，内容真实客观，突出个人的专业素养和职业潜力。撰写完毕后，建议多次审阅和修改，确保文书整体结构清晰，内容完整准确。为了使个人的护理职业生涯设计文书更具有客观性和科学性，在撰写之前，可以先进行护理职业生涯规划的探索（图11-2），可以进一步对自身有清晰全面的认识。

学院________________ 专业________________ 班级______________
姓名________________ 学号________________ 性别______________
年龄________________ 家庭所在地______________________________

一、自我探索

1. 根据霍兰德的人格类型理论，结合自身情况，对自我概念的认知，聚焦自身职业兴趣，找出符合自己的职业类型，根据探索结果，列举5种以上与个人职业类型相对应或近似的职业。

职业类型	对应职业	我喜欢这些职业的原因

2. 根据施恩的职业锚理论，结合自身情况，对自我概念的认知，聚焦自身职业兴趣，找出符合自己的职业类型，根据探索结果，列举5种以上与个人职业类型相对应或近似的职业。注意：你所考虑的职业至少应当在一定程度上体现自己的兴趣和个性。

职业类型	适合的职业	职业优势	职业劣势

图11-2　护理职业生涯规划探索方案

3. 请根据自身对以下职业价值观重要程度的理解，按权重进行排序，并说出选择的理由。

职业价值观：专业精神、诚实与诚信、团队合作、创新与进取、公平正义、成就追求、务实与效率		
我的职业价值观		选择理由
第一位		
第二位		
第三位		
第四位		
第五位		

4. 综合分析自身能力，完成下表。

你最重要的五项专业技能	最重要的五项自我管理技能	你最重要的五项可迁移技能
可能会使用到这些技能的职业		
1. 2. 3.	4. 5. 6.	

5. 根据上面所填内容，结合自我认知，在下面表格里依次列出你想继续探索的3个职业（可以是上面曾经出现过的，也可以是未曾出现但符合上面共同特点的职业）。

	职业1	职业2	职业3
符合我兴趣的职业			
符合我性格的职业			
符合我价值观的职业			
符合我技能的职业			
父母希望我从事的职业			
同学们建议我从事的职业			
我梦想的职业			
与我专业符合的职业			
我的备选职业有（上面出现频率最高的职业）			

二、职业探索

请理性地调研一下你的第一备选职业，结合自身情况，填写以下目标行业调查内容。

问　题	答　案
该行业目前的发展趋势	
该行业的核心单位（公司）、新兴单位（公司）、发展速度最快的单位（公司）有哪些	
该行业的职位要求是什么	
我进入该行业的核心优势是什么	
目前我进入该行业欠缺的技能有哪些	
我想进入该行业从事何种工作（职业）	
该职业的优秀员工都有什么共同特征	

图11-2（续）

如果要成为这个职位的精英，我需要发挥自己哪些方面的优势	
该职位的薪酬福利、工资梯度大概是什么样的	
该职位日常面临的问题和挑战有哪些？解决的办法是什么	
目前我是否能胜任该职位	
该职位的晋升空间和发展路径是怎样	
我需要重点提升哪方面的能力	
我通过哪些途径可以获得该职业的更多信息和知识	

三、计划实施与修订

职业生涯发展道路（如何实现我的职业理想）			
职业道路选择			
理由一			
理由二			
理由三			
路径选择	升学—就业—出国—创业—入伍—自由职业		
路径A			
路径B（备用）			
路径C（急用）			
在校期间学习生涯规划（现在的我从何做起）			
一、课程目标	列出重点必修课	列出相关选修课	列出学习方式
1年级			
2年级			
3年级			
4年级			
二、职业资格目标	列出证书名称		考证期限
	1. 2. 3.		1. 2. 3.
三、职业素养目标	课外学生社团	参加竞赛项目	社会实践内容
	1. 2. 3. 4.	1. 2. 3. 4.	1. 2. 3. 4.
毕业后的行动计划（实现目标的措施）			
一、实现近期职业目标的主要措施 二、实现中期职业目标的重要措施 三、实现长期职业目标的主要措施			

图11-2（续）

本章小结

思考题

1．请描述制定护理职业生涯规划的意义和重要性？

2．在护理职业生涯中，为什么继续教育和专业发展至关重要？

3．请列举出您认为在护理职业生涯规划中最重要的三个目标，并解释为什么它们对您的职业生涯发展至关重要？

更多练习

（王 雨）

参考文献

［1］曹梅娟，王克芳. 新编护理学基础［M］. 4版. 北京：人民卫生出版社，2022.

［2］崔小园，王波. 护理学导论［M］. 北京：中国协和医科大出版社，2023.

［3］代燕，李继平. 职业生涯规划的理论基础［J］. 中国护理管理，2008（1）：78-79.

［4］丁敏，王倩，闫荣，等. 视频教育在预立医疗照护计划中应用的范围综述［J］. 中华护理杂志，58（1），105-112.

［5］傅华. 健康教育学. 第3版［M］. 北京. 人民卫生出版社. 2017.

［6］郭宏，左慧敏. 护理学导论［M］. 武汉：华中科技大学出版社，2019.

［7］胡雁，周英凤，邢唯杰，等. 护理学专业学生循证思维的培养［J］. 中华护理教育，2021，18（10）：869-874.

［8］胡雁，周英凤. 循证护理-证据临床转化理论与实践［M］. 上海：复旦大学出版社，2021.

［9］姜小鹰，刘峻荣. 护理伦理学［M］. 2版. 北京：人民卫生出版社，2017.

［10］康德英，许能锋. 循证医学［M］. 北京：人民卫生出版社，2023.

［11］李世杰，杨燕妮，黄丽，等. 中文版简易罗伊应对适应量表的信度效度研究［J］. 中国护理管理，2018，18（6）：766-770.

［12］李小妹，冯先琼. 护理学导论［M］. 5版. 北京：人民卫生出版社，2022.

［13］李玉荣，宛淑辉，马珊珊. 护理学导论［M］. 武汉：华中科技大学出版社，2020.

［14］刘福乐，梁瑞婷，张明君，等. Cox健康行为互动模式在糖尿病病人中的应用进展［J］. 全科护理. 2022，20（33）：4650-4652.

［15］刘伟亮，张贝贝，段志光. 护理领域健康促进研究的热点分析［J］. 护理研究，2023，37（16）：2977-2982.

［16］穆欣，马小琴. 护理学导论［M］. 4版. 北京：中国中医药出版社，2021.

［17］庞田英，曾芳芳，江小兰，等. 喉切除术后吞咽功能评估与康复训练的循证护理实践［J］. 护理学报，2023，30（9）：49-54.

［18］饶堃，彭刚艺. 北美国际护理诊断定义与分类（2018—2020）修订解读［J］. 中华护理教育，2020，17（3）：285-288.

［19］荣晓珊，何佳倩，彭幼清. 多元文化护理理念在肿瘤病人临终关怀中的应用［J］. 护理研究，2014，28（6）：2057-2059.

［20］宋斌，闵军. 国外职业生涯发展理论综述［J］. 求实，2009，（S1）：194-195.

［21］孙大东，徐亚娟. 基于特质因素理论的档案学专业学生职业决策调查研究［J］. 兰台世界，2020（8）：21-25.

［22］孙宏玉，王红红. 护理专业创新创业与就业指导［M］. 北京：人民卫生出版社，

2023.

［23］孙欣，旷紫霞，石章杰，等. 基于Synder希望理论的护理干预对膀胱癌术后患者影响的研究［J］. 军事护理，2023，40（3）：75-78.

［24］汪建荣. 卫生法［M］. 5版. 北京：人民卫生出版社，2018.

［25］王明旭，赵明杰. 医学伦理学［M］. 5版. 北京：人民卫生出版社，2018.

［26］王怡萱，汪晖，李苏雅，等.《北美国际护理诊断定义与分类（2021—2023）》修订解读［J］. 中华护理教育，2022，19（9）：861-864.

［27］颜学静，申兆琳. 中国已有90位护理工作者获南丁格尔奖章［J］. 思想政治工作研究，2023（10）：37.

［28］杨光富. 弗兰克·帕森斯与现代学生指导制度的建立［J］. 贵州大学学报（社会科学版），2017，35（1）：135-139.

［29］杨巧菊. 护理学导论［M］. 3版. 北京：人民卫生出版社，2021.

［30］杨青，王国蓉. 护理临床-推理与决策［M］. 成都：电子科技大学出版社，2022.

［31］姚莉燕，王丽萍，吴洁明，等. 近十年我国跨文化护理研究文献计量学分析［J］. 临床护理杂志，2023，22（1）：71-75.

［32］袁长蓉，蒋晓莲. 护理理论［M］. 2版. 北京：人民卫生出版社，2018.

［33］张经纬，李明霞，徐祥敏，等. 护理伦理困境的研究进展［J］. 护理学杂志，2021，36（23）：17-20.

［34］钟会亮，吕慕. 护理伦理与法律法规［M］. 北京：人民卫生出版社，2023.

［35］MÜLLER MARTIN，JÜRGENS JONAS，REDAÈLLI MARCUS，et al. Impact of the communication and patient hand-off tool SBAR on patient safety：a systematic review［J］. BMJ OPEN，2018，8（8）：e022202.

中英文名词对照

2000年人人享有卫生保健	health for all policy by 2000，HFA/2000
北美护理诊断协会	North American Nursing Diagnosis Association，NANDA
背景	background
背景因素	background variables
本我	id
不伤害原则	principle of non-maleficence
部分补偿系统	partly compensatory system
场景	context
超我	superego
成熟	maturation
成长	growth
初级卫生保健	primary health care，PHC
刺激	stimuli
刺激评估	stimuli assessment
促成因素	enabling factor
弹性防御线	flexible lines of defense
抵抗线	lines of defense
定义	definition
独立性护理功能	independent function
渎职	malpractice
对采取健康行为获益程度的认知	perceived benefits
对采取健康行为障碍的认知	perceived barriers
对疾病严重程度的认知	perceived severity
对疾病易感性的认知	perceived susceptibility
多属性态度理论	theory of multi-attribute attitude
二级评估	second level assessment
二级预防	secondary prevention
发展	development
发展的自护需要	developmental self-care requisites
发展任务	developmental task
法律体系	legal system
反应	response
犯罪	offence
范畴	domain

非专业性	non-professional
服务对象的独特性	client-singularity
服务对象的健康结果	client health outcomes
服务对象系统	client system
服务对象与专业人员的互动	client-professional interaction
概念	concept
概念模式	conceptual schema
格林模式	PRECEDE-PROCEED model
个人动力	agency
个人知识	intuition and personal knowledge
个体内压力源	intrapersonal stressor
个体外压力源	extrapersonal stressor
个体系统	individual system
公正原则	principle of justice
共享决策模型	shared decision making model
固有刺激	residual stimuli
规范信念	normative belief
规划路径	pathways
国际护士会	International Council of Nurses，ICN
国家医疗改革法案	Affordable Care Act，ACA
行为改变阶段模型	stages of behavior change model
行为结果评价	evaluation of behavioral outcome
行为评估	behavior assessment
行为态度	attitude toward behavior
行为信念	behavioral belief
行为意向	behavior intention
行为与生活方式	behavior and lifestyles
行政责任	administrative liability
合作性护理功能	interdependent function
合作性问题	collaborative problem
护理	nursing
护理程序	nursing process
护理法	nursing legislation
护理计划	nursing plan
护理理论	nursing theory
护理理念	nursing philosophy
护理伦理学	nursing ethics
护理评估	nursing assessment
护理评价	nursing evaluation

护理实施	nursing implementation
护理思维	nursing thinking
护理系统理论	theory of nursing system
护理诊断	nursing diagnosis
护士评判性思维能力	nurse’s critical thinking capability
环境因素	environmental factors
患者的需求和偏好	client preferences
患者角色	patient role
回读确认	read back
基本结构	basic structure
基本需要	basic needs
疾病	disease
计划行为理论	theory of planned behavior，TPB
建议	recommendation
健康	health
健康促进	health promotion
健康促进行为	health-promoted behavior
健康的护理诊断	wellness nursing diagnosis
健康教育	health education
健康欠佳时的自护需要	health deviation self-care requisites
健康素养	health literacy
健康调查简表36	36-item short form health survey，SF-36
健康信念模式	health belief model，HBM
健康信息	health information
角色	role
角色功能	role function mode
介绍	introduction
禁欲主义	asceticism
决策	decision making
决策控制	decisional control
考克斯健康行为互动模式	interaction model of client health behavior，IMCHB
科学思维	scientific thinking
科学知识	science of nursing
跨文化护理	transcultural nursing
跨文化护理理论	transcultural nursing theory
来自系统研究的最佳外部证据	the best available external evidence from systematic research
浪漫主义	romanticism
类专业性	semi-professional
理论	theory

理念	philosophy
理性行为理论	theory of reasoned action，TRA
临床护理决策	clinical nursing decision making
路径思考	pathway thinking
伦理	ethic
伦理学	ethics
伦理学知识	ethics of nursing
美国护士协会	American Nurses Association，ANA
美学知识	art of nursing
民事责任	civil liability
命题	proposition
内在动机	intrinsic motivation
能动性思考	agency thinking
纽曼系统模式	Neuman System Model
欧洲五维健康量表	EuroQol five-dimensional questionnaire，EQ-5D
评估	assessment
评判性思维	critical thinking
前意识	preconscious
潜意识	unconscious
潜在并发症	potential complication
潜在的护理诊断	risk nursing diagnosis
强化因素	reinforcing factor
侵权	tort
倾向因素	predisposing factor
情感反应	affective response
情感支持	affective support
情况	situation
全补偿系统	wholly compensatory system
人本存在主义	humanistic existentialism
人际间压力源	interpersonal stressor
认知评价	cognitive appraisal
认知调节器	cognator
三级预防	tertiary prevention
设计与计划	design and plan
肾脏病生存质量简表	kidney disease quality of life-short form，KDQOL-SF
生存质量	quality of life
生理功能	physiological mode
生理调节器	regulator
生命周期模型	life-cycle model

生物因素	biological factors
实施与评价	management and evaluation
实用主义	pragmatism
世界卫生组织	World Health Organization，WHO
世界卫生组织生存质量测定量表	World health organization quality of life，WHOQOL
适应	adaptation
适应	coping
适应方式	adaptive mode
适应水平	adaptive level
适应性反应	adaptive response
疏忽大意	negligence
思维	thinking
斯奈德希望学说	Snyder's Hope Theory
糖尿病特异性生存质量量表	diabetes specific quality of life scale，DSQL
提示因素	cues to action
听障儿童生存质量测定量表	deafness children quality of life，DC-QOL
危害健康行为	health-risky behavior
危险因素	risk factor
卫生保健服务体系	health system
卫生保障体系	medical care system
卫生服务体系	health service system
卫生监督体系	health supervision system
文化	culture
文化休克	culture shock
无效性反应	ineffective response
无意侵权行为	unintentional tort
现存的护理诊断	actual nursing diagnosis
现象	phenomenon
相关刺激	contextual stimuli
相关因素	related factors
相互依赖	interdependence mode
心理因素	psychological factors
信息-动机-行为技能模型	information-motivation-behavioral skills model，IMB
刑事责任	criminal liability
需要	need
循证护理	evidence-based nursing
压力	stress
压力源	stressor
亚健康	subhealth

一般的自护需要	universal self-care requisites
一般适应综合征	general adaptation syndrome，GAS
一级评估	first level assessment
一级预防	primary prevention
医疗纠纷	medical dispute
医疗事故	medical malpractice
医疗损害	medical damage
依赖性护理功能	dependent function
依赖性照护	dependent care
依赖性照护缺陷	dependent self-care deficit
意识	consciousness
影响及制约因素	modifying factors
应对机制	coping mechanism
有利原则	principle of beneficence
有意侵权行为	intentional tort
预防	prevention
预立医疗照护计划	advance care planning，ACP
元范式	metaparadigm
哲学	philosophy
诊断依据	defining characteristics
诊断与处置	nursing diagnosis and prescription
正常防御线	normal line of defense
证据传播	evidence transfer
证据生成	evidence generation
证据应用	evidence utilization
证据综合	evidence synthesis
政治文化知识	social-political-cultural knowledge of nursing
支持-教育系统	supportive-educative system
知信行	knowledge，attitude，belief and practice，KABP/KAP
职业	occupation
职业生涯	career
职业生涯规划	career planning
治疗性自护需要	therapeutic self-care demands
中华护理学会	Chinese Nursing Association，CAN
主观规范	subjective norm
主要刺激	focal stimuli
专业	profession
专业技能	specialized skills
专业判断	professional expertise

专业性	professional
自护	self-care
自护理论	theory of self-care
自护能力	self-care agency
自护缺陷理论	theory of self-care deficit
自生环境	created environment
自我	ego
自我概念	self-concept mode
自我效能	self-efficacy
综合的护理诊断	syndrome nursing diagnosis
最佳证据	best evidence
尊重原则	principle of respect
遵从动机	motivation to comply